U0502379

◎ 主编 贾美云 宋科

# 基于护理程序的教学查房

## ——外科及危重症篇

郑州大学出版社

**图书在版编目(CIP)数据**

基于护理程序的教学查房. 外科及危重症篇／贾美云，宋科主编. -- 郑州：郑州大学出版社，2025. 6.
ISBN 978-7-5773-1136-4

Ⅰ. R47

中国国家版本馆 CIP 数据核字第 20257C08M7 号

**基于护理程序的教学查房:外科及危重症篇**

JIYU HULI CHENGXU DE JIAOXUE CHAFANG:WAIKE JI WEIZHONG-ZHENG PIAN

| | | | |
|---|---|---|---|
| 策划编辑 | 薛 晗 | 封面设计 | 陈 青 |
| 责任编辑 | 薛 晗 | 版式设计 | 陈 青 |
| 责任校对 | 何鹏彬 | 责任监制 | 朱亚君 |

| | | | |
|---|---|---|---|
| 出版发行 | 郑州大学出版社 | 地 址 | 河南省郑州市高新技术开发区 |
| 经 销 | 全国新华书店 | | 长椿路 11 号(450001) |
| 发行电话 | 0371-66966070 | 网 址 | http://www.zzup.cn |
| 印 刷 | 新乡市豫北印务有限公司 | | |
| 开 本 | 710 mm×1 010 mm 1／16 | | |
| 本册印张 | 14.25 | 本册字数 | 243 千字 |
| 版 次 | 2025 年 6 月第 1 版 | 印 次 | 2025 年 6 月第 1 次印刷 |

| | | | |
|---|---|---|---|
| 书 号 | ISBN 978-7-5773-1136-4 | 定 价 | 89.00 元(共两册) |

本书如有印装质量问题,请与本社联系调换。

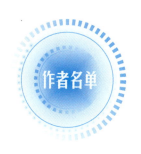

作者名单

主　审　郭　磊

主　编　贾美云　宋　科

副主编　（按姓氏笔画排序）

王文静　王红业　王俊英　刘文文　刘亚杰

刘珍英　许　慧　杜丽萍　李伟丽　何思思

张会聪　张保江　郑　珊　赵玉洁　赵金艳

侯晓丽　秦元梅　阎振华　阎　颖　鲁　杰

编　委　（按姓氏笔画排序）

马　蕊　王　芳　王　悦　王亚静　王雪艳

牛　哲　田　娅　司晓娜　邢晓裴　刘亚非

关宁笑　孙丹丹　苏珊珊　杨敬随　李明艳

李　凯　李香瑞　李瑞婧　谷培利　沈松颖

张　丽　张　峥　张姣娜　张晓娜　张慧培

陈　晨　陈　鹏　郑利萍　郑　蕾　宗淑君

赵　宁　荆　山　荆松宾　俞凤英　姜　芳

祖萌萌　高　波　郭淑霞　梅晓宇　常　娟

董慧君　敬　丽　韩慧娟　谢晓玉　薄　婧

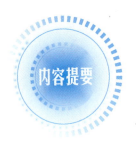

内容提要

本书系统地介绍了护理程序在临床护理教学查房中的应用,内容涵盖护理教学查房的概念、意义、标准化护理教学查房的设计、护理程序的应用以及临床常用教学查房模式;重点是通过在外科、内科、重症系统中护理教学查房实际案例的应用,详细地展示护理程序在教学查房中的应用方法及流程。本书适合各级医院护理教育者、临床带教老师以及实习护士阅读使用,可为教学医院开展临床护理教学工作提供参考和借鉴,也可为实习护士提升整体临床思维提供思路。

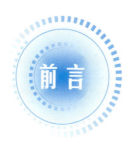

# 前言

护理，作为一门实践性极强的专业，要求学生们在掌握扎实理论知识的同时，还需具备将理论灵活运用于临床实践的能力。然而，在多年的临床护理教学中，我们观察到许多护理专业学生在进入临床实习后，往往面临着理论与实践难以有效结合的困惑。如何将常见病、多发病患者的临床表现、症状体征、护理评估、护理问题、护理措施等相关疑问如"剥洋葱"似地层层剖析，将之与教科书中的理论知识相呼应，是大家的关注重点。基于此，郑州人民医院护理团队将护理程序和临床护理教学查房紧密结合，探索了一种基于护理程序的标准化教学查房模式，并组织临床护理专家共同编撰了《基于护理程序的教学查房》一书。

全书从护理教学查房的理论基础、实施方法、实践技巧及注意事项等方面，结合代表性案例和问答式解析，以学生为主体，带教老师为引导全程示范。通过查房前明确目的与任务、选择患者并查阅相关资料，查房实施时组织师生出诊、全面了解患者情况、进行护理技术操作并开展讨论，查房后对学生的表现进行评价、指导、总结与反馈，为读者提供了护理教学查房的实际操作方法和技巧，并且针对查房过程中遇到的问题和困惑提出了有效的解决方案和建议。在案例分析中提出的临床思维能力、人文关怀精神、团队合作和患者参与等观点，为读者提供了更全面、深入的护理教学查房知识和经验。本书可作为护理专业学生、临床护理人员、护理管理者、护理教育者以及对护理知识感兴趣的其他人员的参考用书。

本书编写团队紧跟护理教学查房发展前沿，对护理临床实习护士教学管理不断深入研究，倾情奉献了自己的学识与经验，但我们的经验和水平有限，书中难免有纰漏和不足之处，恳请并欢迎广大读者批评指正，同时也诚恳地希望各位读者、专家提出宝贵意见，共同推动护理教学查房工作的不断发展和完善。

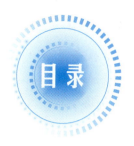

# 目录

# 第一章

# 护理教学查房

## 第一节 护理教学查房的基本内涵与护理程序

护理查房是对一位或若干位患者在床边进行观察、交谈,了解患者的情况,通过对病史和其他资料的回顾,讨论护理方案及其效果,并在此基础上调整护理方案。

护理教学查房是教师通过对典型病例或实习护士在临床上所见到的诸多实际问题的系统讲解、示范操作、讨论分析、归纳总结等方法,使学生理论联系实际,掌握所学的临床护理知识,同时培养和锻炼学生的操作能力、观察能力、分析思维能力和临床实际工作能力的一种教学方法。其目的主要包括提高护理质量、培养护理人才。

### 一、临床常见的护理教学查房模式

1. 以教师为主导的护理教学查房 目前占主流地位,优点是教师知识经验丰富,可以发挥教师的榜样力量,缺点是护生被动,积极性降低,知识掌握率较低及知识留存率低。

2. 以护生为主导的护理教学查房

(1)问题为导向的护理教学查房(PBL 护理教学查房):以解决问题为目标,提高护生的临床思维能力及解决问题的能力。缺点是针对问题的学习容易导致片面学习。

(2)以案例为导向的护理查房(CBL 护理教学查房):通过病例全面了解典型病种。缺点是患者复杂,护生难以掌控。

(3)以小组为单位的护理教学查房:锻炼护生合作能力,提高团队凝聚力及向心力。缺点是部分护生查房时滥竽充数,难以达到预想的教学效果。

3.护理教学查房流程　具体流程通常包括前期准备阶段、查房实施阶段、查房总结与反馈阶段以及后期总结与评估阶段。前期准备阶段需要明确查房的目的和任务、选择查房的患者、查阅相关资料等;查房实施阶段则包括组织介绍患者背景信息、检查观察患者、与患者交流、评估患者病情、进行护理技术操作、师生进行讨论等;查房总结与反馈阶段则是对此次查房的观察结果和讨论内容进行总结,反馈学生的表现,提供进一步指导等;后期总结与评估阶段则是收集学生的反馈意见,评估学生学习效果,总结教学查房经验等。

## 二、护理教学查房常见问题

1.带教老师　带教老师缺乏相关教学经验,将日常护理查房当护理教学查房,带教老师个体间能力水平差异大,教学查房质量差异大。

2.查房前准备　准备不足,教学目标和任务不明确,病例选择不具代表性或病情太过复杂;不了解学生的基础知识及临床技能掌握情况。

3.查房过程　重点、难点不突出,教学时间安排不合理;教学方法单一,缺乏师生互动,不注重临床思维和临床技能培训;教学查房流程不规范,内容不够充实。

4.病例汇报　病程记录较多,护理内容较少;未涉及护理查体,或者查体不规范,不能结合患者病情进行查体;知识拓展内容较少,内容太书面化,未和患者实际病情相结合。

5.患者沟通　和患者沟通不到位,患者配合度不高。

6.查房总结　不能及时指出学生查房过程中存在的问题、总结不全面、无下一步计划。

## 三、护理程序

护理程序是一种有计划、系统而科学的护理工作方法,目的是确认和解决服务对象对现存或潜在健康问题的反应。它是一个综合性、动态性、决策性和反馈性的思维及实践过程。综合性是指要用多学科的知识来处理服务对象对健康问题的反应;动态性是指根据服务对象健康问题的不断变化随时调整护理措施;决策性是指针对服务对象的健康问题决定采取哪些护理措施;反馈性是指实施护理措施后的效果又反过来决定和影响下一步护理措施的制订。因此,护理程序是以增进和恢复人类健康为目标所进行的一系列护理活动,包括评估服务对象的健康状况、列出护理诊断、制订护理目标、实施护理目标及对护理效果进行评价。

 **(一)护理程序核心步骤(ADPIE)**

1.护理评估(nursing assessment) 使用观察、访谈、查体、可结合标准化量表等方法,有目的、有计划、系统地收集服务对象生理、心理、社会、精神及文化方面的健康资料并进行整理,以发现和确认其健康问题。评估需动态进行,尤其是在病情变化时重新评估。

2.护理诊断(nursing diagnosis) 在评估基础上对所收集的资料进行分析,确定并从护理的角度描述服务对象的健康问题,包括现存的(如"皮肤完整性受损")、潜在的(如"跌倒风险")及健康促进问题(如"母乳喂养知识缺乏")。

护理诊断聚焦患者对健康问题的反应,而非疾病本身,如"呼吸困难"而非"肺炎"。

3.护理计划(nursing planning) 包括排列护理诊断顺序、确定预期目标、制订护理措施及护理记录。

目标设定:根据患者的实际情况和可行性,针对护理诊断所涉及的健康问题,制订出清晰、具体、可衡量、能实现的目标,例如"术后 3 d 患者可自主咳痰,呼吸≤20 次/min"。

措施细化:包括护理技术操作、协助、疾病与健知识康宣教等一系列预防、减轻或消除护理问题的护理措施及方法。

患者参与:与患者及家属共同制订计划,提升依从性。

4.实施(nursingimplementation) 是护士及服务对象按照护理计划共同参与的护理实践过程,体现在根据患者反应调整措施的个体化执行;与营养师、康复师等联动的跨学科协作,并实时、规范记录。

5.护理评价(nursing evaluation) 是将服务对象对护理活动的反应、护理效果与预期的护理目标进行比较,以评价目标的完成情况,包括过程评价和结果评价。

反馈循环:未达到目标时启动再评估,修订护理计划。

 **(二)护理程序特征**

1.目标性 护理程序以识别并解决服务对象的健康问题及对健康问题

的反应为特定目标,全面计划及组织护理活动,目的是满足服务对象生理、心理、社会等方面的整体需要,帮助其达到符合自身状况的最佳健康状态。

2.个体性　护理程序以根据服务对象具体情况和需求设计护理活动为主要特征。由于服务对象的健康问题不同,要达到的预期目标也不同,护理活动也因此有差别。

3.科学性　护理程序体现了现代护理学的理论观点,并运用其他学科相关理论,如需要论、信息论等学说为理论基础。

4.系统性　护理程序以系统论为理论基础,指导护理工作的各个步骤系统而有序地进行,每一项护理活动都是系统中的一个环节,保证了护理活动的连续性。

5.动态性　护理程序的运用并非限于某特定时间,而是随着服务对象反应的变化随时进行。当服务对象情况发生变化时,护理诊断、护理目标应随之进行调整。

6.互动性　在运用护理程序过程中,需要护士与服务对象、同事、医生及其他人员密切合作,以全面满足服务对象的需要。

7.普遍性　护理程序适合在任何场所、为任何服务对象安排护理活动。无论服务对象是个人、家庭还是社区,无论其工作场所是医院、家庭病房、社区诊所还是保健康复机构,护士都可应用护理程序组织工作。这种有目的、有计划的科学工作方法,为实施整体护理和提供高质量护理提供了保证。

## 第二节　标准化护理教学查房的设计

护理教学查房是临床教学的一种重要方式,是培养学生理论联系实际、提高专科能力和综合素质的重要环节,为此,郑州人民医院设计标准化护理教学查房模式,具体如下。

### 一、明确教学查房和护理查房的区别

1.护理查房　以患者需求为中心,解决患者护理问题为目标,对新入院、危重症等患者的现存护理问题、措施、护理效果、护理质量进行的护理查房,目的是检查、指导责任护士的工作质量及修正、指导护理措施。

2.教学查房　以学生为主体,带教老师为引导的,依托临床真实病例进行查房,以常见病、多发病为主,结合学情分析,一般情况不选择罕见病或诊断不明确的疑难杂症。

## 二、护理教学查房的目的和意义

1.将学校理论知识和临床实践相结合　解决学生理论知识与临床实践相结合的问题,运用临床中的病例,通过讲解、讨论、分析、归纳、整理等方法,印证所学的书本知识,弥补书本上所没有的知识。

2.将带教老师碎片化知识整合　带教老师日常的带教是以碎片化知识为主,如管道护理、皮肤护理等,教学查房可将日常碎片化的知识,通过临床病例,从入院到手术、从功能训练到出院进行整合式、系统性的学习。

3.提升科室和带教老师教学能力　教学查房对带教老师提出专业造诣和人文素质的双重要求,带教老师要具备扎实的基础理论、专业理论、组织能力、沟通能力以及较强的教学管理能力,同时需要具备良好的口头表达能力、综合分析能力和创新能力,这对提升科室的教学质量有着很好的促进作用。

## 三、标准化护理教学查房步骤

### 第一步:制订教学查房计划

1.制订计划　学生每轮转一次,均要组织1~2次护理教学查房,提前确定查房日期,选择科室常见病、多发病作为查房病例,病例选择不宜太简单,也不宜太过复杂。

2.明确人员　护士长、科室总带教、带教老师、科室所有实习护生均要参加,必要时主管医师也要参加。

3.纪律要求　实习护生除值班外必须参加教学查房,不得无故缺席、迟到早退。

### 第二步:时间、场地保障,患者沟通

1.时间　查房时间与科室集中治疗时间错开,减少对临床工作影响,同时保证参与人员不被工作所影响,建议下午16:00之后进行。

2.场地保障　选择可以放PPT的示教室/医生办公室作为查房的场地,不推荐口头和纸质版的教学查房。

3.患者沟通　选择配合度比较高的患者,向患者讲明查房的目的、时间和流程,征得患者同意,取得患者的理解和信任。

**第三步:明确教学目标、重点难点**

1.教学目标　明确此次查房需要护生掌握的知识目标、技能目标、素质目标。

2.重点难点　涉及的护生需要掌握的重点内容以及不易掌握的难点内容。

**第四步:资料查阅、患者沟通、师生交流**

1.查阅疾病相关的理论内容,具体如下。

(1)该疾病的解剖知识、病因病理、检验指标的意义、影像相关知识等。

(2)该疾病的护理常规、护理评估、护理诊断、护理目标、护理措施、护理评价。

(3)该疾病的护理操作及注意事项、功能锻炼、饮食指导等知识。

2.实习护生在带教老师的指导下为患者实施护理评估、护理诊断、护理目标。

3.实习护生在带教老师的指导下和患者进行实时沟通,带教老师带领实习护生评估、查体、宣教、指导,并实施护理措施、功能锻炼……

4.护理措施实施过程中带教老师的指导内容如下。

(1)观察与评估:教导学生在实施护理措施前,再次对患者进行全面的观察和评估。包括生命体征、症状变化、心理状态等,以确定护理措施的适宜性和必要性;提醒学生注意观察患者对护理措施的反应,如是否出现不适、疼痛加剧、过敏等情况,及时调整护理方案。

(2)密切观察患者病情变化:定时巡视病房,观察患者的病情变化,包括生命体征、意识状态、疼痛程度等;对患者的病情变化进行详细记录,包括症状、体征、护理措施及效果等,为后续治疗提供参考;一旦发现患者病情加重或出现异常情况,立即向医生汇报,以便及时调整治疗方案。

(3)沟通与协作:指导学生与患者及其家属进行有效的沟通。教导学生如何向患者解释护理措施的目的和意义,取得患者的配合和信任;强调团队协作的重要性,指导学生与医生、其他护士等医疗团队成员进行良好的沟通和协作,共同为患者提供优质的护理服务。

**第五步:教学查房汇报**

1.病例汇报　由实习护生进行汇报,汇报内容要包含患者的入院原因、诊疗经过、各类检查(特别是阳性检查)、护理评估(入院评估、自理能力评估、各类风险评估、皮肤、疼痛、饮食、专科评估等)、护理问题、护理诊断、护理目标、护理措施。

2.床旁查体　包含常规查体和专科查体,查体过程中要注意和患者的沟通,保护好患者隐私,同时要注意人文关怀。

3.讨论环节　带教老师进行相关的理论知识补充、护生提问、师生互动,参与护生提出心中的问题/疑惑,老师现场答疑。

4.查房总结　科室总带教/带教老师点评学生教学查房中的表现,先表扬查房中的亮点,再指出查房中的不足,并提出改进意见;归纳查房过程中护生应掌握的内容和知识点;提供本科室疾病学习的参考书、专业期刊或学习网站,供学生参考。

5.护士长点评　对整个教学查房进行总结,给学生布置作业,如思考题、课后阅读等。

**第六步:效果评价(考核、评价)**

1.科室　教学查房的所有知识点可以作为出科理论考试、技能考核内容,巩固教学查房效果。

2.护理部　每月通过科室带教质量评价、实习护生访谈等形式,了解评价科室"护理教学查房效果",不断总结经验。

## 四、教学查房中的细节

(1)病历汇报PPT由学生自己制作,尽量让所有学生都参与,提升学生的办公软件应用能力。

(2)查房中的护理目标、护理问题、护理措施、健康宣教、功能锻炼要紧紧围绕该患者进行,各项措施要具体,有实施、有效果评价,而不是照本宣科。

(3)教学查房前,带教老师要严格指导各类护理查体的标准手法和注意事项、护患沟通的方法及细节,切实提升学生的动手能力。

(4)教学查房的所有知识点要作为出科理论/技能考试内容,巩固知识、提升护理教学查房效果。

## 五、临床护理教学查房质量评价

临床护理教学查房质量评价见表1-1。

表1-1 临床护理教学查房质量评价

科室：　　　　　　　日期：　　　　　　　得分：

| 项目 | 评分标准及细则 | 分值 | 扣分及原因 | 得分 |
|---|---|---|---|---|
| 查房准备（10分） | 1.仪表端庄,衣帽整齐。（一项不符合要求扣1分） | 2 | | |
| | 2.选择科室常见病、典型病例。（一项不符合要求扣1分） | 2 | | |
| | 3.提前做好患者沟通工作,取得患者配合。 | 2 | | |
| | 4.物品准备（根据患者情况）:体温计、血压计、评估表单等。（少一项扣0.5分） | 4 | | |
| 病历汇报（20分） | 1.教育护士自我介绍。（不符合要求不得分） | 1 | | |
| | 2.教学查房目标明确,阐述清楚。 | 2 | | |
| | 3.护生进行病历汇报（包含患者一般情况、主诉、简要病史、治疗、目前情况等）。（汇报漏一项扣2分） | 10 | | |
| | 4.护生能熟练进行病历汇报。（汇报不熟练不得分） | 3 | | |
| | 5.责任护士进行病历补充。（不补充不得分,补充不完整扣1分） | 2 | | |
| | 6.教育护士进行补充、错误纠正及评价。（少一项扣1分） | 2 | | |
| 专科查体（30分） | 1.按顺序进入病房(1分,进入病房顺序混乱不得分),站位规范(2分,1人站位不规范扣1分)、执行手卫生(2分,1人未执行手卫生或手卫生执行不正确扣1分) | 5 | | |
| | 2.护生进行专科查体,教育护士引导查体重点。（未由护生进行查体扣3分,教育护士未进行查体引导扣2分） | 5 | | |
| | 3.专科查体规范、体现重点、具有专科性。（查体少一项扣2分,一项操作不规范扣1分） | 10 | | |
| | 4.教育护士做查体示范,检查护理措施落实情况。（未进行查体示范扣3分,未检查护理措施落实情况扣2分） | 5 | | |
| | 5.查体过程注意保护患者隐私,与患者沟通自然,注重人文关怀 | 5 | | |

续表1-1

| 项目 | 评分标准及细则 | 分值 | 扣分及原因 | 得分 |
|---|---|---|---|---|
| 讨论总结（35分） | 1.教育护士对专科查体中的查体过程、护理措施落实情况进行评价。（不评价不得分，评价少一项扣1分） | 5 | | |
| | 2.根据患者病情，按照重要性及紧迫性提出护理诊断。（护理诊断提出顺序不当扣2分，漏一项扣1分） | 5 | | |
| | 3.根据护理诊断制定护理目标、护理措施及健康教育内容 | 10 | | |
| | 4.进行知识拓展，拓展内容体现专科护理新进展。（未拓展扣5分，拓展内容过于简单扣0.5~3分） | 5 | | |
| | 5.总结学习内容和收获。（未总结扣5分，总结过于简单扣0.5~3分） | 5 | | |
| | 6.布置课后思考问题。（未布置扣5分，问题过于简单扣0.5~3分） | 5 | | |
| 查房记录（5分） | 记录人认真记录查房情况，记录全面、准确、规范。（查房时间、地点、查房参加人员、患者姓名及住院号、病历汇报、专科查体、讨论分析、查房评价、课后思考等有缺漏每项扣0.5分） | 5 | | |

## 第三节　护理程序在教学查房中的应用

　　护理程序在教学查房中的应用主要体现在将护理程序的核心理念和步骤融入临床教学活动中，以提高教学质量，培养学生整体护理思维，提升临床实践能力。以下是对护理程序在教学查房中应用的具体描述。

## 一、护理程序各阶段在教学查房中的应用

### （一）评估阶段

在教学查房中,评估阶段主要包括带教老师对学生临床能力的评估、实习护士对患者病情的评估。带教老师通过观察学生的临床操作、询问病史、查体等方式,评估学生的临床能力水平,包括基础理论知识、临床技能以及沟通技巧等。更重要的是学生在带教老师的指导下,通过询问以及各类评估量表,对患者的病情进行全面客观及主观的评估,了解患者的生理、心理、社会等方面的情况,为后续的护理诊断和教学提供基础。

### （二）诊断阶段

在诊断阶段,学生需要根据评估结果,在带教老师的引导下,对患者存在的健康问题进行分析和判断,确定具体的护理诊断,同时指导学生如何根据评估结果识别患者的健康问题,培养学生的分析能力和诊断能力。

### （三）计划阶段

在计划阶段,学生在带教老师的指导下制定具体的护理目标,明确护理目标、措施和时间安排。在制定护理目标时,需要充分考虑患者的病情、需求和能力,以及学生的临床能力和学习需求,指导学生如何制定个性化的护理目标,培养学生的计划能力和创新思维。

### （四）实施阶段

在实施阶段,学生按照护理目标,采取具体的护理措施,包括技术操作、健康教育等。在实施过程中,带教老师会指导学生如何正确地进行临床操作、如何与患者进行有效沟通,以及如何处理突发情况等,同时带教老师重点关注学生的安全问题和护理效果,确保患者的安全和舒适。

### （五）评价与反馈阶段

在评价与反馈阶段,学生首先对护理效果进行评价,带教老师给予补充指导,及时调整护理目标和措施,以达到最佳的护理效果。对学生的临床能力和学习情况进行反馈和评价,指出学生的优点和不足,并提供针对性的指导和建议。通过评价与反馈,帮助学生不断提高临床能力和学习水平。

## 二、护理程序在教学查房中的核心理念

### （一）全过程

一是重视患者的全过程，包含入院、诊疗过程、护理过程、康复过程、阳性结果过程、效果追踪等全过程；二是重视护理程序的标准化全过程，按照护理评估→护理问题/诊断→护理目标→护理措施落实→效果评价的流程实时教学查房及汇报；三是重视教学全过程，查房设计要包含教学计划、教学目标、重点难点、资料查阅、患者沟通、师生交流、效果评价等。

### （二）完成查"病"到查"人"的转变

重点是护理的计划要针对查房患者进行制定，要注意计划的可行性、具体性及可操作性，关注护理措施落实的效果，重视患者的反馈和体验，如定期功能锻炼应制定为什么时间段做什么样的锻炼、每次做多少组、需要持续多长时间，低盐低脂饮食应制定推荐的饮食搭配、哪些少吃、哪些多吃、哪些不吃。

### （三）运用护理程序，培养护理思维

要做到评估有理有据、全面细致，找准核心问题，制定工作目标及方向，执行具体可行、操作性强的护理措施，定期检验护理效果。

护理程序在教学查房中的应用有助于提高学生的临床能力和学习水平，同时也有助于提高教师的教学质量和效果。通过将护理程序的核心理念和步骤融入临床教学活动中，可以使学生更好地理解和掌握护理知识和技能，提高临床实践能力和综合素质。同时，也可以使教师更好地了解学生的学习需求和问题，提供更加精准和有效的教学指导。

# 第二章
# 护理教学查房的临床应用探讨

 **第一节　案例式立体教学法教学查房**

近年来,随着高等教育的办学规模不断扩大,护士的学历层次不断提升,越来越多的本科护生走入临床,一定程度上提高了临床护理及护理教育科研质量,就临床教学而言,护理本科生的教学质量也成为管理者共同关注的课题。教学查房是一种具有古老传统和独特特点的医学教学形式,也是一种直观地传授专科理论和技能知识、传授临床实践的一种形式,同时是目前临床教学中不可替代的方法,目前临床中的护理教学查房,多以护生汇报病史、诊疗过程、提出护理问题、讨论护理措施为主,在临床教学小组取得了一定的效果,其优势是内容和疾病相关性强,但和该患者的护理与康复全过程衔接不够紧密,同时未将标准化护理程序融入实施教学查房。案例式立体教学法(case three-dimensional teaching method,CTTM)是将临床案例与立体教学融会贯通,有机结合并拓展进行教学的一种新型教学方法,通过精心设计教案、课件及流程,在课堂中全方位、立体展现患者病例资料。郑州人民医院将 CTTM 充分融合在护理本科生教学查房中,培养护生以患者为中心的整体护理思维,取得了较好的效果,实施步骤如下。

护理部组建护理教学质量管理小组,主管教学的副主任任组长,组员10 人(科护士长 3 人、护士长 7 人),均为中级及以上职称、承担 3 年及以上学院教学工作。每个护理单元护士长为教学组长、总带教为副组长、5～7 名带教老师组成的护理教学小组,由总带教负责临床教学工作的具体实施。6～7 名学生为 1 个实习小组,每 4 周轮转 1 次,学生每轮转一次科室,均要组织 1～2 次教学查房。

采用案例式立体教学查房法,分为四步实施。

第一步:制订教学查房计划。至少提前 3 d 确定查房日期及时间,建议在轮转后的第三周左右,此时学生对科室常见疾病已基本了解,教学查房效果较好。明确参加人员,护士长、科室总带教、带教老师、科室所有实习护生均要参加。纪律要求,实习护生除值班外必须参加教学查房,不得无故缺席、迟到早退。

第二步:时间和场地保障。查房时间与科室治疗高峰时间错开,减少对工作影响,同时保证参与查房人员不被工作所影响,建议下午 16:00 之后进行。选择可以播放 PPT 的示教室/医生办公室作为查房汇报的主要会场,不得使用口头和纸质版的汇报。

第三步:患者相关资料准备。选择此次查房患者,实习护生应提前熟悉患者的所有病情,在带教老师/总带教指导下查阅该疾病相关所有知识内容,如该疾病的解剖知识、病因病理、治疗原则、检验指标及意义、影像结果相关知识等;同时还有护理常规、护理评估、护理诊断、护理目标、护理措施、护理评价;以及涉及的护理操作、注意事项、功能锻炼、饮食指导等知识。提前向患者/家属讲明查房的目的、时间和流程,征得患者以及家属的同意,取得其配合与理解。

第四步:实施现场教学查房。病例汇报:指定一名实习护生进行汇报,汇报内容要包含患者的入院原因、诊疗经过、各类检查(特别是阳性检查结果)、护理评估(入院评估、自理能力评估、各类风险评估、皮肤变化、疼痛、饮食、专科评估等)、护理问题、护理诊断、护理目标、护理措施,同时还应汇报患者的文化程度、经济程度、家庭支持程度、患病后的心理变化等情况。床旁查体:包含常规查体和专科查体(如末梢血运、肿胀程度等),查体过程中要注意和患者的沟通,操作时保护好患者隐私,同时要注意人文关怀。讨论环节:进行相关的理论知识补充、护生提问、师生互动、答疑等内容。查房总结:科室总带教/带教老师点评学生教学查房中的表现,先表扬查房中的亮点,再指出查房中的不足,并提出改进意见;归纳查房过程护生应掌握的内容和知识点;提供本科室疾病学习的参考书、专业期刊或学习网站,供学生参考。护士长点评:对整个教学查房进行总结,给学生布置作业,要涵盖思考题、理论考试知识点、技能操作的核心环节等。

**第二节 "CBS+PBL 模式"教学查房**

CBS+PBL 模式，即以病例为引导（case based study，CBS）、问题为基础（problem based learning，PBL）相结合的查房模式，教学查房分 4 个阶段完成，历时一周。护理教学查房是促进护生将理论与实践相结合，培养护生的逻辑思维方法、临床思维能力和临床实践技能等综合能力的教学活动，是保证和提高教学质量的重要环节。

郑州人民医院神经重症监护室在院内率先开展了"CBS+PBL 模式"为指导的实习护生教学查房，取得了较好的教学效果。

第一阶段：选定病例，确立主题

各科室护士长，根据护生前期的学习情况，结合科室患者特点，选定查房病例与教学主题；提前一周通知每个带教老师及护生。

第二阶段：针对带教，自主准备

各带教老师针对患者病情特点，按照科室护理查房流程，从如何判断患者意识，观察瞳孔大小、形状、对光反射、胸腹部听诊及神经专科肌力、肌张力的判断等方面，对护生进行系统体格检查演示带教；PPT 汇报病情，包括患者一般情况、辅助检查、治疗方案、主要护理问题、护理措施及知识链接方面，护生通过查资料、讨论、老师指导进行自主准备查房内容。

第三阶段：反复演练，力求完美

每一位护生进行 PPT 病情汇报准备和完整体格检查练习，每次练习均由带教老师现场指导，护生根据指导，对不足方面进行学习，然后再练习，循环进行持续改进；教学相长，此过程对带教老师和护生起到了共同学习提高的效果。

第四阶段：集中汇报，共同提高

带教组长组织全部护生一起进行教学查房，由教学组长随机抽取两名护生进行病历汇报和呼吸机相关性肺炎预防授课，两名护生从判断患者意识、观察瞳孔、胸腹部视听诊、肌力、肌张力及患者皮肤和治疗管道，由上到下顺序进行体格检查；最后，带教组长引导大家讨论，强化知识记忆。

每次教学查房过程，护生反响都很强烈，纷纷表示一个完整护理查房，从病情介绍到体格检查再到主题知识拓展，真正实施的时候发现每一部分均比想象有难度,一个查房把所学知识进行了梳理再学习,且亲身体会使记忆深刻,收获颇丰。

"CBS+PBL 模式"的护理查房,体现以老师为引导,护生为中心,启发护生思考,利于护生巩固理论知识,规范实践操作及提高知识整合能力,提升护生综合素质,同时,强化带教老师的教学查房意识,提高教学水平。

路漫漫其修远兮,吾将上下而求索,临床教学是学校教育的延伸和补充,能够更好地将理论付诸实践,是他们职业生涯的开启阶段;要想达到教学相长,就需要医院不断探索"以学生认知和需求"为导向的教学模式,提高带教质量。

　　第三节　以"认知"为导向的
　　　　　　"带教清单"教学查房　　

临床教学是护理教育的重要组成部分,护生带教是科室的一项重要工作,据相关文献报道,目前在临床带教中存在教学内容与实践不相适应、针对性不强、教学目标不明确等问题。

在三级综合医院中,护理实习生学历从中专到研究生不一而同,怎么进行结合不同学历和认知进行带教,是临床教学中面临的问题。郑州人民医院秉承医教研协同发展的工作理念,不断探索多元化、多形式的教学模式,并运用"带教清单"实施临床带教,以神经重症监护室(NCU)为例,实施汇报。

结合重症特色,遵循由易至难、由浅入深的学习规律,为护生设计了合理且操作性强的带教清单,结合学历实施不同的教学方式。

**第一步:清单内容设计**

带教清单设计按护生实习时间分为 4 周内容。

**第一周:基础知识。**

护生新入科室,第一周的带教首先是熟悉环境,包括科室布局、物品位置、班次流程等;其次是制度,结合科室患者特点,重点掌握隔离和手卫生制度;最后是仪器和治疗管道,监护室的特点是患者病情重、治疗管道多、仪器多,初阶段带教是先通过讲解和演示让护生认识了解仪器、治疗管道的构造和作用。通过第一周的学习,让护生熟悉科室的运转及各班次职责。

**第二周：专科技术。**

各带教老师应用演示、模拟、讲解、实操等带教方法，进行呼吸机、心电图机、监护仪、喂养泵及微量泵等仪器的规范操作和人工气道护理、静脉管道（CVC、PICC、中长导管）护理、胃管护理、吸痰技术、心肺复苏技术等各项诊疗规范的带教，操作规程以护理部下发的 SOP 为准。通过第二周的学习，使护生能够熟练掌握科室的基本技术。

**第三周：整合知识。**

从部分到整体，在带教老师的指导下，护生根据班次和患者的治疗，按照评估—计划—实施—评价流程，完成患者全天的整体护理；以患者为基础实现专科技术和仪器操作相结合的培训。

**第四周：应急能力。**

在常规带教的基础上，结合科室特点进行患者误吸、呼吸心搏骤停及停电应急培训，培养抢救意识的同时，让护生在突发情况下也能有条不紊，最后达到对专科技能的反思、提升和凝练。

**第二步：临床应用**

护生入科时，首先结合学历实施不同的教学方式，中专降低教学目标，以老师传授为主，本科提高考核难度，以引导性反馈为主；科室带教组长打印带教清单，护生人手一份，按照清单逐一学习，科室选拔的老师专人带教，带教老师评估护生完成目标，由老师签名确认；每周五理论大授课老师，按计划讲课后进行签名，实习结束后连同实习鉴定，共同上交给带教组长。

**第三步：双向评价**

学生评价：学生出科室采用不记名方式从课程安排、带教方法、授课内容等方面对老师进行评价，由带教组长汇总、分析，并在科会上讨论，完善下一步带教计划。

老师评价：老师通过日常带教、护理查房及理论、技能考核成绩，对学生知识掌握程度和表现进行评价，并书写于实习鉴定册。

清单带教是指向性教学，确立科室的学习目标，使护生学习有的放矢，同时也向护生传达出系统的学习理念，即在实习的整个过程中，要根据不同科室特色，制订学习计划，明确学习侧重点。

# 第三章
## 外科系统患者护理教学查房

护理实习生在外科系统各病区轮转时间为四周,按照每周教学计划开展带教工作。

第一周为入科宣教、明确教学计划、了解各病区亚专业特点、常见疾病护理常规、常见疾病护理程序五大内容,熟悉基础的外科专科技能操作。

第二周着重对各病区亚专科常见疾病围手术期护理进行带教指导,了解各位学生对专科基础知识的掌握情况、对教学查房的理解程度。

第三周选择查房患者,在带教老师的指导下;学生通过护理评估,确定患者护理问题及预期目标;针对护理问题由学生主导、老师为辅实施相应护理措施,学生参与评价落实效果,并在老师的带领下进行相关知识拓展及文献查阅,带教老师评价并指导护理质量持续改进,周末召开教学工作会议安排第四周教学查房工作。

第四周对选定的患者进行护理教学查房,以 PPT 形式汇报整体护理情况,并按照护理程序进行护理成果汇报,同时,鼓励学生不限形式、大胆创新;展现整体护理过程及学生知识掌握情况。

 ## 第一节　胃肠外科护理教学查房

学生在胃肠外科学习四周时间。第一周完成了入科宣教、明确了教学计划,熟悉了胃肠外科常见疾病的护理常规、专科护理技能操作。第二周对实习学生进行了常见胃肠疾病、急腹症、腹外疝患者围手术期护理的带教指导,老师们了解了各位学生对专科知识掌握情况、对教学查房的理解程度。

## 一、阑尾炎患者护理教学查房

**查房患者:**11 床,余××,女,32 岁,住院号 8195236,诊断为急性阑尾炎。

**查房形式:**PPT 汇报+现场查体+场景展示。

**主持人:**护士长。

**参加人员:**护理部主任、科护士长、护士长、责任护士、实习总带教、各带教老师、实习同学等。

**查房流程:**

护士长:我们完成了第一、二周教学任务,在第三周确定对 11 床余×× 急性阑尾炎患者进行教学查房,大家在带教老师指导下查阅文献、拓展相关知识;学生通过护理评估、确定患者护理问题及预期目标,针对护理问题由学生主导、老师为辅实施了相应护理措施。

急性阑尾炎是阑尾的急性化脓性感染,是最常见的外科急腹症,发生率是1/1 000,青少年多见,男性发病率高于女性发病率。转移性右下腹痛及右下腹固定压痛为特征。本病分为急性单纯性阑尾炎、急性化脓性阑尾炎、急性坏疽性阑尾炎、阑尾周围脓肿,严重或处理不及时可导致弥漫性腹膜炎。相比于传统开腹手术,腹腔镜手术治疗阑尾炎患者的术中出血量更少,患者术后发生不良反应的可能性相对较低,临床治疗效果显著。下面由病区总带教楚护士继续主持今天的护理教学查房。

病区总带教楚护士:这次查房选择的是科室最常见疾病——急性阑尾炎,希望通过本次查房同学们能够完成以下各项教学目标。

知识目标:①掌握阑尾炎术后的护理常规(重点)。②熟悉阑尾炎术后并发症(难点)。

技能目标:①掌握腹腔引流管的固定方法。②阑尾炎术后腹腔引流袋更换的无菌操作流程。

素质目标:①尊重并关爱患者心理情况。②主动引导叙述感受,提高沟通能力。③提升患者就医体验。

病区总带教楚护士:本次查房主要从以下6 个方面进行。阑尾炎相关知识回顾、病历汇报、现场查体、护理程序成果汇报、知识拓展、查房总结。首先进行第一部分,主要通过互动问答的形式对掌握的阑尾炎疾病知识进行回顾,我提出相关问题,由同学进行回答,大家踊跃发言。

**（一）相关知识回顾**

问题：①阑尾解剖位置如何？②阑尾炎的发病机制有哪些？③急性阑尾炎的临床表现有哪些？

**实习生小方**：阑尾位于右髂窝内，外形呈蚯蚓状，阑尾起于盲肠根部，附于盲肠后内侧壁，位于3条结肠带的会合点。压痛点常位于麦氏点，即右髂前上棘与脐连线的中外1/3交界处。

**实习生小谢**：我们知道，阑尾管腔细、开口狭小，卷曲成弧形导致管腔易于阻塞；其中淋巴小结增生占60%、粪石占35%，管腔阻塞后，阑尾黏膜分泌黏液积聚，腔内压力上升，血运发生障碍，使阑尾炎加剧。细菌入侵（常见厌氧菌）、不良的饮食/生活习惯也是阑尾炎的诱因。

**实习生小王**：通过病区几例住院阑尾炎病例，结合外科护理学，阑尾炎的临床表现：腹痛70%~80%转移性，也有一开始就表现右下腹痛，不同位置、不同病理类型阑尾炎的腹痛也有差异，穿孔性阑尾炎因阑尾管腔压力骤减，但出现腹膜炎后，腹痛又会持续加剧。恶心、呕吐最常见，早期为反射性，晚期与腹膜炎有关。乏力、头痛、发热等全身中毒症状，体温多在37.5~39℃；化脓性、坏疽性阑尾炎或并发腹膜炎时，畏寒、高热，体温可达到39℃以上。

**病区总带教楚护士**：同学们很用心，对阑尾炎相关知识有所掌握，接下来进入今天的第二部分，病历汇报。

**（二）病历汇报**

**实习生小高**：患者余××，女，32岁，住院号8195236，急性阑尾炎。患者以"腹痛1 d，加重2 h"为主诉入院，无过敏史，患者1 d前无明显诱因出现右下腹间断隐痛，不伴发热寒战、胸闷气短、恶心呕吐、腹胀腹泻等不适，加重2 h入院，查CT示：①阑尾炎改变，阑尾粪石嵌顿。②腹盆腔积液。C反应蛋白70.62 mg/L，立即完善术前准备、全身麻醉（简称全麻）下行"腹腔镜下阑尾切除术、腹腔镜下肠系膜病损切除术、腹腔镜下肠粘连松解术、经腹腔镜腹腔脓肿置管引流术"。

术后给予心电监护及吸氧、抗感染补液药物应用，留置盆腔引流管引流出血性混浊液，指导患者尽早下床活动，术后第1天肛门已排气，术后第2天改成流质饮食，现在术后第5天，患者神志清，精神饮食可，大小便正常，复查彩超无腹腔及盆腔积液，考虑近期给予拔除盆腔引流管。

**（三）现场查体**

**病区总带教楚护士**：接下来进行床旁查体，由实习同学小高和小张共同完成。

**实习生小高**：常规查体结果如下。患者神志清，精神饮食可，夜眠可，大小便正常，术区伤口无红肿、渗出。情绪稳定，生命体征平稳。体温36.5 ℃，心率81 次/min，呼吸19 次/min，血压125/86 mmHg，疼痛2 分，可耐受，未使用镇痛药物。

**实习生小张**：专科查体结果如下。①观察术区敷料干燥，无渗血、渗液，包扎好。②盆腔引流管固定好，引流出淡黄色液体5 mL，医师拟近期拔除引流管。③听诊患者肠鸣音3 次/min，无腹胀、腹痛。

 **（四）护理程序成果汇报**

**病区总带教楚护士**：大家听取了病历汇报，完成了床旁查体、评估；护理措施落实情况评价，接下来进入今天查房的第四部分。

前期带领同学们进行护理评估、列出护理诊断；提出护理目标，并针对性地对患者进行各项护理措施的落实。现在，大家结合患者目前病情、查体结果及护理评估，对该患者的整体护理过程，按照护理程序逐个进行汇报。

**实习生小陈**：

护理诊断：潜在并发症如下，切口感染、肠瘘、粘连性肠梗阻。

护理目标：术后1 周切口愈合好，无出血及肠瘘、肠梗阻发生。

护理措施：术后按时巡视，定时监测体温，观察切口敷料及周围有无红肿，给予抗感染药物应用。观察有无剧烈腹痛及压痛，引流液的性质、量；是否有粪渣及沉淀物引出，进食后有无腹胀、腹痛、恶心、呕吐等。促进早期肛门排气排便，落实患者术后活动计划。

护理评价：患者伤口恢复良好，并未发生其他并发症。

**实习生小王**：

护理诊断：有导管滑脱、堵塞的风险。

护理目标：导管顺利正常拔除，未发生相关并发症。

护理措施：每日两次检查管道固定情况，做到有效地二次固定；向患者及家属讲解留置管道的重要性和必要性，以及日常坐卧时引流管放置的位置；标识清晰，在床位悬挂防导管滑脱标识，提醒和警示我们日常交班时做好查看和交接；加强巡视、有效评估。

护理评价:该患者在带管期间没有发生导管滑脱,通过给患者的指导,我也掌握了留置管道的重要性,知晓了带管患者的护理注意事项。

实习生小蔡:

护理诊断:"疼痛",与手术切口及引流管相关。

护理目标:患者疼痛症状较前减轻。

护理措施:正确应用疼痛评分工具及时评分,密切观察术后前期镇痛药物静脉注射的剂量、速度,减少患者疼痛感;与康复科老师配合,给予镇痛中药穴位贴敷;分散注意力等。

护理评价:患者疼痛感减轻,主动要求下床活动。

实习生小方:

护理诊断:"营养失调",与术前腹痛、饮食差,术后禁食、水相关。

护理目标:营养均衡,无低钾、低钠血症发生。

护理措施:观察患者胃肠道恢复情况,关注化验结果,督查患者完成胃肠道术后功能恢复计划表,尽早排气排便。给予相关饮食指导,了解患者术后进餐情况及食欲,有无腹胀、恶心呕吐及肌无力、呼吸困难等低钾症状,有无疲乏、恶心、意识障碍、烦躁不安、抽搐等低钾/低钠血症的症状,及时与患者进行沟通。

护理评价:经过给予患者饮食指导及术后肠道功能恢复指导,患者饮食好,无低钾、低钠血症发生。

### (五)知识拓展

1.引流袋更换操作技术

病区总带教楚护士:我们对急性阑尾炎临床表现及围手术期护理措施及要点进行了学习,术后引流管及引流袋的观察护理同样重要,下面请实习生小方给大家演示引流袋的更换方法。

实习生小方:更换患者引流袋最重要的是要保持无菌操作。①评估患者病情、神志及能否配合,核对医嘱及治疗单。观察敷料固定情况,伤口渗出情况,引流管外露刻度及管道是否畅通,观察引流液颜色、性状及量。②戴手套,铺无菌治疗巾于引流管连接处下方,无菌纱布包裹连接处,分离引流管与引流袋,同时使用止血钳夹闭引流管上方,分别消毒引流管横切面与引流管下方2~3 cm,连接新引流袋后松开止血钳,去手套,卫生手消毒。③松开止血钳确认引流管通畅、密闭性及固定是否妥善,引流袋上注明更换有效期及更换人员信息；再次核对，交代注意事项，整理物品，卫生手消毒。

2. 思考问题

病区总带教楚护士：以上是我们今天查房的内容，接下有两道课后作业留给大家。①阑尾炎术后出现并发症肠瘘时如何观察？②小儿阑尾炎与成人阑尾炎有何不同？

（六）查房总结

护士长总结：本次查房，围绕急性阑尾术后护理，模式采用以学生为中心的教学方式，积极查找资料，寻求答案，激发了护生极大的热情和兴趣，变被动为主动，积极性被充分调动，能培养学生独立思考问题、分析问题、解决问题的能力，同学们汇报得都很好，在整个查房过程中的付出都是值得肯定的。整个查房课堂气氛活跃，需要大家注意的一点是：护理程序是一个持续、动态的过程，在执行护理程序的同时，会出现新的护理问题，这时我们就需要重新评估及时修正新的护理目标。

护理部总结：这次的查房大家准备很充分，基本完成了教学目标，实习护生能主动发现问题并查阅相关资料，更进一步了解书本以外的知识，相信每一位学生都有所收获，大家积极主动学习态度值得表扬，谢谢。

◇　**参考文献**　◇

[1]张永玺,雷蕾,刘雷.腹腔镜阑尾切除术治疗急性坏疽性阑尾炎的疗效分析[J].现代实用医学,2018,30(8):1061-1062.

[2]张建兰,涂秋凤.整体系统化护理干预在急性坏疽性阑尾炎围术期的应用价值分析[J].临床医药实践,2019,28(8):636-638.

[3]张素燕,韩加刚,马连港.腹腔镜与开腹手术治疗急性化脓性阑尾炎及坏疽性阑尾炎的临床疗效对比[J].中国临床医生杂志,2019,47(5):573-575.

[4]樊正刚.腹腔镜阑尾切除术对急性阑尾炎术后胃肠功能及生活质量的影响[J].内蒙古医学杂志,2019,51(5):561-562.

[5]胡存存,赵先明,雷昕昀.Alvarado评分联合中医证型对急性阑尾炎病理分型的评估作用研究[J].广州中医药大学学报,2020,37(1):12-18.

[6]王玉婷,冯蓓,周雄,等.基于问题提示清单和个人决策指导的急性阑尾炎患儿决策辅助干预[J].护理学杂志,2023,38(23):30-34.

[7]程柳梅,张琴,易月华.知信行模式联合共情照护对腹腔镜阑尾炎切除术患者的影响[J].齐鲁护理杂志,2024,30(4):164-166.

## 二、腹股沟直疝患者护理教学查房

**查房患者:**49床,朱××,男,64岁,住院号8137152,诊断为腹股沟直疝。

**查房形式:**PPT汇报+现场查体+场景展示。

**主持人:**护士长。

**参加人员:**护理部主任、科护士长、护士长、责任护士、实习总带教、各带教老师、实习同学等。

**查房流程:**

护士长:我们完成了第一、二周教学任务,在第三周确定对49床朱××腹股沟直疝患者进行教学查房,大家在带教老师指导下查阅文献、拓展相关知识;学生通过护理评估、确定患者护理问题及预期目标,针对护理问题由学生主导、老师为辅实施了相应护理措施,这是第四周,我们针对以上开展的护理措施,总结全过程,汇报不限形式、可大胆创新;展现整体护理过程及学生知识掌握情况。

体内脏器或组织离开其正常解剖部位,通过先天或后天形成的薄弱点、缺损或孔隙进入另一部位,称为疝。疝多发生于腹部,发生主要原因为腹壁强度降低、腹内压增高。腹股沟疝如不及时处理,疝块可逐渐增大,终将加重腹壁的损伤而影响日常生活和工作,斜疝又常可发生嵌顿或绞窄而威胁患者生命。临床上,多应用充填式无张力疝修补手术,能有效降低患者术中出血量,并促进患者康复。下面由病区总带教楚护士继续主持。

病区总带教楚护士:我们选择的是科室的常见疾病——腹股沟疝,希望通过本次查房同学们能够完成以下各项教学目标。

知识目标:①掌握腹股沟疝围手术期的护理要点(重点)。②熟悉腹股沟疝类型(难点)。

技能目标:掌握正确的踝泵运动方法。

素质目标:①关爱患者心理情况。②增加患者就医体验。

病区总带教楚护士:本次查房主要从以下5个方面进行。腹股沟疝相关知识回顾、病历汇报、现场查体、护理程序成果汇报、查房总结。我提出阑尾炎疾病知识相关问题,由同学进行回答,大家踊跃发言。

### (一)相关知识回顾

问题:①腹股沟疝分哪些型? ②发生腹股沟疝的原因是什么? ③腹股沟疝哪种情况最危险?

实习生小张:通过对腹股沟疝患者的护理,温故外科护理学,腹股沟疝分为以下两型。①斜疝:疝囊经过腹壁下动脉外侧的腹股沟管内环突出,向内、向下、向前斜行经过腹股沟管,再穿出腹股沟管浅环,并可进入阴囊。②直疝:疝囊经腹壁下动脉,内侧的直疝三角区直接由后向前突出,不经过内环,也不进入阴囊。

实习生小田:腹股沟疝常见原因如下。①先天发育异常(婴幼儿腹壁肌肉尚未发育完全及小儿因睾丸下降形成的腹膜鞘状突尚未完全闭合)。②后天性腹壁薄弱或缺损,如腹壁肌萎缩、手术切口愈合不良、外伤、老年、肥胖等。③腹内压增高如剧烈咳嗽、重体力劳动、便秘、前列腺肥大引起排尿困难等。

实习生小高:嵌顿性腹股沟疝及绞窄性腹股沟疝最危险。

病区总带教楚护士:同学们对腹股沟疝相关知识有所掌握,接下来进入今天的第二部分,病历汇报。

### (二)病历汇报

实习生小赵:患者朱××,男,64岁,右侧腹股沟直疝,患者以"发现右侧腹股沟区可复性肿物4个月"入院,4个月前患者无意间发现右侧腹股沟区一约"鸡蛋"大小肿物,质软,平卧可还纳腹腔,站立时可突出,无腹胀、腹痛,无恶心、呕吐等不适,超声提示:右侧腹股沟直疝。既往:乙状结肠造口术、左侧腹股沟疝无张力修补术、高血压、糖尿病、磺胺药物过敏。心脏彩超示:二、三尖瓣少量反流,左室舒张功能减退。在手术室全麻下行"腹腔镜下经腹膜前疝修补术(TAPP),腹腔镜下肠粘连松解术"。

现术后第2天,留置盆腔引流管通畅;引出血性液约10 mL/d,阴囊无水肿,给予适量垫高、红外线理疗促进伤口愈合,指导早期下床活动、中药封包促进胃肠道蠕动恢复。我想请教老师:①患者术后诊断为双侧腹股沟直疝,既往左侧疝气术后,预防疝气复发的注意事项？②疝气修补术后疝气补片会移位吗？

病区总带教楚护士:预防疝气复发需要戒烟、保持大便通畅、避免重体力劳动,及时治疗咳嗽。疝修补术后补片会移位,轻微移位无症状暂不处理,定期复查彩超,移位严重需再次手术。

（三）现场查体

病区总带教楚护士:接下来进行床旁现场查体,由实习同学小蔡和小张共同完成,查体主要从两个方面进行。

实习生小蔡:常规查体结果如下。患者神志清,精神饮食夜眠好,体温36.5 ℃,脉搏 78 次/min,呼吸 19 次/min,血压 124/68 mmHg,疼痛 2 分,大小便正常,情绪稳定。

实习生小张:专科查体结果如下。①观察术区敷料有渗血、渗液。②术区引流管情况固定好,见淡红色液 2 mL。③患者排气、排便已恢复。

（四）护理程序成果汇报

病区总带教楚护士:刚才完成了床旁查体,随着外科快速康复理念的落实,术前及术后肺功能锻炼尤为重要。接下来进入今天查房汇报的第四部分。

前期带领同学们与患者沟通交流,列出护理诊断,提出护理目标,再有针对性地对患者进行各项护理措施的落实,结合目前患者情况,接下来各位同学逐个按照护理程序进行汇报。

实习生小赵:

护理诊断:"腹内压增高的风险",与患者相关知识缺乏相关。

护理目标:腹内压正常。

护理措施:注意给予保暖,防止受凉引起咳嗽,指导患者在咳嗽时用手掌按压以保护切口和减轻震动。清淡易消化,保持大便通畅,便秘者给予通便药物,避免用力排便。出院 1 个月内可从事轻体力劳动,3 个月内避免重体力劳动,提重物不超过 5 kg。

护理评价:患者掌握相关预防腹内压增高知识,大便通畅。

实习生小高:

护理诊断:"有阴囊水肿的发生的风险",与手术相关。

护理目标:阴囊无水肿。

护理措施:为避免术后阴囊内积血、积液和促进淋巴回流,给予适量垫高阴囊,密切观察阴囊肿胀情况。

护理评价:阴囊无水肿。

实习生小高:

护理诊断:"疼痛",与手术切口相关。

护理目标:疼痛症状减轻 自愿下床活动。

护理措施:正确应用疼痛评分工具,观察镇痛药物静脉注射的速度、剂量;与康复科老师配合、给予镇痛中药穴位贴敷、分散注意力等,减少患者疼痛感。

护理评价:患者疼痛感减轻,主动要求下床活动。

实习生小谢:

护理诊断:有导管滑脱、堵塞的风险。

护理目标:导管顺利正常拔除,未发生相关并发症。

护理措施:每日检查管道有效二次固定,向患者及家属讲解留置管道的重要性和必要性,下床活动时引流管低于留置管位置,避免牵拉、折叠、扭曲引流管。在床位悬挂防导管滑脱标识,提醒和警示我们日常交班时做好查看和交接。

护理评价:引流管固定通畅,无滑脱及阻塞。

实习生小谢:

护理诊断:"有下肢静脉血栓形成的风险",与术后下床活动减少相关。

护理目标:无下肢静脉血栓。

护理措施:观察下肢有无下肢疼痛肿胀;关注患者 D-二聚体血结果;术后给予气压治疗;指导并落实踝泵运动(平躺或坐在床上,大腿放松,然后缓慢、用力,在没有疼痛或只有微微疼痛的限度之内,协同呼吸,吸气时脚尖向上勾,停留 3 s,呼气时脚尖向下踩,再停留 3 s,练习频率一般每天 3~4 次,每次 20~30 组);每日保证充足水分,禁食、水期间给予液体大于 2 000 mL;下肢避免进行静脉穿刺。

护理评价:患者正确掌握踝泵运动,无静脉血栓发生。

病区总带教楚护士:今天查房的内容大家要掌握,接下有两道课后作业留给大家。①绞窄性疝术后多久可进食?②腹股沟疝保守治疗方法是什么?

（五）查房总结

护士长总结：本次查房，模式采用以学生为中心的教学方式，学生主动提出问题、查找资料，针对问题能培养学生独立思考问题、分析问题、解决问题的能力，学生通过自我查找资料，知识点记得更牢固，让学生主动、第一时间掌握最新护理动态。

护理部总结：这次的查房达到了预期教学目标，学习了专科知识，提升了学生自我理论知识及技能操作，护理工作需要爱心、耐心、责任心，其中临床护理操作工作关系到患者生命，我们必须有慎独精神，不能盲目操作。

◇　**参考文献**　◇

[1]文喜陵,江菊芬,赵坤.快速康复在腹腔镜疝修补术患者中的临床价值[J].中国伤残医学,2020,28(7):10-12.

[2]朱立军,戴旭东,庄海文,等.腹腔镜疝修补术治疗单侧腹股沟斜疝的临床效果[J].腹腔镜外科杂志,2022,27(9):659-662.

[3]杜海伟,宋晓冬,路军华,等.腹腔镜下经腹腔腹膜前疝修补术治疗嵌顿性股疝的临床效果研究[J].中国中西医结合外科杂志,2024,30(2):233-237.

[4]林增烜,张清华,伍家宝,等.腹腔镜经腹腹膜前疝修补术治疗腹股沟疝233例的临床分析[J].福建医药杂志,2024,46(2):100-102.

[5]杨有才,徐建,王俊敏.腹腔镜经腹腹膜前疝修补术与平片无张力疝修补术治疗腹股沟疝的近期效果对比研究[J].河南外科学杂志,2024,30(1):74-76.

[6]林琪煌,林国锋,李永良.腹腔镜疝修补术与开放式无张力疝修补术治疗成人腹股沟疝的有效性及安全性比较[J].中外医疗,2024,43(2):19-22.

 **第二节　甲状腺外科护理教学查房**

根据学生轮转的时间及需求进行针对性带教。第一周完成入科宣教，明确教学计划，了解甲状腺外科术后护理常规、掌握基础的甲状腺专科技能操作,第二周着重对甲状腺术后患者围手术期护理进行带教指导,带教老师们通过访谈了解各位学生对专科知识掌握情况、对教学查房的理解。以下主要叙述甲状腺癌患者护理教学查房。

**查房患者:**刘××,男,48 岁,住院号 812564,诊断为甲状腺乳头状癌。

**查房形式:**PPT 汇报+现场查体+场景展示。

**主持人:**护士长。

**参加人员:**护理部主任、科护士长、护士长、责任护士、实习总带教、各带教老师、实习同学等。

**查房流程:**

护士长:我们已经完成了第一、二周的教学任务,在第三周确定了对 48 床刘××甲状腺乳头状癌患者进行教学查房,按照护理程序进行护理成果汇报,学生通过护理评估,确定患者护理问题及预期目标,针对护理问题由学生主导,老师为辅实施相应护理措施及文献查阅。

甲状腺癌(TC)起源于甲状腺滤泡上皮细胞或滤泡旁细胞(又称 C 细胞)。滤泡细胞源性 TC 包括乳头状癌(PTC),占所有甲状腺癌的 80% ~ 85%;滤泡状癌(FTC),10% ~15%;低分化癌(PDTC)和未分化癌(ATC),< 2%。近年来,全球范围内 TC 发病率大幅增加,主要归结于 PTC 的增加。造成 TC 发病率上升的主要原因是高分辨率超声和细针穿刺(FNA)检查的广泛应用以及民众对健康体检的重视,使得更多较小、低风险 PTC 被确诊。尽管 TC 发病率增加,但其导致的死亡率几乎在全球所有地区都相对稳定在较低水平。部分 TC 的发生与遗传相关。5% ~10% 的分化型甲状腺癌 (DTC)有家族遗传性。下面由病区总带教史护士继续主持今天的护理教学查房。

病区总带教史护士:这次查房选择的是科室的典型疾病——甲状腺乳头状癌,希望通过本次查房同学们能够完成以下各项教学目标。

知识目标:熟悉甲状腺乳头状癌术后主要护理问题及其护理措施。

技能目标:掌握术后缓解饮水呛咳锻炼的方法。

素质目标:①提高并培养学生沟通能力。②提升科室带教老师教学能力。

病区总带教史护士:本次查房主要从以下6个方面进行。甲状腺癌的相关知识回顾、病历汇报、现场查体、护理程序成果汇报、知识拓展、查房总结。

（一）相关知识回顾

问题：①甲状腺结节活组织穿刺检查结果分类有哪些？②甲状腺癌术后$^{131}$I治疗的准备有哪些？③甲状腺癌术后$^{131}$I治疗的不良反应有哪些？

**实习生小范**：老师，我来回答这个问题"甲状腺结节穿刺的分类"共分为6类。Ⅰ.标本无法诊断或取材不满意；Ⅱ.良性病变；Ⅲ.意义不明确的细胞非典型病变或意义不明确的滤泡性病变；Ⅳ.滤泡性肿瘤或可疑滤泡性肿瘤（如为许特尔细胞型需特殊标明）；Ⅴ.可疑恶性肿瘤；Ⅵ.恶性肿瘤。我还在带教老师的指导下配合了多台超声引导下经皮甲状腺活组织检查术，知晓TC穿刺包括粗针穿刺和细针穿刺，前者大多用于甲状腺淋巴瘤或未分化癌的组织学诊断，临床常用的穿刺为细针穿刺。

**实习生小李**：甲状腺癌术后$^{131}$I治疗的准备如下。为了减少体内稳定碘对$^{131}$I的竞争作用，提高疗效，在$^{131}$I治疗前2～4周应保持低碘状态（碘摄入量<50 μg/d）；具体包括服用无碘盐、禁食高碘食物、避免服用胺碘酮等影响碘摄取或代谢的药物、避免碘伏消毒皮肤、避免含碘造影剂的应用，或应用后1～2月再行$^{131}$I治疗。因个人体质及代谢等不同，具体还应结合患者的尿碘及尿碘肌酐比值测定结果来把握$^{131}$I治疗时机。

另外，我还在带教老师的帮助下查阅了几篇相关文献，也想把这些知识分享给大家：升高促甲状腺素（TSH）一般认为血清TSH水平升高至30 MU/L以上，可取得较好的$^{131}$I疗效。

治疗前的常规检查除上述实时动态评估的检查项目外，还应完善血/尿常规、肝肾功能、甲状旁腺激素、电解质、心电图、育龄妇女血清人绒毛膜促性腺激素等检查，排除肾功能衰竭、妊娠状态等不适宜放射性核素治疗的情况。

**病区总带教史护士**：还有哪位同学需要补充？

**实习生小田**：老师，$^{131}$I治疗的短期常见的不良反应包括轻度且短暂颈部疼痛和肿胀，会逐渐减轻；偶尔出现唾液腺损伤、味觉改变、口腔黏膜炎、泪腺损伤等，常自行缓解。长期可导致不育、流产、胎儿先天畸形及后代先天性发育不良等风险的增加。$^{131}$I治疗DTC后继发恶性肿瘤的风险很低。

**病区总带教史护士**：同学们对上次业务学习的相关内容都有了一定的掌握，接下来进入今天的第二部分，病历汇报。

（二）病历汇报

**实习生小范**：患者刘××以"体检发现甲状腺结节3月余"为主诉入院，无颈痛、声音嘶哑、饮水呛咳、吞咽困难、呼吸困难等不适。

　　颈部 CT 报告：①甲状腺右侧叶占位，考虑肿瘤性病变。②双侧颈部及颌下区多淋巴结可见。

　　甲状腺彩超结论：①甲状腺右叶回声结节（C–TIRADS 4b 类）。②右侧颈部Ⅲ区、Ⅳ区、Ⅵ区异形淋巴结。③左侧颈部Ⅳ区异形淋巴结。

　　穿刺病理结果：TBSRTC Ⅵ 类，查见异型细胞；倾向甲状腺乳头状癌转移/浸润，建议切除病检。

　　患者在全麻下行"甲状腺全切除术+双颈Ⅱ、Ⅲ、Ⅳ、Ⅵ区淋巴结清扫术+左上甲状旁腺自体移植术+胸导管结扎术"术毕安返病房。现术后第 3 天，颈部切口敷料清洁，包扎固定可，留置左侧甲状腺残腔引流管接一次性负压球通畅见血性液，术后共见 100 mL，右侧甲状腺残腔引流管接一次性负压球通畅见血性液，术后共见 150 mL，留置尿管已拔除、自行排出黄色尿液，持续心电监护、鼻导管吸氧，布地奈德混悬液 2 mg 雾化吸入一天两次，双下肢给予气压泵治疗。患者声音稍嘶哑，适量饮水稍有呛咳，焦虑状态。

### （三）现场查体

**病区总带教史护士**：接下来进行床旁现场查体。由实习同学小董完成，请各位老师移步至患者床旁。

**实习生小董**：查体主要从两个方面进行。①常规查体：患者神志清，精神欠佳。流质饮食，大小便正常，焦虑状态，体温36.3 ℃，心率88 次/min，呼吸 20 次/min，血压 140/90 mmHg，切口处疼痛 1 分。②专科查体：观察术区敷料固定好，无渗血、渗液，颈部无肿胀。术区甲状腺残腔引流管通畅，负压处于功能状态，二次固定良好，引流出淡血性液 15 mL。轻微声音嘶哑，饮水呛咳。未诉手脚及口唇麻木。

### （四）护理程序成果汇报

**病区总带教史护士**：刚才完成了床旁查体，查看了护理措施的落实情况，结合前期带领同学们进行的护理评估，列出护理诊断，提出护理目标，并针对性地对患者整体护理的过程逐个进行汇报。

**实习生小范**：

护理诊断："饮水呛咳，声音嘶哑"，与手术中神经损伤、环杓关节脱位有关。

护理目标：饮水无呛咳，声音嘶哑缓解。

护理措施:术后应留意患者发声情况,正确评估其声音变化。患者清醒后鼓励患者发声,向患者提问,以早期判断有无神经损伤。术后保持呼吸道通畅,观察呼吸频率、节律,床边备气管切开包、吸痰器、急救药品。对于单侧损伤者,可进行理疗逐渐恢复;双侧喉返神经损伤则多需要进行气管切开。喉上及喉返神经损伤可导致呛咳,音调降低和声音嘶哑,告知患者饮水呛咳、声音嘶哑的原因,结合术后饮水呛咳锻炼视频;指导其坐位进食、少量多餐、细嚼慢咽,进食时保持环境安静,鼓励患者说出主观感受,缓解患者的紧张感及恐惧感。

护理评价:患者饮水呛咳明显减轻,声音嘶哑已较前明显缓解。

实习生小范:

护理诊断:"有切口出血引起窒息的风险",与术中止血不彻底、结扎线脱落有关,与术后活动度过大、剧烈咳嗽有关。

护理目标:术后引流量正常,未发生切口出血引起窒息的并发症。

护理措施:准备好床旁备气切包、负压吸引器等抢救物品,术后 24 h 内严密观察患者有无心悸、大汗、烦躁、意识障碍;及时发现颈部肿胀、切口张力增加及引流量变化;早期发现是避免颈部血肿造成严重后果的关键。术后早期出血,应立即报告医生积极干预止血。围手术期防止颈部过度活动,如避免剧烈咳嗽、恶心呕吐、血压过高等。保持颈部负压引流管引流通畅,观察引流液的颜色并记量。术后患者取半卧或半坐卧位,严密观察生命体征,尤应注意观察有无呼吸困难和血压变化,观察敷料有无渗出,颈部是否迅速增大。

护理评价:术后患者切口愈合良好,未出现相关并发症。

实习生小王:

护理诊断:"引流管护理,有导管滑脱、堵塞的风险",与患者及家属对引流管知识缺乏有关,与活动时未重视引流管有关。

护理目标:导管顺利正常拔除,未发生相关并发症。

护理措施:术后应定时关注引流管状况,首先观察引流管固定及周围慢性渗血情况,及时通知医生处理;观察引流管是否出现扭曲、压迫和阻塞等情况,保证有效负压;其次要注意观察引流液的颜色、量,正常情况下术后 24 h 引流液容积为 30~120 mL,颜色多由淡血性转变为淡黄色。需要注意的是如出现术后引流量猛增,颜色呈鲜红色,多是内出血的症状,如引流管颜色为乳白色,应考虑是乳糜漏,应立即协助医生做好紧急处理工作;针对患者导管滑脱风险的护理诊断,首先每日两次查看患者的管道固定情况,在每日更换倾倒引流液时准确记录引流量并进行横向对比;向患者及家属讲解留置管道的重要性和必要性,以及日常坐卧时引流管和负压球放置的位置;加强巡视、有效评估,在床位悬挂防导管滑脱标识、标识清晰,提醒和警示我们日常交班时做好查看和交接。

护理评价:护理过程中,患者带管期间知晓引流管护理的注意事项,引流管无滑脱、阻塞,并未发生其他并发症。

**实习生小王:**

护理诊断:"焦虑",与疾病预后不良、可能出现并发症有关。

护理目标:患者焦虑症状减轻,积极配合治疗。

护理措施:多和患者交流,及时了解患者需求,缓解患者的不良情绪;耐心解答患者提出的问题,在科室进行健康宣教小课堂时,让患者能够及时倾诉自身的一些困惑和难言之隐,得到相应的健康教育和及时的心理疏导;向患者及家属讲解疾病相关知识;做好家属沟通,支持鼓励陪伴患者;引导其与其他患者多交流,让家属也对患者的心理进行安抚;向患者讲解康复成功案例,排除患者心中顾虑,增加康复信心;鼓励患者说出内心的感受和想法,尽可能让患者参与到治疗和护理中,采取一对一指导,观看视频,组织同病种的患者交流治疗中的感受和体会,增强患者战胜疾病的信心和勇气,促进患者早日身心康复。

**实习生小董:**

护理诊断:"有跌倒的风险",与术后体位改变、术后麻醉虚弱有关。

护理目标:术后患者未出现跌倒不良事件。

护理措施:保持病区、卫生间地面清洁干燥,告知卫生间防滑垫、扶手使用等防跌倒措施;光线要充足,提供足够的照明,夜晚开地灯,及时清除病房、卫生间障碍;指导使用床头灯及呼叫器、卫生间紧急呼叫系统,呼叫器放于患者易取处,并及时对患者呼叫给予回应;病床高度适宜,将日常物品放于患者易取处;教会患者下床"三步曲",上下轮椅的方法;教导患者穿防滑鞋及长短适宜的衣裤,主动寻求护士的帮助;锁定带轮子的病床、轮椅、担架车和坐便椅。

◀ **(五)知识拓展**

**病区总带教史护士:**同学们,甲状腺瘘术后常见的并发症有声音嘶哑、声带麻痹、饮水呛咳等,这是由于喉返、喉上神经损伤造成,我带领大家简单学习一下此类并发症的处理措施。

1. 声音嘶哑的处理:如术后即出现声音嘶哑,此多为机械性损伤,包括手术切断、缝扎、牵拉、钳夹等所致,宜尽早手术探查。对于术后 2~3 d 才出现声音嘶哑的患者,则考虑喉返神经未完全损伤,多因水肿或血肿压迫喉返神经所致,或仅受到牵拉等刺激,不急于手术探查,多可经糖皮质激素、营养神经及血管扩张药物等保守治疗逐渐好转,还可辅以物理治疗。术后轻微声音嘶哑的患者经药物保守治疗均在 1~3 个月后逐渐恢复正常。而现在的观点是及早发现喉返神经损伤,通过肌电图检查可明确神经损伤的程度,探查越早越好,最好在术后 7 d 内进行,否则损伤的神经完全变性则悔之晚矣。本例患者属于甲状腺手术中喉返、喉上神经牵拉或钳夹损伤导致暂时性的麻痹,故功能可以通过保守治疗后恢复,而不需要行手术探查修复。

2. 饮水呛咳缓解方法:患者饮水呛咳是因为喉黏膜感觉减弱,而水的流入速度较快,不能及时有效地启动吞咽动作,会厌折返、声带闭合不全又导致水误吸入气管。使用低频脉冲电子治疗可促进受损神经功能的恢复,而训练患者腹式呼吸、深吸气后屏气呼出气流、深吸气后发"yi""ya"音,音阶由高到低,目的是加强声带闭合力量。超短波治疗可加速神经功能修复,提高神经传导速度,同时可扩张血管,改善神经和周围组织的血液循环及组织营养,促进炎症水肿吸收。电刺激疗法治疗吞咽障碍的有效性和安全性已得到证实。吞咽功能训练中的空吞咽有利于诱发吞咽反射,咽部冷刺激能增强吞咽前感觉冲动的传入、强化吞咽反射、有效地促进吞咽运动。

3. 思考问题:①甲状腺术后出现乳糜漏如何处理? ②甲状腺癌术后优甲乐服用的注意事项有哪些?

### (六)查房总结

护士长总结:在此次教学查房中,同学们展现出了极高的热情和专注度,大家认真观察病情,积极参与讨论,提出许多有价值的建议,为患者的康复提供了有力的支持。另外,同学们在团队协助方面也表现得非常出色。期待同学们能够在今后的临床实践中学有所成。谢谢。

护理部总结:这次的查房大家准备很充分、态度认真,同学们的专业知识掌握扎实,能够准确理解并掌握患者病情,积极参与讨论,主动提出问题和解决方案,团队协作能力良好。希望在老师们的带领下,在今后临床实践中不断学习,不断成长。护理部也将继续加强对教学查房工作的支持和指导,为同学们提供更加优质的教学资源和实践机会。谢谢大家。

### ◇ 参考文献 ◇

[1]孙梦阳.甲状腺癌症患者术后护理体会[J].心电图杂志,2020,9(2):254-255.

[2]吴芳,周琼,倪春燕.甲状腺肿物患者围术期预见性护理[J].实用临床护理学电子杂志,2018,3(7):60-61.

[3]彭颖,程若川.中国《CACA甲状腺癌诊治指南(2022版)》外科视角解读[J].西安交通大学学报(医学版),2024,45(1):28-34.

## 第三节　肝胆胰脾外科护理教学查房

学生在肝胆胰脾外科实习四周时间。第一周完成了入科宣教、明确教学计划,熟悉了肝胆胰脾外科护理常规、常见的专科技能操作;第二周进行了肝胆胰脾外科常见疾病患者围手术期的护理,带教老师们了解各位学生对专科知识掌握情况、对教学查房的理解程度等。

### 一、胆囊结石患者护理教学查房

**查房患者:**张××,男,49岁,住院号8180114,诊断为胆囊结石伴急性胆囊炎。

**查房形式:**PPT汇报+现场查体+情景展示。

**主持人:**护士长。

**参加人员:**护理部主任、科护士长、护士长、责任护士、实习总带教、各带教老师、实习同学等。

**查房流程:**

护士长:我们完成了第一、二周教学任务,在第三周(3 d前)确定对19床张××胆囊结石患者教学查房,大家在带教老师指导下进行相关知识的文献查阅和拓展;通过护理评估确定患者护理问题及预期目标,针对护理问题由学生主导、老师为辅展开相关的各项护理措施。

胆囊结石、胆囊炎是外科的常见病和多发病,常见的临床表现如疼痛、恶心呕吐、腹胀等。下面请唐老师主持今天的教学查房。

病区总带教唐护士:这次查房选择的是科室常见疾病——胆囊结石,希望通过本次查房同学们能够完成以下各项教学目标。

知识目标:①熟悉胆囊结石的病因、临床表现。②掌握胆囊切除术后的护理常规(重点)。

技能目标:①掌握术后胆囊窝引流管二次固定方法。②掌握快速康复术后起床操。

素质目标:①建立临床护理思维、提高沟通能力。②尊重并关爱患者心理情况。③增强保护患者隐私意识。

病区总带教唐护士:本次查房主要从以下6个方面进行。胆囊结石相关知识回顾、实习生病历汇报、现场查体、护理程序成果汇报、知识拓展、查房总结。首先问同学几个问题,大家踊跃发言。

### ◀ (一)相关知识回顾

问题:①胆囊结石的临床表现有哪些? ②确诊胆囊结石的辅助检查有哪些? ③胆囊结石发生的高危因素有哪些?

实习生小高:在带教老师教学过程以及结合在学校学到的知识,了解了胆囊结石的临床症状取决于结石的大小、位置、有无阻塞与感染等。大多数患者可无症状,一般在健康体检时发现,称为无症状胆囊结石。少数患者可出现胆绞痛的典型症状,其他常表现为进食后感觉上腹部或右上腹隐痛,或有饱胀不适、嗳气、呃逆等。

实习生小李:实习期间,我们了解到,确诊胆囊结石的辅助检查通常有①腹部的超声检查:胆囊结石患者进行腹部超声检查时,可以发现胆囊内有强回声光团并且有声影,随着患者体位的变化而变化,通过超声还可发现胆囊壁增厚。②腹部X射线检查:通过X射线可发现患者右上腹部有高密度的结石,同时可以发现高密度影,但要同肾结石相鉴别。腹部CT检查:通过CT检查可以发现胆囊壁增厚和结石,同时可对胆囊壁的钙化进行评估,排除其他疾病的可能。

实习生小王:老师,我来回答"胆囊结石发生的高危因素"。任何影响胆固醇和胆汁酸浓度比例改变及造成胆汁淤积的因素,都能导致结石形成。①年龄:胆囊结石的发病率是随着年龄的增长而增加的,高峰年龄在40～

50 岁,如果在儿童期发病,多与溶血或先天性胆道疾病有关。②性别差异:男女发病之比约为 1∶2,女性胆囊结石以胆固醇结石多发。③家族史:遗传因素是胆囊结石的发病机制之一。④肥胖:肥胖人发病率为正常体重的 3 倍。⑤饮食因素:长期不吃早餐,进食低纤维,高脂饮食,胆囊结石的发病率明显增高。⑥妊娠:妊娠可促进胆囊结石的形成,并且妊娠次数与胆囊结石的发病率呈正相关。

**病区总带教唐护士**:同学们的回答比较全面,接下来让实习生小高同学汇报病历。

**(二)病历汇报**

**实习生小高**:患者张××,3 床,男,49 岁。患者以"上腹部疼痛 2 d,加重 3 h"为主诉急诊入院,自理能力无依赖、无压疮和跌倒风险,既往史:无过敏史;患者 2 d 前无明显诱因开始出现上腹部疼痛,以剑突下为著,疼痛呈持续性绞痛,阵发性疼痛加重,伴有恶心、干呕不适,行腹部 CT 提示胆囊结石、胆囊炎。入院后完善检查及术前准备,在全身麻醉下行"腹腔镜胆囊切除术+经腹腔镜肠粘连松解术",现患者术后第一天,呼吸平稳,半流质饮食,心理状况良好,自由体位,术区敷料包扎好、清洁干燥,留置胆囊窝引流管,见血性液 20 mL,疼痛评分 2 分,静脉镇痛泵持续泵入,给予抗炎及对症支持等治疗。

在护理患者过程中,有以下 2 点困惑:①胆囊结石术后如何进行患者的疼痛管理? ②术后引流管一般留置多长时间? 何时能拔除?

**病区总带教唐护士**:胆囊切除手术是微创手术,术后原则是非甾体抗炎药(如布洛芬、吲哚美辛)为术后镇痛基础用药,尽量减少阿片类药物(如吗啡、哌替啶)的使用,以减少阿片类药物引起的不良反应如肠麻痹等。术后评估为中、重度疼痛时,应遵医嘱镇痛治疗后复评,静脉给药后 5～15 min,皮下注射和肌内注射后 30 min、口服给药或直肠给药后 1 h,或根据药物说明书药效达最大作用时进行复评,直至转为轻度疼痛或无痛。

绝大部分做胆囊切除手术者不放引流管,但腹腔的炎症比较严重时,包括出血、感染等,为了预防出现风险会放置引流管;如果引流液较多,术后第 2～3 天拔除;如果出现相关并发症,比如出血、引流液浑浊、引流液的量比较多、引流液有胆汁样液体等,引流管的拔除就要根据具体恢复情况而定,排除相关病因后才能够拔除引流管。

现在去床旁查体,对患者进行评估,注意关注一下患者的疼痛感受以及引流管的情况。

 **(三)现场查体**

**病区总带教唐护士:**由实习同学小王和小李共同完成床旁查体。

**实习生小李:**常规查体结果如下。患者神志清,精神好,自主体位,半流质饮食,睡眠及大小便正常,心理状况良好,术区外皮肤完整无破损。生命体征平稳,体温36.5 ℃,脉搏78 次/min,呼吸18 次/min,血压128/72 mmHg。疼痛1 分,静脉镇痛泵持续泵入。

**实习生小王:**专科查体结果如下。①视诊:观察全身皮肤及巩膜无黄染,腹部平坦,术区敷料无渗血、渗液、固定好。右腹部见一胆囊窝引流管固定好、通畅,引流出淡红色引流液15 mL。②触诊:右上腹轻压痛,无反跳痛,无腹肌紧张,墨菲征阴性。③叩诊:腹部正常,无移动性浊音,肝肾区无叩击痛。④听诊:未闻及振水音,肠鸣音弱,肠鸣音3 次/min。

 **(四)护理程序成果汇报**

**病区总带教唐护士:**刚才完成了床旁查体及护理问题评估和护理措施落实情况,接下来进入今天查房汇报的第四部分。

前期带领同学们进行护理评估、列出护理诊断;提出护理目标,并针对性地对患者进行各项护理措施的落实,大家结合患者目前病情、查体结果及护理评估,对该患者的整体护理过程按照护理程序逐个进行汇报。

**实习生小王:**

护理诊断:有导管滑脱、堵塞的风险。

护理目标:导管正常拔除,未发生相关并发症。

护理措施:胆囊窝引流管留置期间患者采取半卧位,保持引流管周围皮肤的干燥,防止糜烂、感染、滑脱,引流管应留适当的长度;避免患者在翻身或下床活动时牵拉脱出甚至发生逆流。保持引流通畅,定期挤压确认,避免腹腔引流管扭曲受压、折叠或堵塞。

护理评价:我们熟练掌握胆囊窝引流管道的护理注意事项,通过指导患者、落实各项护理措施,患者胆囊窝引流管引流通畅,二次固定稳妥,没有发生导管滑脱。

**实习生小陈:**

护理诊断:"疼痛",与手术切口疼痛有关。

护理目标:疼痛缓解或消失,不影响睡眠及日常活动。

护理措施:采取多模式镇痛,术后带有镇痛泵,必要时遵医嘱给予曲马多注射液、氟比洛芬酯注射液等镇痛药物;每班定时更换中药止痛贴;观察记录疼痛的性质、部位、程度,告知医师疼痛情况;尽可能减少疼痛的应激因素、调整减轻疼痛的体位、避免压迫;观察切口情况,腹带包扎固定过紧过松时,适当调整;做好心理护理,多和患者交流,及时了解患者需求;向患者讲解下床活动的必要性,尽量采取不引起患者疼痛的活动方式。并观察可能出现的不良反应。

护理评价:患者疼痛较前缓解,术区疼痛可耐受,不影响睡眠及日常活动。

**实习生小杨:**

护理诊断:"有出血、胆瘘的风险",与手术创伤、术中胆道损伤有关。

护理目标:无出血,未出现胆瘘。

护理措施:胆瘘由于手术损伤、钛夹脱落等引起,密切观察患者腹部体征及引流液情况,若患者出现发热、腹胀和腹痛等腹膜炎表现或腹腔引流液呈黄绿色胆汁样,提示可能发生胆瘘;妥善固定腹腔引流管,保持管道通畅,观察并记录引流液颜色、量和性状,有异常者及时报告医生。

护理评价:无出血、胆瘘并发症发生。

**实习生小李:**

护理诊断:"有跌倒坠床的风险",与术后活动无耐力有关。

护理目标:患者住院期间无跌倒事件发生。

护理措施:进行预防跌倒的健康宣教,床尾悬挂防跌倒标识,正确使用床档,下床活动时需有人搀扶;巡视时观察地面是否湿滑;起身时协助患者减少牵拉带来的疼痛,教其起床三步法:第一步醒时平躺30 s,第二步缓缓坐立30 s,第三步慢慢站起30 s。

护理评价:患者知晓防跌倒措施,入院至今未发生跌倒坠床事件。

 **(五)知识拓展**

1. 术后快速康复起床操的演示

**病区总带教唐护士:**感谢同学们的汇报,胆囊结石术后早期下床活动可促进呼吸、胃肠、肌肉、骨骼等多系统功能恢复,有利于胃肠道蠕动恢复,预防肺部感染、压疮和下肢深静脉血栓形成,提高患者舒适度。实现早期下床活动应建立在术前宣教、多模式镇痛以及早期拔除腹腔引流管等各种导管的基础之上。术后清醒即可半卧位或适量在床上活动,无须去枕平卧6 h;术后6 h即可开始下床活动,建立每日活动目标,逐日增加活动。下面请实习生小李给我们展示术后快速康复操。

实习生小李:术后快速康复操包括以下几个步骤。①握拳伸屈:伸握双拳同时屈伸双臂10次,每天4~6次。②踝关节屈伸运动:躺或坐在床上,下肢伸展,大腿伸展,缓慢勾起脚尖,尽力使脚尖朝向自己,至最大限度保持10 s,然后脚尖缓慢下压,至最大限度保持10 s,然后放松,此为一组动作,每次20组,4~6次。③踝关节环绕动作:躺或坐在床上,下肢伸展,大腿放松,以踝关节为中心,脚趾做360°环绕,尽力保持最大幅度动作,每次20组,每天4~6次。④伸屈下肢:交替伸屈双下肢各10次,每天4~6次。

2.思考问题

病区总带教唐护士:今天查房时同学们进行了汇报和演示,接下来有一道课后作业留给大家。如何做好胆囊结石患者围手术期的饮食指导?

### （六）查房总结

护士长总结:我们围绕胆囊结石术后护理展开的教学查房效果很好,在整个查房过程中的付出都是值得肯定的。大家知道,整体护理是一个持续、动态的过程,在执行护理程序中,会出现新的护理问题,我们需要根据患者的病情变化动态评估及时修正护理目标。

护理部总结:这次的查房大家准备很充分,带教老师能够准确评估病情、制定护理目标,能够清晰地向学生传达相关知识和技能,并引导学生主动发现问题、解决问题。学生能积极主动地和患者沟通、交流,按照操作规范和加速康复外科理念对患者展开护理,保证患者安全和快速康复。希望在今后的教学查房中培养学生的护理判断能力,能积极创新,同学们真正地将所学知识学以致用,谢谢!

### ◈ 参考文献 ◈

[1]江美英,陈丽娟,陈蓉蓉.风险性护理管理在肝胆手术后患者胆瘘预防中的应用[J].齐鲁护理杂志,2019,25(16):20-23.

[2]张晓光,邹文斌,屠伟峰,等.围术期目标导向全程镇痛管理中国专家共识(2021版)[J].中华疼痛学杂志,2021,17(2):119-125.

［3］中华医学会外科学分会,中华医学会麻醉学分会.中国加速康复外科临床实践指南(2021 版)[J].中国实用外科杂志,2021,41(9):961-992.

［4］中华医学会外科学分会胆道外科学组,中国医师协会外科医师分会胆道外科医师委员会.《胆囊良性疾病外科治疗的专家共识(2021 版)》解读[J].中华外科杂志,2022,60(4):337-342.

［5］中华护理学会.T/CNAS39-2023 成人手术后疼痛评估与护理[S].北京:中华护理学会,2023.

## 二、急性胰腺炎患者护理教学查房

**查房患者:**景××,31 床,男,23 岁,住院号 8153809,诊断为急性胰腺炎。

**查房形式:**PPT 汇报+现场查体+情景展示。

**主持人:**护士长。

**参加人员:**护理部主任、科护士长、护士长、责任护士、实习总带教、各带教老师、实习同学等。

**查房流程:**

护士长:我们完成了第一、二周教学任务,在第三周确定对 31 床景××急性胰腺炎患者进行教学查房,大家在带教老师指导下,通过护理评估;确定患者护理问题及预期目标;针对护理问题由学生主导、老师为辅实施相应的临床护理措施。

急性胰腺炎是常见的消化道急症。病因多样,常见的有胆源性、高脂血症性和酒精性胰腺炎,很多理化因素都可以导致急性胰腺炎,包括一些药物、创伤、病毒、休克等。根据修订版亚特兰大分类标准,将胰腺炎分为三型:轻症、中重症和重症。轻症急性胰腺炎呈自限性,常在 1 周内恢复。约20%患者表现为中重症或者重症胰腺炎,病死率可达 20% ~40%。今天我们主要通过 31 床患者景××的教学查房一起来讨论学习急性胰腺炎的相关基础知识。下面由病区总带教唐护士主持。

病区总带教唐护士:这次查房选择的是科室的常见疾病——急性胰腺炎,同学们需要完成以下教学目标。

知识目标:①熟悉急性胰腺炎临床表现。②掌握急性胰腺炎的护理常规(重点)。

技能目标:①掌握鼻饲技术。②熟悉肠内营养泵使用。

素质目标:①能主动运用沟通交流技巧与胰腺炎患者讨论营养问题。②提升患者就医体验。

病区总带教唐护士:今天的查房,首先进行第一部分,主要通过互动问答的形式对疾病相关知识内容进行回顾,我提出相关问题,请同学回答。

### （一）相关知识回顾

问题:①急性胰腺炎的临床表现有哪些? ②确诊急性胰腺炎的辅助检查有哪些? ③急性胰腺炎发生的高危因素有哪些?

实习生小关:腹痛是急性胰腺炎的主要症状。常于饱餐和饮酒后突然发作,腹痛剧烈,呈持续性、刀割样疼痛。位于上腹正中偏左,严重时两侧腰背部有放射痛,以左侧为主。腹胀、恶心、呕吐,发作早且频繁,呕吐物为胃、十二指肠内容物,呕吐后腹痛不缓解。早期可有低热;合并胆道感染时常伴寒战、高热。胰腺坏死伴感染时,持续高热为主要症状之一,严重时发生休克和器官功能障碍;早期以低血容量性休克为主,后期合并感染性休克。

实习生小尹:我来回答"确诊急性胰腺炎的辅助检查方法"。①胰酶测定:血清、尿淀粉酶的测定是最常用的诊断方法。②腹部超声可显示胰腺弥漫性肿大和胰周液体聚集,发现胆道结石、胆管扩张、胆源性胰腺炎的可能性大。③CT 是最具诊断价值的影像学检查,CT 增强扫描能诊断急性胰腺炎并能鉴别是否合并胰腺组织坏死,在胰腺弥漫性肿大的基础上若出现质地不均、液化和蜂窝状低密度区,则可诊断为胰腺坏死。④MRI 及 MRCP 在评估胰腺坏死、炎症范围及有无游离气体等方面具有诊断价值。

实习生小杨:在我国,胆道疾病是胰腺炎的主要病因,还有高脂血症、饮酒、十二指肠液反流、暴饮暴食,其他较少见的原因有 ERCP 术后、高钙血症、感染、遗传、内分泌和代谢因素等。

病区总带教唐护士:回答得很好,接下来进入今天的第二部分,病历汇报。

### （二）病历汇报

实习生小高:患者景××,31 床,男,23 岁。以"上腹部疼痛 2 d,加重 2 h"为主诉急诊入院。患者神志清,精神差,上腹部疼痛伴呕吐,压疮评估 17 分,疼痛评分5分,跌倒3分,自理能力30分,重度依赖,无既往史和过敏史。血淀粉酶781 U/L,脂肪酶914 U/L;甘油三酯3.33 mmol/L,超敏C反应蛋白12.79 mg/L,CT提示胰腺形态饱满,胰腺尾部可见多发渗出影并左肾前筋膜明显增厚,考虑胰腺炎并周围多发渗出性病变,Balthazar D级,周围渗出与胃、十二指肠、脾分界不清。

诊疗经过方面:遵医嘱持续鼻导管吸氧通畅3 L/min,禁食水、胃肠减压,给予生长抑素、乌司他丁;留置中心静脉导管;经中心静脉输注不含脂肪乳的静脉营养全肠外营养(TPN),TPN处方总液体量2 700 mL,总热量6 300 kJ。心电监护示窦性心律、心率最高达150 次/min,体温最高39 ℃。入院第三天在介入室局部麻醉下行"经腔插管消化道造影术,鼻空肠营养管置入术";并留置鼻肠营养管,启动肠内营养治疗。复查血淀粉酶212 U/L,脂肪酶86 U/L,肝功能十一项示白蛋白34.9 g/L;降钙素原0.283 ng/mL;血常规示白细胞$15.58×10^9$/L,中性粒细胞百分比90.8%;超敏C反应蛋白211.05 mg/L;目前患者入院第六天、术后第三天,目前持续心电监护及氧气吸入,中心静脉置管固定良好、周围无红肿渗出,监测中心静脉压3 次/d,波动在6~11 $cmH_2O$。监测末梢随机血糖4 次/d,波动在5.7~14 mmol/L。记24 h出入量:总入量4 070 mL,总出量3 920 mL。复查血淀粉酶56 U/L,脂肪酶20 U/L。复查CT:急性胰腺炎治疗后,腹腔多发渗出改变及积液,局部包裹形成,双侧结肠旁沟及部分肠间隙积液较前减少,余较前变化不明显;胰颈部强化程度减低,不排除局部坏死可能。继续静脉给予抗炎、护胃、保肝、营养、抑制腺体分泌等药物治疗,肠外营养等对症支持治疗。辅助中药大承气汤灌肠一日2次。

### ◀(三)现场查体

**病区总带教唐护士:** 由实习同学小余和小周共同完成查体,请各位移步至患者床旁。

**实习生小余:** 常规查体结果如下。患者神志清,精神欠佳,自主体位,鼻肠营养管鼻饲饮食,睡眠可,心理状况良好,24 h自主排小便3 650 mL,中药灌肠后排糊状大便2次,自主排便1次。生命体征平稳,体温36.6 ℃,脉搏76 次/min,呼吸19 次/min,血压130/75 mmHg,疼痛评分1分。

**实习生小周:** 专科查体结果如下。①视诊:观察全身皮肤及巩膜无黄染,右颈内中心静脉导管固定好、通畅,外露刻度12 cm,静脉营养液以

45 滴/min 静脉输注。鼻肠营养管固定好通畅,置入深度 125 cm,肠内营养液经营养 500 mL 泵以 30 mL/h 速度持续鼻饲。腹部平坦,未见肠型及蠕动波。②触诊:左上腹轻压痛、反跳痛,无腹肌紧张,肝脾肋下未触及,未触及包块,墨菲征阴性。③叩诊:腹部正常,无移动性浊音,肝肾区无叩击痛。④听诊:未闻及振水音,未闻及气过水声,无血管杂音,肠鸣音稍弱 3 次/min。

### （四）护理程序成果汇报

**病区总带教唐护士:**刚才完成了床旁查体及护理评估,接下来进入今天查房的第四部分。

前期带领同学们进行护理评估、列出护理诊断,提出护理目标,并针对性地对患者进行各项护理措施的落实,现在,大家结合患者目前病情、查体结果及护理评估,对该患者的整体护理过程,按照护理程序逐个进行汇报。

**实习生小关:**

护理诊断:"急性疼痛",与胰腺水肿、周围组织炎性刺激有关。

护理目标:疼痛改善,疼痛评分 0 分。

护理措施:纠正感染、禁食水、胃肠减压、抑制胰酶分泌;引导患者学习松弛术,采取讲故事、聊天、做游戏、看电视等方式分散患者注意力缓解疼痛,必要时使用解痉、镇痛药;掌握镇痛药物的药理作用和活性,采取针对性药物治疗,避免药物滥用,密切观察患者用药后效果及不良反应。

护理评价:患者疼痛改善,疼痛评分 0 分。

**实习生小尹:**

护理诊断:"有体液不足的危险",与炎症反应、恶心呕吐、禁食水有关。

护理目标:患者无水、电解质紊乱及酸碱平衡失调。

护理措施:严密监测生命体征,观察神志、皮肤黏膜温度和色泽,监测电解质、酸碱平衡情况;准确记录 24 h 出入量,监测中心静脉压及每小时尿量;迅速建立静脉输液通路,根据病情及时补液,维持水、电解质及酸碱平衡,尽快恢复有效循环血量,维持循环稳定,改善微循环。

护理评价:经过肠内、肠外营养支持,纠正了水、电解质紊乱和酸碱平衡失调。

**实习生小余:**

护理诊断:"体温过高",与继发感染、胰腺炎症有关。

护理目标:患者感染有效控制,体温恢复正常。

护理措施:给予物理降温,如冷敷、温水或酒精擦浴,体温≥38.5 ℃者遵医嘱给予药物降温;遵医嘱使用敏感、能通过血胰屏障的抗生素(如喹诺酮类、头孢他啶或亚胺培南等)控制感染。

护理评价:目前患者体温恢复正常。

**实习生小杨:**

护理诊断:有导管滑脱、堵塞的风险。

护理目标:导管正常拔除,未发生相关并发症。

护理措施:针对患者导管滑脱风险的护理诊断,每日检查管道有效二次固定,将鼻肠营养管固定于鼻面部,指导患者翻身、活动、更换衣物时避免牵拉,防止管道脱出;向患者及家属讲解留置管道的重要性和必要性;加强巡视,有效评估、标识清晰;在床位悬挂防导管滑脱标识,提醒和警示我们日常交班时做好查看和交接;保持管道通畅,营养液滴注前后使用生理盐水或温水冲洗管道,持续输注时每4 h冲洗管道1次;出现滴注不畅或管道堵塞时,可用生理盐水或温水行压力冲洗。

护理评价:通过跟患者的交流沟通,该患者在带管期间没有发生导管滑脱、堵塞,同时我也知晓了带管患者的护理注意事项。

**实习生小周:**

护理诊断:潜在并发症。包含全身并发症:感染性休克、脓毒症、多器官功能障碍综合征、腹腔间室综合征等;局部并发症:胰腺和胰周液体聚集,胰腺假性囊肿、包裹性坏死。

护理目标:无全身及局部并发症的发生。

护理措施:休息与活动结合,保持良好心情,避免疲劳和情绪激动;合理饮食,养成良好的饮食习惯,规律饮食,少量多餐,避免饱食,进食低脂饮食,少食油腻食物,忌食刺激、辛辣食物,禁烟酒;控制血糖及血脂,监测血糖及血脂,必要时使用药物控制。

护理评价:患者恢复良好,未发生相关并发症。

**病区总带教唐护士:**急性胰腺炎的营养支持至关重要,在胃肠功能耐受的情况下,应尽早开展经口或肠内营养,对于不能经口进食的急性胰腺炎患者,肠内营养效果优于肠外营养。禁食期间给予肠外营养支持。轻症急性胰腺炎一般1周后可开始进食无脂低蛋白流质,并逐渐过渡至低脂饮食。中度和重症急性胰腺炎待病情稳定、淀粉酶恢复正常、肠麻痹消失后,可通过空肠造瘘管或鼻肠管行肠内营养支持,并逐步过渡至全肠内营养及经口进食。在患者行肠内、肠外营养支持治疗期间,需注意有无导管性、代谢性或胃肠道并发症的发生。

病区总带教唐护士:今天查房同学们进行了汇报和知识拓展,对急性胰腺炎的观察与护理有了深入的了解。接下来有2道课后作业留给大家:①如何对急性胰腺炎患者出院后进行饮食指导? ②怎么预防急性胰腺炎复发?

### ◀ (五)查房总结

护士长总结:本次围绕急性胰腺炎患者的护理展开教学查房,老师认真、精心备课,学生发挥学习的主观能动性、积极思考领会所学知识,在整个查房过程中的付出都是值得肯定的。

护理部总结:这次的查房效果很好,师生互动活跃,学生将理论知识与实际操作相结合,加深对患者病情的了解,提高护理操作的技能水平,积极主动地和患者沟通、交流。希望同学们在今后的教学查房中能积极创新,真正地将所学知识学以致用!

### ◇ 参考文献 ◇

[1]中华医学会消化病学分会胰腺疾病学组,中华胰腺病杂志编辑委员会,中华消化杂志编辑委员会.中国急性胰腺炎诊治指南(2019年,沈阳)[J].中华消化杂志,2019,39(11):721-730.

[2]李非,曹锋.中国急性胰腺炎诊治指南(2021)[J].中国实用外科杂志,2021,41(7):739-746.

## 第四节 血管外科护理教学查房

学生在血管外科学习四周时间。第一周完成了入科宣教、明确了教学计划,熟悉了血管外科的护理常规、常见的专科技能操作。第二周进行了常见血管外科患者围手术期护理的带教指导,老师们了解了各位学生对专科知识掌握情况、对教学查房的理解程度,也及时进行了纠正。

## 一、下肢静脉曲张患者护理教学查房

**查房患者:**黄××,女,58岁,住院号8185477,诊断为左下肢静脉曲张。

**查房形式:**PPT汇报+现场查体+情景展示。

**主持人:**护士长。

**参加人员:**护理部主任、科护士长、护士长、责任护士、病区总带教、各带教老师、实习同学等。

**查房流程:**

护士长:我们完成了第一、二周教学任务,在第三周确定对3床黄××左下肢静脉曲张患者进行教学查房,大家在带教老师指导下查阅文献、拓展相关知识;通过护理评估,明确患者护理问题及预期目标;针对护理问题由学生主导,老师为辅实施了相应护理措施。

下肢静脉曲张是血管外科的常见疾病,预估全球40～80岁人群中,男性静脉曲张患者达11亿,女性达22亿,并且其中有2亿患者下肢皮肤出现改变,如脱屑、瘙痒、色素沉着等,甚至形成湿疹及溃疡。面对如此高发的下肢静脉曲张,了解疾病的相关知识,给予患者正确的护理措施尤其重要。下面由病区总带教高护士继续主持。

病区总带教高护士:这次我们选择下肢静脉曲张手术患者进行查房,希望通过本次查房同学们能够完成以下各项教学目标。

知识目标:①掌握下肢静脉曲张术后的护理常规(重点)。②熟悉下肢静脉曲张的概念、病因、病理及临床表现(难点)。

技能目标:①了解医用弹力袜的穿脱及日常保养方法。②掌握踝泵运动的锻炼方法。

素质目标:①建立临床护理思维。②提高沟通能力,关心患者的心理、了解叙事护理。

病区总带教高护士:本次查房主要从以下6个方面进行。下肢静脉曲张相关知识回顾、实习生病历汇报、现场查体、护理程序成果汇报、知识拓展、查房总结。下面回顾相关知识,我提出相关问题,由同学进行回答。

### (一)相关知识回顾

问题:①发生下肢静脉曲张的高危因素和人群有哪些? ②下肢静脉曲

张的临床表现有哪些?③下肢静脉曲张的辅助检查有哪些?

实习生小方:老师,我来回答发生下肢静脉曲张的高危因素和人群有哪些的问题。下肢静脉曲张的高危因素与外界环境因素及患者本身的病理状况有关,包括家族史、肥胖、老龄、妊娠、女性等都是该病的高危因素。高危人群多见于从事久站工作、久坐少动者或体力活动强度高者,如医务人员、教师、厨师、交警、司机、电脑前的 IT 人员、工厂的纺织工人等。

实习生小高:临床护理实践,下肢静脉曲张患者早期表现为肢体酸胀不适、毛细血管扩张、浅静脉迂曲成团,随着病情的进展可出现皮肤瘙痒、色素沉着、脱屑、脂质硬化甚至溃疡、出血及血栓性浅静脉炎等。

实习生小李:我来回答下肢静脉曲张的辅助检查有哪些的问题。下肢静脉曲张的辅助检查主要有彩色血管超声检查、数字减影血管造影、顺行/逆行性静脉造影(DSA)、CT 静脉成像(CTV)/磁共振静脉成像(MRV)。血管超声检查可以同时明确下肢深、浅静脉功能,判断有无反流或血栓形成,该检查安全无创、简便快捷、准确率高,操作时还可增加屏气试验(Valsalva)、挤压试验等,以进一步明确大隐静脉是否存在反流,是目前诊断下肢静脉曲张首选的辅助检查方法。顺行静脉造影被认为是诊断下肢静脉曲张的"金标准",是有创性检查,在一些情况下,如先天性下肢静脉畸形、复杂交通静脉、深静脉功能不良、髂静脉卡压或狭窄等,下肢静脉造影的直观性与准确性具有优势。CTV/MRV 可用于静脉阻塞性疾病和先天性静脉疾病的诊断,适用范围类似静脉造影,但准确率不及静脉造影,对于肿瘤性病变或外源性压迫尤其适用。

病区总带教高护士:同学们的回答都很全面且正确,接下来进入今天的第二部分,病历汇报。

### (二)病历汇报

实习生小高:患者黄××,3 床,女,58 岁。以"左下肢浅静脉蚓状迂曲10 年,加重伴肿痛 1 年"为主诉平诊入院。无既往史和过敏史。查体双下肢无水肿、畸形,动脉搏动可,末梢循环可,左下肢膝内下方及小腿段浅静脉局部迂曲,局部色素沉着。患者入院后各项评估均在正常范围,无疼痛,自理能力无依赖,无压疮和跌倒风险。

诊疗经过方面:近 1 年以来,自觉久站及长距离行走浅静脉蚓状蜷曲加重伴疼痛不适,小腿部发痒、皮肤颜色逐渐加深。门诊检查彩超显示:左侧隐股静脉瓣反流（Ⅲ级），左侧小腿浅静脉曲张，彩超对比可以看到，静脉瓣呈二瓣型袋状，通常两瓣相对，以保证静脉血向心流动，同时防止血液向末梢部逆流。而该患者的静脉瓣关闭不全，导致静脉血液逆流。患者入住我科室后，完善相关检查及术前"经皮穿刺左下肢静脉造影术"；术中显示左侧小腿浅静脉内径增宽，走形迂曲。在全身麻醉下行"超声引导下左侧大隐静脉腔内射频闭合术+大隐静脉硬化剂治疗术+下肢静脉剥脱术"，现术后第2天，患者左下肢术区敷料加压包扎固定好，松紧适宜无渗出，足背动脉搏动正常，左下肢术区疼痛评分为1分，未用镇痛药。目前患者自主卧位，普通饮食，睡眠及大小便正常，心理状况良好，目前已指导患者进行肢体功能的锻炼，以预防血栓。

老师，我的疑问是下肢静脉曲张手术后，大隐静脉闭合，静脉血管循环功能消失，那血液循环如何进行？

病区总带教高护士：下肢的静脉系统有浅静脉系统和深静脉系统两套体系，大隐静脉和小隐静脉属于浅静脉系统，它们分别通过交通支与深静脉系统相连。静脉曲张患者曲张静脉瓣膜功能不全，导致本该自远心端回流至心脏的血液反流，淤滞在曲张病变的静脉内，阻碍了正常血液循环，静脉曲张手术解决的就是上述问题，利用剥脱、射频、激光、硬化等手术方式，损毁不能正常回流或反流的大隐静脉，使下肢静脉血液不再经过病变静脉，转而经过深静脉回流。

### ◀ （三）现场查体

病区总带教高护士：接下来进行床旁现场查体，由实习同学小方和小李共同完成，请各位移步至患者床旁。

实习生小方：常规查体结果如下。患者神志清，精神好，自主体位，普通饮食，睡眠及大小便正常，术区外皮肤完整无破损，心理状况良好，生命体征平稳，体温36.4 ℃，心率78 次/min，呼吸18 次/min，血压123/81 mmHg，左下肢术区疼痛评分为1分，未用镇痛药，下床活动时不能完全正常打弯，其余肢体活动正常。

实习生小李：专科查体结果如下。①观察患者术区敷料包扎固定好，无渗血、无渗液。②观察患者左足背皮肤温暖、肤色正常，无肿胀，足背动脉搏动正常。指导患者行踝泵运动，每天3~4 次，每次20~30 组，患者掌握执行效果好。

### （四）护理程序成果汇报

**病区总带教高护士：**刚才完成了床旁查体、护理评估及护理措施落实质量，接下来进入今天查房汇报的第四部分。

前期带领同学们进行护理评估、列出护理诊断，提出护理目标，并有针对性地对患者进行各项护理措施的落实。现在，大家结合患者目前病情、查体结果及护理评估，对该患者的整体护理过程，按照护理程序逐个进行汇报。

**实习生小方：**

护理诊断："自理能力下降"，与患者术区敷料加压包扎有关。

护理目标：术后第 2 天自理能力评估达到轻度依赖。

护理措施：指导患者功能锻炼，循序渐进地按照术后患者功能锻炼计划表指导患者逐步进行床上踝泵运动、直腿抬高等锻炼，同时也针对患者实际情况，制定个性化的锻炼方案；在卧床休息时，抬高下肢，促进静脉血液回流，减轻肢体肿胀；鼓励、指导患者逐步完成生活自理活动，通过反复多次的指导，鼓励患者重建信心。

护理评价：通过指导患者个性化的锻炼方案，术后 2 d 患者已正常行走。

**实习生小王：**

护理诊断："疼痛"，与手术切口、方式有关，与患者局部症状有关。

护理目标：患者疼痛减轻或消失。

护理措施：观察记录疼痛的性质、部位、程度，告知医师疼痛情况，分散患者对疼痛的注意力；协助患者卧床休息时患肢抬高 20°～30°；妥善固定患肢，避免肢体远端移动、牵拉所引起的疼痛；术后患侧足背若有水肿，多因患肢绷带加压包扎过紧所致，若患肢疼痛加重应及时告知医师，松开弹力绷带重新包扎，或穿弹力袜。

护理评价：该患者在住院期间疼痛由术后第 1 天的评分 3 分逐渐减轻，我们刚才查体时患者自行下床活动疼痛未加重。通过给患者指导，我也掌握了踝泵运动正确的锻炼方法及注意要点。

**实习生小陈：**

护理诊断：潜在并发症，包含肢体肿胀、血栓等。

护理目标：术后 1 周切口愈合好，未出现血栓等并发症。

护理措施：术后患肢感觉及运动功能未恢复之前行足踝被动活动，待患肢感觉及运动功能恢复后,监督患者自主进行患肢踝泵运动,以促进血液循环预防深静脉血栓形成;卧床休息时患肢抬高 20°~30°,卧床期间鼓励患者行踝泵运动;遵医嘱使用肢体气压治疗,促进下肢血液循环;根据 Caprini 评分,遵医嘱使用低分子肝素皮下注射,以预防血栓发生;术后观察患肢有无肿胀、疼痛、渗出等异常情况,如有异常及时报告医生,紧急处理。

护理评价:患者伤口恢复良好,并未发生其他并发症。通过这次对患者的护理,我也了解了 Caprini 血栓风险评估量表内相关内容。

 **(五)知识拓展**

1.踝泵运动:包含两个动作。①踝关节屈伸运动:在无痛感或微微疼痛的范围内,最大限度地向上勾脚尖,让脚尖朝向自己,保持 3~5 s,再最大限度向下绷脚尖,保持 3~5 s,以上动作为一组。双腿可交替或同时进行。②踝关节环绕运动:以踝关节为中心做踝关节 360°环绕。③频次:踝关节屈伸运动每天 3~4 次,每次 20~30 组。环绕运动频次和屈伸运动相同。运动频次可根据患者的活动耐受能力适当调整。

2.医用弹力袜的穿脱

**病区总带教高护士:**在我们对下肢静脉曲张患者进行护理时可以看到,患者的常见表现就是浅静脉异常扩张、迂曲延长,所以在我们日常预防以及术后的康复治疗中,加压治疗是一种不可或缺的方便有效的静脉曲张治疗手段,下面请实习生小高给大家演示医用弹力袜的穿脱及保养方法。

**实习生小高:**弹力袜在治疗中、休息时可以使患者维持一个较低的静息压,使患者感到舒适,而在患者肢体运动时则产生一个能保证治疗的足够的工作压,此时的压力让患者能够耐受,因此能让患者保持足够的依从性。下面我们先播放一段视频,讲述一下弹力袜的穿脱。然后由我在现场为大家演示具体的步骤:①穿着弹力袜前,可佩戴专用手套。②露趾型的弹力袜,可先将助穿袜套套于足部。③将手伸进弹力袜里直至足跟,用拇指和示指捏住袜根部中间,将弹力袜沿顶部往下拉,自里至外翻至袜根部。④双手沿弹力袜两侧轻柔地将弹力袜拉向足跟部,确保其对应足跟位置与足跟吻合。⑤握住弹力袜,将其往回翻拉至腿部,直至完全穿上。⑥穿着后用手抚平并检查袜身,保持平整。⑦穿好弹力袜后,应去除助穿袜套,收好备用。⑧若需脱下弹力袜,用拇指沿其内侧向外翻,自上而下顺腿轻柔脱下。

3.医用弹力袜的保养方法:应使用 30 ℃左右的温水清洗。使用中性洗涤剂手洗,清水漂净,不可拧干,自然晾干,不能暴晒或烘干。勤剪指甲,在干燥季节预防皮肤皲裂,避免刮伤袜子。旧弹力袜的线头勿拉剪。患肢伤口有渗液污染医用弹力袜时,应每天清洗更换,避免伤口污染。建议弹力袜在失去弹性时,应及时更换。

4. 思考问题

**病区总带教高护士:**感谢各位同学的汇报及演示,以上是我们今天查房的全部内容,接下有两道课后作业留给大家。①如果深静脉系统有血栓,那么患者出现静脉曲张的时候能够选择手术治疗吗?②静脉曲张术后的患者使用弹力袜的压力治疗需要多久?

### (六)查房总结

**护士长总结:**围绕下肢静脉曲张术后护理展开的教学查房,培养了学生独立思考问题、分析问题、解决问题的能力,整个查房课堂气氛活跃,需要大家注意的一点是:护理程序是一个持续、动态的过程,在执行护理程序的同时,会出现新的护理问题,这时我们就需要重新评估及时修正新的护理目标。

**护理部总结:**这次的查房大家准备很充分,效果很好,实习护生能主动发现问题、解决问题,积极主动地和患者沟通、交流,患者对于我们的护理也非常满意。希望同学们在今后的教学查房中能积极创新,真正地将所学知识学以致用,谢谢!

### ◇ 参考文献 ◇

[1]郑月宏,梅家才,汪涛.下肢静脉曲张治疗精要[M].南京:东南大学出版社,2016.

[2]植艳茹,李海燕,陈燕青.梯度压力袜用于静脉血栓栓塞症防治专家共识[J].介入放射学杂志,2019,28(9):811-818.

[3]植艳茹,李海燕,陆清声.住院患者静脉血栓栓塞症预防护理与管理专家共识[J].解放军护理杂志,2021,38(6):17-21.

[4]中华护理学会.T/CNAS 28—2023成人住院患者静脉血栓栓塞症的预防护理[S].北京:中华护理学会,2023.

[5]刘丹,李鸿君,万立松,等.下肢静脉曲张患者术后预后不良的危险因素[J].血管与腔内血管外科杂志,2023,9(11):1177-1180,1190.

[6]陈小燕.改良踝泵运动在下肢静脉曲张术后深静脉血栓形成中的应用[J].循证护理,2023,9(19):3555-3557.

[7]李龙.《SVS/AVF/AVLS下肢静脉曲张管理临床实践指南2023年版》更新要点解读[J].中国普通外科杂志,2023,32(12):1842-1853.

[8]赵敬东,孙婧.加速康复预防下肢静脉曲张术后深静脉血栓形成的效果研究[J].山东医学高等专科学校学报,2024,46(1):86-88.

## 二、下肢深静脉血栓患者护理教学查房

**查房患者**:任××,女,59岁,住院号8192931,诊断为左下肢深静脉血栓。

**查房形式**:PPT汇报+现场查体+情景展示。

**主持人**:护士长。

**参加人员**:护理部主任、科护士长、护士长、责任护士、病区总带教、各带教老师、实习同学等。

**查房流程**:

护士长:我们完成了第一、二周教学任务,3 d前确定对5床任××左下肢深静脉血栓患者进行教学查房,这几天大家查阅文献、复习相关知识,在老师指导下通过护理评估,确定患者护理问题及预期目标,针对护理问题由学生主导、老师为辅实施了相应护理措施。

近几年研究表明,每年每1 000人中有0.5~1.0人发生深静脉血栓,多见于老年人下肢深静脉血栓,另外,深静脉血栓(DVT)在医院人群中更为常见。如果没有预防措施,25%的住院患者会发生DVT。面对如此高发的下肢深静脉血栓,了解疾病的相关知识,给予患者正确的护理措施,促进疾病的快速康复尤其重要。下面由病区总带教高护士继续主持。

病区总带教高护士:我们选择科室最常见的疾病——下肢深静脉血栓,进行本次查房,同学们需要完成以下各项教学目标。

知识目标:①掌握下肢深静脉血栓围术期的护理常规(重点)。②熟悉下肢深静脉血栓潜在并发症(难点)。

技能目标:①掌握下肢周径的测量方法。②了解下肢深静脉血栓术后体格检查。

素质目标:①尊重并关爱下肢深静脉血栓患者心理情况。②了解叙事护理,提高沟通能力。

病区总带教高护士:本次查房主要从以下6个方面进行。下肢深静脉血栓相关知识回顾、实习生病历汇报、现场查体、护理程序成果汇报、知识拓展、查房总结。首先我提出相关问题,由同学进行回答。

### ◁ (一)相关知识回顾

问题:①下肢深静脉血栓发生的高危因素有哪些? ②下肢深静脉血栓的临床表现有哪些? ③确诊下肢深静脉血栓的辅助检查有哪些?

实习生小方:下肢深静脉血栓发生的主要原因是静脉壁损伤、血流缓慢和血液高凝状态。它的高危因素根据发生原因可分为原发性因素和继发性因素,如高龄、卧床、制动、外科手术、恶性肿瘤、创伤、原发性血液高凝状态、妊娠、口服避孕药和激素治疗等。因此,临床中多见于大手术或严重创伤后、长期卧床、肢体制动、肿瘤患者等。

实习生小高:下肢深静脉血栓最常见的症状为肿胀和疼痛。下肢深静脉血栓形成是血液在下肢深静脉内异常凝结引起的静脉回流障碍性疾病。患者因血液回流受阻,出现下肢肿胀、疼痛、功能障碍,血栓脱落可引起肺动脉栓塞(PE),导致气体交换障碍、肺动脉高压、右心功能不全,严重者出现呼吸困难、休克甚至死亡。全身主干静脉均可发病,多见于下肢,尤其是左下肢。

实习生小李:我来回答问题"确诊下肢深静脉血栓的辅助检查有哪些",确诊下肢深静脉血栓的辅助检查主要有3种:血浆D-二聚体测定;静脉血管彩超检查;静脉造影。D-二聚体测定可用于急性静脉血栓栓塞症(VTE)的筛查、特殊情况下DVT的诊断、疗效评估和VTE复发的危险程度评估。静脉血管彩超检查用于筛查和监测,如连续两次超声检查均为阴性,对于低度可能的患者可以排除诊断,而对于高、中度可能的患者,建议做血管造影等影像学检查。静脉造影准确率高,不仅可以有效判断有无血栓、血栓部位、范围、形成时间和侧支循环情况,而且常被用来评估其他方法的诊断价值,目前仍是诊断下肢DVT的"金标准"。

病区总带教高护士:同学们的回答都很正确,也比较全面,也说明对上次业务学习的相关内容有了一定的掌握,接下来进入今天的第二部分,病历汇报。

（二）病历汇报

**实习生小李**：患者任××,5 床,女,59 岁。以"发现左下肢肿胀 3 d"为主诉,于××××年××月××日急诊入院。既往史:1 个月前行子宫切除术及盆腔淋巴结切除术,无过敏史。查体:腹部可见一长约 5 cm 手术瘢痕,双下肢皮肤温暖,肤色正常,双侧足背动脉搏动正常,左下肢凹陷性肿胀,疼痛评分 3 分,自理能力中度依赖,有压疮和跌倒风险。

诊疗经过方面:患者 1 个月前行子宫切除术及盆腔淋巴结切除术,出院后回家休养,3 d 前突发左下肢肿胀,逐渐加重,检查双下肢静脉血管彩超提示左下肢股总静脉血栓形成。患者入院后完善相关检查及术前检查,D-二聚体为 2 500 μg/L,急诊入介入室在局部麻醉下行"下肢静脉造影术+下腔静脉滤器置入术+经皮静脉内血栓抽吸术+左下肢静脉置管溶栓术",现患者术后第 6 天,普通饮食,睡眠及大小便正常,心理状况良好,自主卧位,右侧腹股沟及左腘窝穿刺处敷料均加压包扎好,无渗出及血肿形成,左腘窝溶栓导管及血管鞘均固定好,注射用尿激酶 30 万 U 以 5 mL/h 由溶栓导管持续泵入,全身皮肤黏膜及口腔牙龈无出血点,患者左下肢肿胀,皮温及肤色正常,足背动脉搏动正常,左下肢抬高 20～30 cm,目前已指导患者进行双下肢肢体功能的锻炼,以促进左下肢肢体消肿及预防右下肢血栓,左下肢仍制动。

在护理患者过程中,有两个问题要请教老师:①该患者术中放置下腔静脉滤器,其放置的位置有何要求? 他的作用有哪些? ②术后留置的溶栓导管及血管鞘一般留置多长时间? 何时能拔除?

**病区总带教高护士**：

1. 下腔静脉滤器(IVCF)是为预防下腔静脉系统深静脉血栓形成的栓子脱落引起肺动脉栓塞(PE)而设计的一种装置。分为临时型、永久型和可取出型 3 种,其原理是通过对脱落的微小血栓进行过滤,防止脱落血栓进入血液循环而导致小血管阻塞,避免肺栓塞形成。滤器一般放置于右肾静脉汇入口下缘以下的下腔静脉内,当发现肾静脉水平或其下 4 cm 的下腔静脉内存在血栓、孕妇及患者存在下腔静脉等变异时,滤器应放置在肾静脉水平以上。

2. 置管溶栓治疗是在影像技术导引下,经导管将溶栓药物通过间歇性脉冲注入或持续性匀速输注至血栓内部,达到溶解血栓的目的。常规应用的溶栓剂为注射用尿激酶,其剂量可参考患者全身状况、年龄、体重、血栓负荷及凝血功能等;常用剂量为 20 万～100 万 U/d,溶栓导管保留一般不超过 7 d。该患者今天为溶栓第 6 天,左下肢肿胀明显减轻,拟定于明天行"下肢静脉造影+置管溶栓导管拔除术"。

**(三)现场查体**

**病区总带教高护士**:接下来进行床旁现场查体,由实习同学小王和小李共同完成。

**实习生小王**:常规查体结果如下。患者神志清,精神好,自主体位,普通饮食,睡眠及大小便正常,术区外皮肤完整无破损,无出血点,心理状况良好,生命体征平稳,体温 36.6 ℃,心率 88 次/min,呼吸 19 次/min,血压 123/73 mmHg,右侧腹股沟及左腘窝穿刺处疼痛评分为 1 分,未用镇痛药,左下肢抬高 20～30 cm,暂制动,其余四肢活动正常。

**实习生小李**:专科查体结果如下。①观察右侧腹股沟穿刺处愈合好,敷料包扎固定好,无皮下出血及血肿,左腘窝穿刺处敷料加压包扎好,无渗血、渗液。②查看左腘窝穿刺处溶栓导管及血管鞘二次固定好,接头无松动,0.9% 氯化钠注射液 60 mL+注射用尿激酶 30 万 U 以 5 mL/h 经溶栓导管泵入顺利,患者全身皮肤黏膜及牙龈无出血点。③对患者双下肢髌骨中点向上 15 cm、髌骨中点向下 10 cm、足踝处周径进行测量,患肢肿胀明显消退。指导患者双足进行踝泵运动,每天 3～4 次,每次 20～30 组,患者掌握、依从性好。

**(四)护理程序成果汇报**

**病区总带教高护士**:接下来进入今天查房的第四部分。

前期带领同学们进行护理评估、列出护理诊断,提出护理目标,并有针对性地对患者进行各项护理措施的落实。现在,大家结合患者目前病情、查体结果及护理评估,对该患者的整体护理过程,按照护理程序逐个进行护理成果汇报。

**实习生小李**:

护理诊断:"组织灌注改变",与静脉血栓形成有关(主要表现为肿胀)。

护理目标:患者肢体肿胀减轻。

护理措施:卧床时应用下肢垫,抬高下肢,使下肢高于心脏平面 20～30 cm,避免膝下放置硬枕和过度屈髋;测量患者下肢周径,观察肿胀变化,如有异常及时告知医师;遵医嘱应用抗凝、溶栓药物;溶栓期间指导患者行踝泵运动,促进下肢血液循环。

护理评价:测量左下肢周径逐渐减小,患者自诉肢体憋胀感明显减轻。

**实习生小高:**

护理诊断:"疼痛",与静脉血栓形成、手术有关。

护理目标:患者疼痛减轻或消失。

护理措施:观察记录疼痛的性质、部位、程度,告知医师疼痛情况,分散患者对疼痛的注意力;卧床时应用下肢垫,抬高下肢,使下肢高于心脏平面20～30 cm,避免膝下放置硬枕和过度屈髋;穿刺处加压包扎,避免肢体剧烈移动、牵拉所引起的疼痛;遵医嘱应用镇静、镇痛药物。

护理评价:该患者在住院期间疼痛由术前评分4分逐渐减轻,我们刚才查体时使用数字分级评分法,患者自评为1分。

**实习生小王:**

护理诊断:有导管滑脱、堵塞的风险。

护理目标:溶栓导管顺利正常拔除,未发生相关并发症及意外脱管的不良事件。

护理措施:每日检查管道是否有效二次固定,针对患者导管滑脱风险的护理诊断,我首先每日两次查看患者的管道固定情况,在每日更换溶栓药物及巡视时均查看患者的导管是否在位;经导管/鞘管输入药物时,需选用带螺旋口输液器,以防止接口处管道滑脱;连接导管/鞘管、更换药液前,先关闭溶栓管道上的三通开关,规范操作后再次核对无误,再打开三通开关泵入药液;向患者及家属讲解留置管道的重要性和必要性,指导翻身时采用轴线翻身,防止下肢屈曲引起管道移位、滑脱,在巡视中也多次协助指导患者及家属进行翻身,患者及家属也十分配合;加强巡视,有效评估、标识清晰,在床位悬挂防导管滑脱标识,提醒和警示我们日常交班时做好查看和交接。

护理评价:刚才我们查看患者,没有发生导管滑脱,通过给患者的指导,我也掌握了留置管道的重要性,知晓了带管患者的护理注意事项。

**实习生小高:**

护理诊断:"焦虑",与疾病发展、担心疾病预后有关。

护理目标:患者焦虑症状减轻,积极配合治疗。

护理措施:做好心理护理,多和患者交流,及时了解患者需求;为缓解患者的不良情绪,我每天下午抽出时间陪患者,试着运用老师教我的"叙事护理"的方法鼓励她倾诉内心的焦虑;关心理解患者,耐心解答患者提出的问题;告诉患者她的就诊非常及时,治疗效果也是很好的,鼓励她参与到疾病的治疗中,让她能够及时倾诉自身的一些困惑和难言之隐,得到相应的健康教育和及时的心理疏导;操作中注重人文关怀,如肢体保暖、隐私保护等;向患者及家属讲解疾病相关知识及康复成功案例,排除患者心中顾虑,增加康复信心;做好家属沟通,支持鼓励陪伴患者,引导她与其他患者之间多交流,让家属也对患者的心理进行安抚。

护理评价:患者焦虑心理症状较前缓解,与同病房人员也有交流,且交谈中患者面部有了笑容。

**实习生小陈:**

护理诊断:潜在并发症,出血、肺栓塞等。

护理目标:患者应用抗凝、溶栓药物期间,无相关并发症。

护理措施:尿激酶等溶栓药物现配现用;根据医嘱应用微量泵泵入溶栓药物,正确设置泵入速度和总量,泵入溶栓药物过程中注意观察注射泵泵入速度,保证药物按时、按量、准确输入;微量泵报警应立即检查故障发生原因,如阻塞、气泡、欠压等,及时排除故障;溶栓治疗期间注意观察患者穿刺处、皮肤、黏膜、消化道、泌尿系统、神经系统等有无出血和全身出血现象(早期多为穿刺部位瘀斑、血肿等,最严重为颅内出血,表现为头痛、呕吐、意识障碍、视物模糊等);正确留取血、尿、粪标本,定时监测凝血功能;向患者及家属讲解卧床的重要性,取得患者及家属的理解与配合;注意患者有无胸痛、呼吸困难、咯血、血压下降甚至晕厥等肺栓塞表现;如果出现上述症状,立即嘱患者平卧,避免深呼吸、咳嗽、剧烈或突然翻身,同时给予高浓度氧气吸入,并立即报告医师,建立静脉通路抗休克治疗等应急抢救措施;卧床期间,指导进食富含纤维素且易消化的饮食,如青菜面、蔬菜瘦肉粥等;在饭后2 h,指导患者进行顺时针揉腹,促进肠道蠕动,帮助排便;每天关注患者的饮食及大小便,如有便秘,及时告知医师,必要时遵医嘱应用润肠药;日常生活中指导患者使用软毛牙刷刷牙,穿着宽松衣物,避免进食坚硬、刺激性食物等。

护理评价:患者应用抗凝、溶栓药物期间,无出血或肺栓塞发生。

 **(五)知识拓展**

1.下肢周径测量的演示

**病区总带教高护士:**下肢深静脉血栓最常见的症状表现为肿胀和疼痛,

包括今天查房的患者也是突然发生的下肢肿胀,判断下肢深静脉血栓治疗效果及愈后简单又非常重要的一项为下肢肿胀消退的情况,所以下肢周径的测量就显得尤为重要,下面请实习生小高给大家演示下肢周径的正确测量。

**实习生小高:**我们对比治疗效果,观察患肢消肿程度是一种简单易行、安全无创的检查方法,可以通过测量治疗前和治疗结束时患肢与健肢腿围周径,并计算患肢与健肢周径差。我们科室是在入院时,溶栓手术当日及第3天、第7天进行测量。表3-1是该患者从入院到今天的腿围周径变化,周径差在逐步缩小。

表3-1　下肢腿围周径测量记录表

| 日期及部位 | | 左下肢（患侧）/cm | 右下肢（健侧）/cm |
|---|---|---|---|
| 4 月 18 日 | 髌骨中点向上 15 cm | 43 | 39 |
| | 髌骨中点向下 10 cm | 34 | 30 |
| | 足踝处 | 22 | 19 |
| 4 月 21 日 | 髌骨中点向上 15 cm | 40 | 39 |
| | 髌骨中点向下 10 cm | 32 | 30 |
| | 足踝处 | 21 | 19 |
| 4 月 24 日 | 髌骨中点向上 15 cm | 40.5 | 39 |
| | 髌骨中点向下 10 cm | 31 | 30 |
| | 足踝处 | 20.5 | 19 |

具体测量步骤及位点:①标记髌骨上缘和下缘,量取髌骨中点;②标记髌骨中点向上 15 cm 和髌骨中点向下 10 cm;③皮尺上缘置于髌骨中点向上 15 cm 处,测量肢体周径并标记皮尺下缘;④皮尺下缘置于髌骨中点向下 10 cm 处,测量肢体周径并标记皮尺上缘;⑤足踝处以最细处为测量点。

2. 思考问题

**病区总带教高护士:**大家学会了下肢周径测量的方法,接下来有两道课后作业留给大家。①什么是梯度压力袜? ②梯度压力袜的作用是什么?

 **(六)查房总结**

**护士长总结:**今天同学们的汇报都很好,在整个查房过程中的付出都是值得肯定的,整个查房课堂气氛也很活跃,护理程序是一个持续、动态的过程,在执行护理程序的同时,会出现新的护理问题,这时我们就需要重新评估及时修订新的护理目标。

护理部总结:这次查房大家准备得很充分,效果很好,实习护生能主动发现问题、解决问题,积极主动地和患者沟通、交流,在沟通交流的过程中,也锻炼了我们与不同患者交流沟通的方式方法,患者对我们护理的满意也是对大家工作的肯定。希望同学们在今后的教学查房中能积极创新,真正地将所学知识学以致用,谢谢!

◇ **参考文献** ◇

[1] 李晓强,张福先,王深明.深静脉血栓形成的诊断和治疗指南(第三版)[J].中华普通外科杂志,2017,32(9):807-812.

[2] 中国医师协会介入医师分会,中华医学会放射学分会介入专业委员会,中国静脉介入联盟.下肢深静脉血栓形成介入治疗规范的专家共识(第2版)[J].中华医学杂志,2018,98(23):1813-1821.

[3] 中国医师协会介入医师分会,中华医学会放射学会介入专业委员会,中国静脉介入联盟.下腔静脉滤器置入术和取出术规范的专家共识(第2版)[J].中华医学杂志,2020,100(27):2092-2101.

[4] 李燕,郑雯,葛静萍.下肢深静脉血栓形成介入治疗护理规范专家共识[J].介入放射学杂志,2020,29(6):531-540.

[5] 中华护理学会.T/CNAS 28—2023 成人住院患者静脉血栓栓塞症的预防护理[S].北京:中华护理学会,2023.

## 第五节　乳腺外科护理教学查房

学生在乳腺外科学习四周时间。第一周完成了入科宣教、明确了教学计划,熟悉了乳腺外科的护理常规、常见的专科技能操作。第二周对他们进行了常见乳腺外科患者围手术期护理的带教指导,老师们了解了各位学生对专科知识掌握情况、对教学查房的理解程度。

## 一、乳腺癌患者护理教学查房

**查房患者:** 刘××,女,58 岁,住院号 8121155,诊断为乳腺恶性肿瘤。

**查房形式:** PPT 汇报+现场查体+情景展示。

**主持人:** 护士长。

**参加人员:** 护理部主任、科护士长、护士长、责任护士、病区总带教、各带教老师、实习同学等。

**查房流程:**

护士长:我们完成了第一、二周教学任务,在第三周确定对 3 床刘×× 乳腺恶性肿瘤患者进行教学查房,大家在带教老师指导下查阅文献、拓展相关知识;通过护理评估,确定患者护理问题及预期目标;针对护理问题由学生主导、老师为辅实施了相应护理措施。

据肿瘤数据库发布的全球癌症统计报告 2020 版最新数据显示,女性乳腺癌已超过肺癌成为全球癌症新发病例数首位的癌症。中国女性乳腺癌发病率为 59.0/10 万,居全国女性恶性肿瘤发病率首位。死亡率为 16.6/10 万,居全国女性恶性肿瘤死亡率第 4 位。中国乳腺癌发病率的增速是全球平均增速的 2 倍,在全世界排第一;并且中国女性乳腺癌发病平均年龄比西方国家提早了 10 年。面对如此高发的乳腺癌,了解疾病的相关知识,给予患者正确的护理措施尤其重要。下面由病区总带教杨护士继续主持。

病区总带教杨护士:这次查房选择的是科室常见疾病——乳腺癌,希望通过本次查房同学们能够完成以下各项教学目标。

知识目标:①掌握乳腺癌术后的护理常规(重点)。②熟悉乳腺癌术后潜在并发症(难点)。

技能目标:①了解乳房自检的方法。②掌握上肢臂围的测量方法。

素质目标:①建立临床护理思维。②尊重并关爱癌症患者心理情况。③了解叙事护理,提高沟通能力。

病区总带教杨护士:本次查房主要从以下 6 个方面进行。乳腺癌相关知识回顾、实习生病历汇报、现场查体、护理程序成果汇报、知识拓展、查房总结。

**（一）相关知识回顾**

问题：①乳腺癌发生的高危因素有哪些？②乳腺癌的临床表现有哪些？③确诊乳腺癌的辅助检查有哪些？

**实习生小方**：老师，乳腺癌的高危因素有以下几点。①家族遗传：一种是母亲患有乳腺癌，那么女儿的患癌风险也相对较高，另一种是家族中有乳腺癌患者，其患癌风险也相对较高。②月经因素：初潮年龄早于12岁，或绝经年龄晚于55岁。③生育因素：2次及以上流产史；未育和首次生育年龄晚（≥30岁）。④不良生活习惯：包括过度肥胖，长期过量饮酒、吸烟、高脂肪饮食，长期压力大，睡眠不好，有抑郁情绪等。这些都是乳腺癌的高危因素。

**实习生小高**：在跟主任门诊坐诊、带教老师护理患者，以及结合在业务学习中学到的知识，知晓乳腺癌最常见的症状是乳房肿块，肿块多为单发，常位于乳房外上象限，质硬，表面不光滑，与周围组织分界不清，在乳房内不易被推动。大多为无痛性肿块，仅少数伴有不同程度的隐痛或刺痛。可有乳头扁平、回缩、凹陷，皮肤有"橘皮样变"或"酒窝征"的体征。

**实习生小李**：确诊乳腺癌的辅助检查有4种，即彩超检查、钼靶X射线、磁共振、活组织病理检查。彩超检查肿块的大小、形态、边界回声、血流阻力，如果结果显示边界不清，形态不规则，回声不均匀，可进一步用钼靶X射线。乳腺磁共振，有助于评估新辅助治疗前后肿瘤范围、治疗缓解状况，以及是否可以进行保乳治疗。组织病理学诊断是乳腺癌确诊和治疗的依据。

**病区总带教杨护士**：同学们的回答比较全面，接下来进入今天的第二部分，病历汇报。

 **（二）病历汇报**

**实习生小高**：患者刘××，3床，女，58岁。以"发现左乳肿块5月余"为主诉，于××××年××月××日平诊入院。无过敏史。查体双乳对称，自然下垂，皮肤光泽可，无红肿、糜烂，无"橘皮样"变和"酒窝征"，双乳头大小正常无畸形，在同一水平线上，无倒置、回缩、内陷，无结痂、糜烂、溢血、溢液。左乳腺外侧乳晕区可触及一肿块，约2.5 cm×3.0 cm大小，质硬，边界欠清晰，表面不光滑，活动度欠佳，无压痛，双乳可及质韧结节，余未及异常包块。双侧腋窝及锁骨上未及肿大淋巴结。无疼痛，自理能力无依赖，无压疮和跌倒风险。月经史：初潮年龄14岁，行经4~5 d/月经周期26~30 d，经量正常，经色淡红，闭经年龄52岁。入院后完善相关检查及术前检查，彩超结果提示：

左乳低回声团块（BI-RADS 分类 4b 类），双侧腋窝淋巴结增大。完善术前准备、在全身麻醉下行"左乳肿块切除术+左乳腺癌左乳单纯切除术+前哨淋巴结活检术"，现术后第 8 天，术区敷料包扎固定好，无渗出，左胸骨旁皮下负压引流管通畅，引流出血性液 8 mL。左腋下皮下负压引流管于昨日给予拔除。左乳术区疼痛评分为 1 分，未用镇痛药。目前患者自主卧位，普通饮食，睡眠及大小便正常，心理状况良好，目前已指导患者进行肢体功能锻炼，以预防血栓，左侧肩关节仍制动。术后常规病理结果回示：左乳肿物浸润性癌，非特殊型。

在给予患者动态各项护理评估、相应的措施实施过程中，发现乳腺癌全切手术较大，我的疑问是，术后如何准确评估患者的疼痛部位？

病区总带教杨护士：乳腺癌手术时肋间臂神经有一定程度损伤，患者疼痛表现不明显，主要表现为手术部位的麻木感。

### ◀（三）现场查体

病区总带教杨护士：由实习同学小李和小方共同完成查体，请各位移步至患者床旁。

实习生小李：常规查体结果如下。患者神志清，精神好，自主体位，普通饮食，睡眠及大小便正常，术区外皮肤完整无破损，心理状况良好，生命体征平稳，体温 36.4 ℃，心率 78 次/min，呼吸 18 次/min，血压 123/81 mmHg，左乳术区疼痛评分为 1 分，未用镇痛药，左侧上臂、肩关节制动，其余四肢活动正常。

实习生小方：专科查体结果如下。①观察患者术区敷料包扎固定好，无渗血、无渗液。②左胸骨旁皮下负压引流管通畅，固定好，引流出血性液 8 mL，左腋下皮下负压引流管于昨日医师换药时给予拔除。③对患者上肢虎口、腕关节、腕关节上 10 cm、肘关节、肘关节上 10 cm 处臂围进行测量，患肢无水肿。指导患者左侧上臂、肩关节制动，手掌进行抓握、转腕活动，前臂进行屈臂活动，每天 3 次，每次 15～20 min，患者掌握执行效果好。

### ◀（四）护理程序成果汇报

病区总带教杨护士：刚才完成了床旁查体及护理评估、护理措施落实情况，接下来进入今天查房汇报的第四部分。

前期带领同学们进行护理评估、列出护理诊断，提出护理目标，并针对性地对患者进行各项护理措施的落实。现在，大家结合患者目前病情、查体结果及护理评估，对该患者的整体护理过程，按照护理程序逐个进行汇报。

**实习生小王：**

护理诊断：有导管滑脱、堵塞的风险。

护理目标：导管顺利正常拔除，未发生相关并发症。

护理措施：针对患者导管滑脱、堵塞的风险，每天交接班时查看患者的管道固定引流情况、是否有效二次固定，同时挤压引流管，以保持通畅。在每日更换倾倒引流液时准确记录引流量并进行横向对比；向患者及家属讲解留置管道的重要性和必要性，以及日常坐卧时引流管和引流壶放置的位置，患者及家属也十分配合；加强巡视有效评估、标识清晰；在床位悬挂防导管滑脱标识，提醒和警示我们日常交接班时做好查看和交接。

护理评价：患者在拔除左腋下皮下引流管前未发生导管滑脱，现留置左胸骨旁引流管引流通畅，二次固定稳妥。通过给患者的指导，我也掌握了留置管道的重要性，知晓了带管患者的护理注意事项。

**实习生小张：**

护理诊断："疼痛"，与手术切口、手术部位、面积，以及引流管放置位置有关。

护理目标：患者疼痛缓解或消失，可自由下床活动。

护理措施：观察记录疼痛的性质、部位、程度，告知医师疼痛情况。尽可能减少疼痛的应激因素、调整减轻疼痛的体位、避免压迫。观察伤口情况，敷料包扎固定过紧过松时，适当调整。做好心理护理，多和患者交流，及时了解患者需求；向患者讲解下床活动的必要性，尽量采取不引起患者疼痛的活动方式。必要时遵医嘱给予曲马多注射液、氟比洛芬酯注射液等镇痛药物，并观察可能出现的不良反应。

护理评价：患者疼痛较前缓解，愿意自行下床活动。

**实习生小李：**

护理诊断："有出血的风险"，与术后活动及创面大小有关、与患者凝血功能有关、与胸带固定不稳妥有关。

护理目标：患者无出血发生或出血较前减少。

护理措施：每班查看胸带固定情况，观察引流液的量、颜色及性状，密切观察患者的生命体征。查看术区有无疼痛、皮肤变暗发绀、波动感等。术后常规给予患者止血药物应用。术后患者下床活动时，协助患者坐起，避免患肢自行用力。嘱患者正常饮食，少食辛辣刺激性食物，禁烟酒，摄入足量的液体和膳食纤维。

护理评价：截至今日查房汇报时，患者胸带固定稳妥，术区皮肤颜色正常，未发生出血。

实习生小方：

护理诊断："自理能力下降"，与患者术后患肢肩部制动有关。

护理目标：自理能力术后1周达到轻度依赖。

护理措施：指导患者功能锻炼，循序渐进地按照术后功能锻炼计划表指导逐步进行指、腕、肘、肩等关节的锻炼，同时针对患者实际情况，制定个性化的锻炼方案；鼓励指导患者逐步完成生活自理活动，通过反复多次的指导，鼓励患者重建信心；制订术后患肢功能锻炼时间计划表，根据时间表进行锻炼。

护理评价：通过根据患者实际情况，制定个性化的锻炼方案，术后1周患者可以自主穿衣、下床活动。

实习生小高：

护理诊断："焦虑"，与担心疾病预后与不了解病情及后续治疗有关。

护理目标：患者焦虑症状减轻，了解后续治疗，积极配合。

护理措施：做好心理护理，多和患者交流，及时了解患者需求；为缓解患者的不良情绪，每天下午抽出时间陪患者，试着运用老师教的"叙事护理"的方法鼓励她倾诉内心的焦虑；关心理解患者，耐心解答患者提出的问题；告诉患者她的病情发现得较早，结果也是很好的，在科室进行健康宣教小课堂时，我鼓励她参与其中，让她能够及时倾诉自身的一些困惑和难言之隐，得到相应的健康教育和及时的心理疏导，以及患者之间的相互鼓励和支持，使得患者有一种认同感和归属感；向患者及家属讲解疾病相关知识；做好家属沟通，支持鼓励陪伴患者；让家属也对患者的心理进行安抚；向患者讲解康复成功案例，排除患者心中顾虑，增加康复信心。

护理评价：患者焦虑症状较前缓解，已下床与家属在病区走廊活动，与家属、病友交谈中患者面部有了笑容。

实习生小陈：

护理诊断：潜在并发症，包含皮下积液、上肢水肿、血栓。

护理目标：术后两周切口愈合好，未出现皮下积液、上肢水肿、血栓等并发症。

护理措施：术后软枕抬高患侧肢体，每日进行抓握练习，促进患肢血液循环，预防血栓；观察术区包扎压力是否适宜，定时查看胸带加压包扎情况，防止滑脱未起到加压作用引起皮下积液;鼓励患者功能锻炼,适当下床活动;每日固定下午4点对患者上肢虎口、腕关节、腕关节上10 cm、肘关节、肘关节10 cm处臂围进行测量。表3-2是我在此护理期间对患者臂围测量的监测数据,通过我的指导患者未发生肢体水肿,并且在此过程中也学会了上肢臂围的测量。

护理评价:没有相关并发症发生。

表3-2 上肢水肿测量记录表　　　　　　单位:cm

| 日期 | 部位 | 虎口 | 腕关节 | 腕关节上10 cm | 肘关节 | 肘关节上10 cm |
|------|------|------|--------|---------------|--------|---------------|
| 8月3日 | 左 | 19 | 16 | 21 | 24 | 28 |
|        | 右 | 19 | 16 | 21 | 24 | 28 |
| 8月4日 | 左 | 19 | 16 | 21 | 24 | 28 |
|        | 右 | 19 | 16 | 21 | 24 | 28 |
| 8月5日 | 左 | 19 | 16 | 21 | 24 | 28 |
|        | 右 | 19 | 16 | 21 | 24 | 28 |
| 8月6日 | 左 | 19 | 16 | 21 | 24 | 28 |
|        | 右 | 19 | 16 | 21 | 24 | 28 |
| 8月7日 | 左 | 19 | 16 | 21 | 24 | 28 |
|        | 右 | 19 | 16 | 21 | 24 | 28 |

### (五)知识拓展

1.乳房自查的演示

病区总带教杨护士:感谢同学们的汇报,大多乳腺癌的典型症状就是无痛性肿块,包括今天查房的患者也是在无意中触摸到肿块,早期发现对乳腺癌愈后有着非常重要的意义,所以乳房的自查就显得尤为重要了,下面请实习生小高给大家演示乳房自查的知识。

实习生小高:乳房自我检查无须任何设备、仪器,是一项简单、易行、安全无创的自我检查方法,自查最佳时间为月经周期的7~10 d,或月经结束后2~3 d。已经绝经的女性应选择每月固定的一日检查。①视诊:站在镜前取各种姿势(两臂放松垂于身体两侧、向前弯腰或双手上举置于头后)观察双侧乳房的大小和外形是否对称;有无局限性隆起、凹陷或皮肤橘皮样改变;有无乳头回缩或抬高等。②触诊:平卧或侧卧,肩下垫软薄枕或将手臂置于头下进行触诊。一侧手的示指、中指和环指并拢,用指腹在对侧乳房上进行环形触摸,要有一定的压力。从乳房外上象限开始检查,依次为外上、外下、内下、内上象限,然后检查乳头、乳晕,最后检查腋窝有无肿块,乳头有无溢液。若发现肿块和乳头溢液,及时到医院做进一步检查。

2. 思考问题

病区总带教杨护士：今天查房同学们进行了汇报和演示,接下有两道课后作业留给大家。①乳腺癌术后患肢保护措施有哪些？②预防乳腺癌术后上肢水肿的观察和护理措施有哪些？

 **（六）查房总结**

护士长总结：本次查房,围绕乳腺癌术后护理展开教学查房,模式采用以学生为中心的教学方式,学生提出问题、查找资料、寻求答案,激发了护生极大的热情和兴趣,变被动为主动,培养了学生独立思考问题、分析问题、解决问题的能力,同学们汇报得都很好,在整个查房过程中的付出都是值得肯定的。整个查房课堂气氛活跃,需要大家注意的一点是：护理程序是一个持续、动态的过程,在执行护理程序的同时,会出现新的护理问题,这时我们就需要重新评估及时修正新的护理目标。

护理部总结：这次的查房大家准备很充分,效果很好,实习护生能主动发现问题、解决问题,积极主动地和患者沟通、交流,患者对于我们的护理也非常满意。希望同学们在今后的教学查房中能积极创新,真正地将所学知识学以致用。

## ◇ 参考文献 ◇

[1]杨玉凤,叶立汉,欧庆连,等.早期阶段性康复锻炼应用于乳腺癌术后患者的效果观察[J].白求恩医学杂志,2020,18(4):409-410.

[2]中华医学会整形外科学分会淋巴水肿治疗学组.乳腺癌术后上肢淋巴水肿诊治指南与规范(2021年版)[J].组织工程与重建外科杂志,2021,17(6):457-461.

[3]华彬,王建东,李曼,等.乳腺疾病防治指导手册[M].北京:人民卫生出版社,2022.

[4]王英哲,殷咏梅,江泽飞.2023年CSCO《乳腺癌诊疗指南》更新要点解读[J].中国肿瘤外科杂志,2023,15(3):209-213,218.

[5]徐志坚,刘炬,陈万青,等.乳腺癌机会性筛查规范路径专家共识[J].中国肿瘤,2024,33(1):6-18.

## 二、男性乳房发育患者护理教学查房

**查房患者**:潘××,男,27岁,住院号8188133,诊断为男性乳房发育。

**查房形式**:PPT汇报+现场查体+情景展示。

**主持人**:护士长。

**参加人员**:护理部主任、科护士长、护士长、责任护士、病区总带教、各带教老师、实习同学等。

**查房流程**:

护士长:我们在完成第一、第二周教学任务的基础上,第三周(4 d前)确定对42床潘××男性乳房发育患者进行教学查房,大家在带教老师的指导下查阅文献、拓展相关知识;学生通过护理评估,确定患者护理问题及预期目标;针对护理问题,由学生主导、老师为辅实施了相应护理措施。

男性乳腺发育(gynecomastia,GYN)是男性乳房组织的一种良性弥漫性或局灶性发育异常,可发生在单侧或双侧,呈弥漫性或局限性,最常见的是双侧弥漫性。有效雌/雄激素水平的失衡是导致GYN的根本原因。根据失衡原因可将GYN分为生理性、病理性、药物性3类。今天我们主要通过对42床患者潘××的教学查房一起来学习男性乳房发育的相关知识及围手术期护理,下面由病区总带教杨护士继续主持今天的教学查房。

病区总带教杨护士:这次查房我选择的是科室常见疾病——男性乳房发育,希望通过本次查房同学们能够完成以下各项教学目标。

知识目标:①掌握男性乳房发育术后护理常规(重点)。②熟悉男性乳房发育术后潜在并发症(难点)。

技能目标:①掌握术后引流液的倾倒或负压引流壶的更换。②掌握术后患肢功能锻炼方法。

素质目标:①尊重并关爱男性乳房发育患者;②保护患者隐私。

病区总带教杨护士:本次查房主要从以下5个方面进行。男性乳房发育相关知识回顾、实习生病历汇报、现场查体、护理程序成果汇报、查房总结。

### （一）相关知识回顾

问题：①男性乳房发育的发病因素有哪些？②男性乳房发育的临床表现有哪些？③相关辅助检查有哪些？

**实习生小张：** 因为我也是男生，所以对此类疾病特别关注，查阅了相关文献，GYN总体发病率为32.0%～64.6%，在青春期男孩中发病率可达64.6%，其中双侧受累者占25%～75%。病因方面，普遍考虑性激素水平紊乱、受体对激素应答发生改变。同时，有学者认为，是增多的脂肪组织中睾酮转化为雌二醇。或是服用了增加雌激素活性药物，如避孕药、洋地黄等；应用抑制雄激素活性或合成的药物，如质子泵抑制剂、螺内酯等。

**实习生小高：** 从前两周科室的业务学习中学到，男性乳房发育是男性乳腺组织的良性增生性疾病，但其有悖于正常的男性第二性征表现，GYN临床特征表现为单侧或双侧乳房进行性增大或乳晕深部肿块，伴或不伴疼痛及触痛，偶见乳汁样分泌物。同时，GYN会影响患者的心理健康，并可能会影响其社交活动。也有研究表明，GYN会影响男性性功能。

**实习生小李：** 一般术前行彩超、心电图、胸肺部CT常规检查，排除手术禁忌证。此外还应增加性激素六项、睾丸彩超、心脏彩超、腹部彩超等，排除假性男性乳房发育及男性乳腺癌。

**病区总带教杨护士：** 同学们的回答比较全面，接下来进入今天的第二部分，病历汇报。

### （二）病历汇报

**实习生小高：** 患者潘××,42床,男,27岁。以"发现双乳增大1年"为主诉入院。患者入院后各项评估均在正常范围，无疼痛，自理能力无依赖，无压疮和跌倒风险，无既往史，对青霉素类抗生素过敏。查体双乳基本对称，皮肤光泽，无红、肿、糜烂，无橘皮样变和酒窝征。于双乳头后方分别可触及约6 cm×5 cm大小腺体样肿物，边界尚可，活动度欠佳，无明显压痛。双侧腋窝及锁骨上未及肿大淋巴结。完善术前检查，在全麻下行"腔镜下双乳皮下腺体切除术+脂肪抽吸术"，现术后第3天，术区敷料包扎固定好，无渗出，左乳及右乳皮下负压引流管均通畅，固定好，术区疼痛评分为1分，未用镇痛药。目前患者自主卧位，普通饮食，睡眠及大小便正常，心理状况良好，已指导患者进行肢体功能的锻炼，以预防血栓，肩关节仍制动。术后常规病理结果回示：男性乳腺发育。

在患者实施整体护理过程中,我的困惑主要有以下 3 点:①术后留置的引流管如何观察护理? 一般留置多长时间? 何时能拔除? ②男性乳房发育的术后并发症有哪些? 如何预防并发症的发生? ③腔镜下做男性乳房发育手术优势有哪些?

病区总带教杨护士:①保持引流管固定良好,避免其受压、扭曲,以免引流不畅导致皮下积液,保持引流球负压状态。定期挤压引流管,以保持通畅。观察引流液的颜色、性状及量,做好记录。倾倒引流液时,夹闭引流管,避免引流液及气体的逆流而引起逆行感染。引流管多留置 3~5 d,每日液量少 10 mL,且色淡质稀时考虑拔管。②GYN 患者术后总体并发症的发生率为 0~33%,包括矫正不足、过度矫正、外形畸形、感染、感觉改变、皮肤色素沉着、NAC 部分或全部坏死、乳晕皱缩、血肿及血清肿等,其中血肿形成最常见(5.8%),其次是血清肿(2.4%)。大部分术后并发症无须特殊处理,多可自行恢复,少数严重并发症应以预防为主。为预防各种并发症,要求外科医师在术前准确标记患者乳房术区、正确选择切口位置和长度、估算脂肪抽吸量、评估肿块大小、术中严格无菌操作、精确止血、仔细缝扎、保护切口、尽量保留乳头乳晕及真皮蒂下皮下脂肪,术后制动、严密观察引流量及颜色、术区持续加压包扎并及时解除加压包扎。③乳房腔镜手术(endoscopic mastectomy,ESCM)可单独或与脂肪抽吸术联合,适用于所有 GYN 患者,尤其适合腺体脂肪混合型患者。在 ESCM 治疗 GYN 患者时,多数学者采用充气建腔法和悬吊法建立操作空间,其后通过 2 个操作孔和 1 个进镜孔引入腔镜器械进行操作。ESCM 可有效避免对术区血管和神经的损害,极大地降低出血和血肿的发生概率,同时术中可直观地看到解剖层次及乳头乳晕后方情况,能有效地预防术后乳头乳晕坏死、血肿及血清肿等并发症,也可以尽可能切除组织,减少复发概率。

### (三)现场查体

病区总带教杨护士:由实习同学小李和小方共同完成查体,请各位移步至患者床旁。

实习生小李:常规查体结果如下。患者神志清,精神好,自主体位,普通饮食,睡眠及大小便正常,术区外皮肤完整无破损,心理状况良好,生命体征平稳,体温 36.2 ℃,心率 80 次/min,呼吸 19 次/min,血压 120/75 mmHg,双乳术区疼痛评分为 1 分,未用镇痛药,双上肢大臂、肩关节制动,其余四肢活动正常。

实习生小方：专科查体结果如下。①观察患者术区敷料包扎固定好，无渗血、无渗液。②左乳及右乳皮下负压引流管均通畅，固定好，分别引流出血性液15 mL、8 mL。③指导患者上臂、肩关节制动，手掌进行抓握、转腕活动，前臂进行屈臂活动，每天3次，每次15～20 min，患者掌握执行效果好。

### （四）护理程序成果汇报

病区总带教杨护士：刚才完成了床旁查体及护理评估、护理措施落实情况，接下来进入今天查房汇报的第四部分。

前期带领同学们进行护理评估、列出护理诊断，提出护理目标，并针对性地对患者进行各项护理措施的落实。现在，大家结合患者目前病情、查体结果及护理评估，对该患者的整体护理过程，按照护理程序逐个进行汇报。

实习生小王：

护理诊断："有出血的风险"，与术后活动及创面大小有关；与患者凝血功能有关；与胸带固定不稳妥有关。

护理目标：患者无出血发生，或出血较前减少。

护理措施：每班查看胸带固定情况，观察引流液的量、颜色及性状，密切观察患者的生命体征；查看术区有无疼痛、皮肤变暗发绀、波动感等；术后患者下床活动时，协助患者坐起，避免患肢自行用力；术后常规给予患者止血药物应用。

护理评价：截至今日查房汇报时，患者胸带固定稳妥，术区皮肤颜色正常，未发生出血。

实习生小高：

护理诊断：有导管滑脱、堵塞的风险。

护理目标：导管顺利正常拔除，无相关并发症发生。

护理措施：每日检查管道是否有效二次固定，保持固定良好，避免其受压、扭曲，按时挤压引流管，保持引流通畅及引流球负压状态。观察引流液的颜色、性状及量，做好记录。倾倒引流液及更换引流壶时，夹闭引流管，严格无菌操作，避免引起感染；向患者及家属讲解留置管道的重要性和必要性、日常坐卧时引流管放置位置；加强巡视，有效评估、标识清晰；在床尾悬挂防导管滑脱标识，告知患者标识的作用，同时提醒和警示我们日常交班时做好查看和交接。

护理评价:患者现留置双乳引流管引流通畅,二次固定稳妥。通过给患者的指导,我也掌握了留置管道的重要性,知晓了带管患者的护理注意事项。

实习生小李:

护理诊断:"疼痛",与手术切口有关、与手术部位以及引流管放置位置有关。

护理目标:患者疼痛缓解或消失,可自由下床活动。

护理措施:观察记录疼痛的性质、部位、程度,告知医师疼痛情况。尽可能减少疼痛的应激因素、调整减轻疼痛的体位、避免压迫。观察伤口情况,经常评估绷带包扎的松紧度,及时调整。做好心理护理,多和患者交流,及时了解患者需求;向患者讲解下床活动的必要性,尽量采取不引起患者疼痛的活动方式。必要时遵医嘱给予曲马多注射液、氟比洛芬酯注射液等镇痛药物,并观察可能出现的不良反应。

护理评价:患者疼痛较前缓解,愿意自行下床活动。

实习生小张:

护理诊断:"自理能力下降",与术后患肢肩部制动、伤口疼痛有关。

护理目标:自理能力术后 1 周达到轻度依赖。

护理措施:指导患者功能锻炼,循序渐进地按照术后功能锻炼计划表指导逐步进行指、腕、肘、肩等关节的锻炼,同时针对患者实际情况,制定个性化的锻炼方案。手术后全麻苏醒,疼痛缓解即可做上肢的活动和下肢踝泵运动,但要避免活动过度而引起切口疼痛。术后 1 周起可指导患者进行扩胸运动,以促进胸部外形的恢复。可推荐患者穿弹力背心 1 个月,以促进皮肤收缩,防止皮肤松弛,并辅助胸部塑形。协助患者日常生活护理,指导其进行分阶段训练:手指抓握、转腕、屈肘训练,每日 3 次,每次 15~20 min。

护理评价:根据患者实际情况制定的个性化锻炼方案,效果明显,目前患者双上肢可以自主进食、如厕等简单的活动,继续指导、落实患者个性化锻炼措施;达到快速康复目标。

实习生小方:

护理诊断:"焦虑",与自我形象紊乱、疼痛、担心疾病预后有关。

护理目标:患者焦虑症状减轻,积极配合治疗。

护理措施:做各种暴露胸部的检查、治疗时都为患者准备屏风遮挡,鼓励患者说出自己的感受,告知患者男性乳房发育的病因及治疗方法,为患者讲解手术成功案例,树立患者治疗信心。术前为患者做详细的术前宣教,包括手术前的备皮、上肢功能锻炼及下肢踝泵运动的方法、手术后的注意事项等,消除其恐惧心理。做好患者心理护理,多和患者交流,帮助患者解决日常生活所需及处理各种专科问题;为缓解患者的焦虑情绪,每天抽出时间与患者沟通,鼓励其倾诉内心的想法。指导患者逐步完成生活自理活动,通过反复多次的练习,使者重建信心。

护理评价:患者焦虑症状较前缓解,查房时交流沟通顺畅,心情轻松。

实习生小陈:

护理诊断:潜在并发症,包含感染、感觉改变、血肿及血清肿等。

护理目标:术后1周切口愈合好,未出现感染、感觉改变、血肿及血清肿等并发症。

护理措施:术后放置引流管是防止皮下积血、积液的必要措施。①皮下气肿及肌肉酸痛:由术中 $CO_2$ 充气压力过大和手术时间过长引起,手术后给予患者吸氧 12~24 h,氧流量 2~3 L/min,指导患者有效腹式呼吸的方法。②脂肪液化:若发生此症状,则需拆除腋中线处切口的缝线,保证引流充分,定时换药,应用抗生素,如液体较多,必要时可重置管引流管。③皮下瘀斑:一般可自行消失,不必特殊处理。本研究过程中两例出现皮下瘀斑,未进行特殊处理,10 d 后自然消失。④皮肤坏死:注意术时乳头处要保留一定厚度的皮下组织,乳晕、乳头处皮肤分离不可太薄,以免血供不足导致乳头坏死,如有发生这一并发症,可给予 75% 的酒精湿敷换药,数天后坏死表皮脱落,乳头恢复正常。

护理评价:患者伤口恢复良好,无并发症发生。通过给患者的术后指导,我也掌握了预防该病术后并发症的方法及相关护理措施。

实习带教杨护士:同学们在老师的带教引导和自己的认真学习中掌握了男性乳房发育这个疾病的围手术期护理,接下有两道课后作业留给大家。①什么是男性乳房发育? ②术后需要关注的要点是什么?

### （五）查房总结

护士长总结:本次查房,围绕男性乳房发育的围手术期护理展开,该病症虽然对患者机体伤害较小,但由于其发病部位的特殊性及对本病缺乏正确认识对患者的心理可造成严重影响。因此,采取有效的护理措施、减轻患者心理负担、促进患者早日康复是目前治疗和护理的关键。有研究表明集束化护理能够为男性乳腺发育患者提供连续、全程、针对性的护理服务,随着循证医学的不断发展,集束化护理逐渐被护理界所推崇,大家在课后对此内容可做详细了解,为你们今后工作中对患者系统进行心理护理提供帮助。本次护理查房同学们主动、积极地付出都是值得肯定的。

护理部总结:这次的查房大家准备很充分,效果很好,实习护生能主动发现问题并积极解决,主动热情地与患者沟通、交流,患者对于我们的护理工作也非常满意。希望同学们在今后的教学查房中能积极创新,真正地将所学知识学以致用,谢谢!

### ◇　参考文献　◇

[1]林艳,穆大力.男性乳房发育症的外科治疗进展[J].中国美容整形外科杂志,2021,32(6):344-347.

[2]尹俊辉,冀亮,苏航,等.男性乳腺发育症的外科治疗[J].中国美容整形外科杂志,2022,32(2):100-102,131.

[3]中国整形美容协会,精准与数字医学分会,精准乳房整形专业委员会,等.中国男性乳房发育临床诊治专家共识[J].中国肿瘤外科杂志,2023,15(4):313-323.

## 第六节　肛肠外科护理教学查房

同学们在肛肠外科学习共计四周时间。第一周完成了入科宣教、明确了教学计划,熟悉了肛肠外科的护理常规、常见的专科技能操作。第二周进行了常见肛周疾病患者围手术期护理的带教指导,老师们了解了各位学生对专科知识掌握情况、对教学查房的理解程度。第三周确定教学查房对象,收集资料,为第四周进行教学查房做好准备。

## 一、混合痔患者护理教学查房

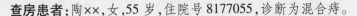

**查房患者：**陶××，女，55岁，住院号8177055，诊断为混合痔。

**查房形式：**PPT汇报+现场查体+场景展示。

**主持人：**护士长。

**参加人员：**护理部主任、科护士长、护士长、责任护士、病区总带教、各带教老师、实习同学等。

**查房流程：**

护士长：同学们在完成了第一、二周教学任务的基础上，第三周确定对2床陶××混合痔患者进行教学查房，大家在带教老师指导下查阅文献、指南以及拓展相关知识；通过实施护理评估，确定患者护理问题及预期目标；针对护理问题由学生主导、老师为辅，实施了相应护理措施。

痔是临床上最常见的肛肠疾病之一，痔确切的患病率并不清楚，大多数有良性肛门直肠症状的患者采用非处方疗法进行自我治疗。痔可发生于任何年龄，30~49岁患病率最高。根据痔发病部位的不同，可分为内痔、外痔和混合痔。临床常采用Goligher分类法将内痔分为4度，《中国痔病诊疗指南(2020)》推荐，对于Ⅲ~Ⅳ度内痔、外痔或合并有脱垂的混合痔患者，保守治疗和(或)器械治疗没有取得可接受结果的Ⅰ~Ⅲ度痔患者，可进行手术治疗，围手术期作为临床治疗的重要阶段，对于手术治疗和术后恢复具有重要意义，因此围手术护理程序的规范落实对于促进患者的康复有着重要意义。下面由病区总带教宋护士继续主持今天的护理查房。

病区总带教宋护士：这次查房我们选择的是科室的常见疾病——混合痔，混合痔是以发生于肛门同一方位齿线上下，静脉曲张形成团块，内外相连、无明显分界为主要表现的痔病类疾病。痔内、外静脉丛曲张、扩大，相互沟通吻合，括约肌间沟消失，使内痔部分和外痔部分形成一整体者称为混合痔。希望通过本次查房同学们能够完成以下各项教学目标。

知识目标：①掌握混合痔术后的护理措施(重点)。②熟悉混合痔术后潜在并发症的观察要点(难点)。

技能目标：①掌握肠鸣音的听诊方法。②掌握中药熏洗应用方法。

素质目标：①指导学生理论联系实践，培养临床护理思维能力。②提高沟通、宣教能力。

病区总带教宋护士:本次查房主要从以下6个方面进行,即混合痔相关知识回顾、实习生病历汇报、现场查体、护理程序成果汇报、知识拓展、查房总结。

首先我们来进行第一部分——相关知识回顾。这个环节我们主要通过互动问答的形式对上周业务学习的内容进行回顾,我提出相关问题,由同学进行回答,请大家踊跃发言。

### （一）相关知识回顾

问题:①哪些因素可能导致混合痔的发生呢？②混合痔的临床表现有哪些？③确诊混合痔的辅助检查有哪些？

实习生小张:肛垫和支撑组织的减弱以及内括约肌的痉挛是痔的主要病因,而不健康的生活方式(如饮酒、辛辣饮食、久站久行)以及错误的排粪习惯会增加患痔的风险。

实习生小闫:老师,混合痔最常见的症状有痔核的脱出、出血、疼痛,平时肛周瘙痒或湿疹。出血多为无痛性、间歇性便后出鲜血,是混合痔的早期常见症状;轻者多为大便或手纸上带血,继而滴血;重者为喷射状出血。痔核脱出在痔疮不是很严重的情况下排便后肿块脱出以后会自行缓解,严重者不能自行还纳,可发生嵌顿、绞窄。疼痛一般在混合痔合并有内痔嵌顿、外痔血栓形成或感染时发生。肛周瘙痒或湿疹是因肿物经常脱出造成直肠黏膜黏液大量渗出侵蚀肛周皮肤所致。

实习生小王:确诊混合痔的辅助检查主要有肛门视诊、肛门镜检查和直肠指诊。肛门视诊查看肛门外形是否完整,有无外痔、裂口、脱出物等;肛门镜是诊断痔疮的最佳方法;直肠指诊对于不明原因的便血、肛管收缩力及肛管括约肌是否紧张有指导意义。

病区总带教宋护士:同学们的回答都很不错,非常全面,看来大家对上次业务学习的内容掌握得比较好。接下来进入今天的第二部分,病历汇报。

### （二）病历汇报

实习生小张:患者陶××,2床,女,55岁。以"肛门肿物脱出伴出血1月余"为主诉,于××××年××月××日平诊入院。无既往史、过敏史。患者于1个月前无明显诱因大便时肛门肿物脱出,需用手还纳肛内,不伴疼痛不适,伴大便带血,出血呈喷射状,色鲜红,量较多。专科检查:截石位视诊3点、

7 点、11 点位肛缘可见花生米大小肿物脱出；医师肛门镜下见 3 点、7 点、11 点位齿线上直肠黏膜隆起,色暗红。医师直肠指诊：肛门裹指感明显,肛内未触及占位性病变,指套退出无血染。患者完善相关检查后于××××年××月××日至手术室在椎管内麻醉下行"混合痔外剥内扎术+内痔硬化剂注射术",现术后第 4 天,患者病情平稳,肛周刀口敷料包扎好、清洁干燥、无渗出,肛周术区部位疼痛评分 2 分,普通饮食,睡眠正常,大小便排出顺利,昨日下午 16 时至今排出成形软便 1 次,小便约 5 次,大便时有少量出血,擦拭后未持续出血,已指导患者便后行中药熏洗,现心理状况良好,自主体位卧床休息。术后遵医嘱给予抗感染、镇痛、止血、补液类药物应用,给予红外线、微波、穴位贴敷及中药熏洗治疗每日 2 次,促进伤口愈合、预防腹胀、便秘及尿潴留等,各项措施落实到位。

### ◢ （三）现场查体

**病区总带教宋护士：**张同学病历汇报得很全面,接下来我们要进行床旁查体,查体时我们要为患者进行简单的腹部叩诊及肠鸣音听诊,以了解患者肠蠕动是否正常及肠道充气情况,预防术后便秘、腹胀的发生。肠鸣音是指肠蠕动时,肠管内气体、液体随蠕动产生断断续续的咕噜声,通常以右下腹部作为肠鸣音听诊点,听诊需要听 1 min 左右,一般正常肠鸣音每分钟 4～5 次。肠蠕动增强时,肠鸣音每分钟可达 10 次以上,但音调不特别高亢,称为肠鸣音活跃,见于急性胃肠炎、服泻药后或胃肠道大出血时。当肠鸣音数分钟才能听到一次时称为肠鸣音减弱,见于便秘、腹膜炎、电解质紊乱（低血钾）及胃肠动力低下等。如持续听诊 2 min 以上未听到肠鸣音,用手指轻叩或搔弹腹部仍未听到肠鸣音,称为肠鸣音消失,见于急性腹膜炎或麻痹性肠梗阻。操作时患者取仰卧位,双腿屈曲,操作者注意保护患者隐私。下面由小王同学和小张同学完成床旁查体,请各位移步至患者床旁。

**实习生小王：**常规查体结果如下。患者神志清,精神好,普通饮食,食量较前稍减少,大小便排出顺利,今日晨起大便一次,大便时有少量出血,擦拭后未持续出血,小便正常,睡眠及心理状况良好。测量患者体温 36.3 ℃,脉搏 66 次/min,呼吸 16 次/min,血压 124/72 mmHg,肛周术区部位疼痛 2 分,自理能力无依赖。

**实习生小张：**专科查体结果如下。①腹部触诊：腹软,全腹无压痛,反跳痛及肌紧张；腹部叩诊：正常,无腹胀；听诊肠鸣音：正常,4 次/min。②观察术区敷料清洁、干燥、无渗出。

### （四）护理程序成果汇报

**病区总带教宋护士**：刚才完成了床旁查体，上周至今我们通过病历查阅、现场查看患者等方式带领同学们对患者进行了护理评估，针对患者存在的问题列出了护理诊断，制定了护理目标，并落实了一系列具有针对性的护理措施。现在请大家结合患者目前病情、查体结果，按照护理程序逐个进行护理成果汇报。

**实习生小张**：

护理诊断："疼痛"，与术后伤口未愈合、肛门括约肌痉挛、排便及换药刺激有关。

护理目标：患者疼痛缓解或消失，大便排出顺利，可自由下床活动。

护理措施：及时观察记录疼痛的性质、部位、程度，告知医师疼痛情况。尽可能减少疼痛的应激因素、调整减轻疼痛的体位、避免压迫伤口。采用红外线、中药熏洗坐浴联合微波治疗改善肛门疼痛情况，指导患者排大便后及时行中药熏洗治疗可有效缓解疼痛。指导患者合理饮食，保证正常进食量，禁食辛辣刺激性食物，多食蔬菜、水果，摄入足量的液体和膳食纤维，给予预防便秘的穴位贴敷治疗，保持大便通畅，避免因排便困难导致疼痛加剧。必要时遵医嘱应用镇痛药物，并观察可能出现的不良反应。做好心理护理，多和患者交流，及时了解患者需求，缓解患者的不良情绪。

护理评价：患者疼痛较前缓解，大便排出顺利，愿意自行下床活动。

**实习生小黄**：

护理诊断："有出血的风险"，与术后创面未愈合、排便刺激伤口、伤口结扎线脱落有关。

护理目标：患者无出血发生，或出血较前减少。

护理措施：观察患者出血的量、颜色及性状，密切观察患者的生命体征。嘱患者禁食辛辣刺激性食物，多食蔬菜、水果，保持大便通畅，给予预防便秘的穴位贴敷治疗，避免便秘增加出血的风险。如患者出现恶心、呕吐、心慌、出冷汗、面色苍白等并伴肛门坠胀感和急迫排便感进行性加重，敷料渗血较多时，应及时报告医生予以处理。

护理评价：截至今日查房汇报时，患者术区排便后少量出血，较前减少。

**实习生小张：**

护理诊断："潜在并发症，尿潴留"，与手术、麻醉、疼痛等原因有关。

护理目标：患者小便排出顺利，未发生尿潴留。

护理措施：对患者进行心理护理，安慰患者，解除紧张不安情绪。为患者提供隐蔽的排尿环境。调整体位和姿势。诱导排尿，利用条件反射如流水声或用温水冲洗会阴诱导排尿。中药封包热敷膀胱区每日2次。

护理评价：患者排尿顺利，未发生尿潴留。

**实习生小闫：**

护理诊断："潜在并发症，切口感染、肛门狭窄"，与疾病、手术有关。

护理目标：术后患者伤口愈合好，未出现并发症。

护理措施：保持肛门周围清洁，便后按要求行中药熏洗坐浴。切口定时换药，充分引流。遵医嘱应用抗生素。术后观察患者有无排便困难及粪便变细，如发生狭窄，应在医生直肠指诊及评估后适时行扩肛治疗。

护理评价：截至今日查房汇报时，患者伤口恢复良好，无切口感染、肛门狭窄发生。

**（五）知识拓展**

1. 中药熏洗技术讲解

**病区总带教宋护士：**中西医结合是我们科诊疗的特色之一，术后的中药熏洗应用对于促进患者伤口恢复非常重要。咱们科室应用的"痔瘘倍消熏洗散"为特色药方，具有清热消肿、止血镇痛、生肌敛疮的作用，对于各种原因引起的肛门肿胀、疼痛、坠胀、分泌物等不适症状及术后并发症有显著疗效。下面请实习生黄同学为大家讲解中药熏洗的方法。

**实习生小黄：**中药熏洗是利用药物煎汤趁热在皮肤或患处进行熏蒸、淋洗的治疗方法，一般每日晨起排完大便后进行。熏洗时需准备大小适宜的熏洗盆，联系护士取适量熬制好的汤剂，待药液温度适宜，水温在40~45 ℃时方可使用，可根据个人情况调节，避免烫伤。熏洗时先用药液蒸气熏蒸患处，再将患处全部浸泡于药液当中或使用小毛巾淋洗患处，全程持续10~20 min，避免时间过长，坐浴后擦干臀部。熏洗时需提醒患者注意：①餐前或餐后30 min内严禁熏洗。②熏洗结束注意保暖，避免受凉。③女性月经期、妊娠期或严重心脏病、高血压等患者不宜熏洗。④熏洗时防止地面溅水，避免发生跌倒。⑤熏洗液温度不宜过高，防止烫伤。⑥熏洗过程中如有不适，立即停止熏洗并使用卫生间紧急呼叫按钮呼叫医护人员。

2. 思考问题

病区总带教宋护士：以上就是我们今天查房的全部内容，接下来有两道课后作业留给大家。①怎样有效落实患者术后疼痛评估？②预防便秘的护理措施有哪些？

（六）查房总结

护士长总结：本次查房围绕混合痔患者的术后护理展开教学查房。此次查房同学们积极参与，主动提出问题，在老师的指导下查阅文献资料，寻求答案，严格按照护理程序完成及时有效的护理评估，制定出准确的护理诊断、护理措施并有效落实，患者目前恢复良好是对同学们辛苦付出的见证。在整个查房过程中不管是病历汇报、床旁查体以及后续的汇报，同学们都准备得比较充分，小张同学听诊时手握听诊器加热增加听诊时患者舒适度，这个细节做得非常好。提醒同学们在查体时需要注意及时关闭门窗及使用隔帘，加强患者隐私的保护；另外与患者沟通时要注意询问患者自身感受，加强有效沟通。护理程序是一个持续、动态的过程，我们今天面对的是病情较为单一的患者，但在我们日常的工作中，经常会面对合并多种疾病的患者，提醒大家护理程序是一个动态、持续的过程，在护理的过程中可能会出现新的护理问题，我们要结合病情及时动态评估、及时修订新的护理目标。

护理部总结：这次的护理教学查房大家准备得非常充分，同学们能自发主动地去发现问题，查阅文献资料，老师们也能适时指导同学们理论联系实际，切实提高了同学的临床护理能力，顺利完成了教学目标。希望老师们在今后的带教中能积极创新，同学们在今后的学习中继续保持热忱，再接再厉，更上一层楼。

◇　**参考文献**　◇

[1] 乔敬华,何佳伟,周军惠.基于流行病学调查的农村社区居民痔病中医药防治对策探讨[J].上海中医药杂志,2019,53(6):14-19.

[2] 李乐之,路潜.外科护理学[M].7版.北京:人民卫生出版社,2021.

[3] 谭皓,丁嘉明,续菡,等.《中国痔病诊疗指南(2020)》要点解读[J].结直肠肛门外科,2021,27(5):493-496.

[4] 程议乐,武永连,李万里,等.国内肛肠疾病流行病学调查研究进展[J].

中国肛肠病杂,2022,42(6):74-76.

[5]世界中医药学会联合会肛肠病专业委员会.痔的围手术期管理专家共识[J].中国微创外科杂志,2023,23(6):401-408.

[6] DESCHEPPER H, COREMANS G, DENIS M A, et al. Belgian consensus guideline on the management of hemorrhoidal disease[J]. Acta Gastroenterol Belg,2023,84(1):101-120.

## 二、直肠肛管周围脓肿患者护理教学查房

**查房患者:** 黄××,男,18岁,住院号8186520,诊断为直肠肛管周围脓肿。

**查房形式:** PPT汇报+现场查体+场景展示。

**主持人:** 护士长。

**参加人员:** 护理部主任、科护士长、护士长、责任护士、实习总带教、各带教老师、实习同学等。

**查房流程:**

护士长:同学们在完成了第一、二周教学任务的基础上,第三周确定对17床黄××直肠肛管周围脓肿患者进行教学查房,大家在带教老师指导下查阅教材、文献、专家共识、拓展相关知识等;学生通过护理评估,确定患者护理问题及预期目标;针对护理问题由学生主导、老师为辅,实施了相应护理措施。此次大家准备的是直肠肛管周围脓肿患者的护理查房。

直肠肛管周围脓肿发病率男性多于女性,且在任何年龄段均可发病,发病的高峰年龄通常在20~40岁,因发病部位不同导致的临床表现也不同,大家在临床工作中注意观察鉴别。原则上,肛周脓肿的处理是及时切开和引流,30%~70%的肛周脓肿患者会伴发肛瘘。它是肛肠外科最常见的急症,起病急骤,疼痛剧烈,伴有恶寒、发热,因此及时为患者完善各项评估及术前准备,保障患者尽快实施手术对于减轻患者疼痛非常重要;该病术后伤口创面较大,护理程序的规范落实对于促进患者康复尤为重要。下面由病区总带教宋护士继续主持今天的护理查房。

病区总带教宋护士:这次查房我们选择的是科室常见疾病——直肠肛管周围脓肿。其是指肛门周围软组织内或其间隙发生的急性化脓性感染,并形成脓肿,简称肛周脓肿,是常见的肛管直肠疾病。希望通过本次

查房同学们能够完成以下各项教学目标。

知识目标:①掌握直肠肛管周围脓肿术后的护理措施及健康指导要点(重点)。②熟悉直肠肛管周围脓肿术后潜在并发症的观察要点(难点)。

技能目标:掌握中药封包应用方法。

素质目标:①关注患者感受,保护患者隐私意识。②提高沟通、宣教能力。

病区总带教宋护士:本次查房主要从以下 6 个方面进行。直肠肛管周围脓肿相关知识回顾、实习生病历汇报、现场查体、护理程序成果汇报、知识拓展、查房总结。

首先我们来进行第一部分相关知识回顾。这个环节我们主要通过互动问答的形式对上周业务学习的内容进行回顾,我提出相关问题,由同学进行回答,请大家积极发言。

### ◀ (一)相关知识回顾

问题:①直肠肛管周围脓肿发生的病因有哪些? ②直肠肛管周围脓肿的临床表现有哪些? ③确诊直肠肛管周围脓肿的辅助检查有哪些?

实习生小尚:肛周脓肿形成的机制是肛腺阻塞感染形成脓肿;少数可继发于肛周皮肤感染、外伤、痔药物注射治疗、手术后并发感染引起;极少数可继发于其他疾病,如克罗恩(Crohn)病、溃疡性结肠炎、糖尿病、血液病等。

实习生小宋:直肠肛管周围脓肿的主要症状为肛门周围持续性疼痛,活动时加重,但因脓肿的部位不同,临床表现也不太一样。首先,最常见的是肛门周围皮下脓肿,主要表现为持续性跳动性疼痛,可因排便、局部受压、摩擦或咳嗽而疼痛加剧;早期局部红肿、发硬,压痛明显,脓肿形成后波动感明显,破溃则脓液排出;全身感染症状不明显。其次,较为多见的是坐骨直肠间隙脓肿,发病初期即可有头痛、寒战、发热、乏力、食欲减退、恶心等全身表现;早期局部症状不明显,患侧出现持续性胀痛,逐渐加重,接着患处表现为红肿,双臀不对称,持续性跳痛,排便或行走时加剧,有的人会有排尿困难、里急后重感;局部触诊或直肠指诊时患侧有深压痛,甚至波动感。然后,较少见的有骨盆直肠间隙脓肿,全身感染症状严重而局部症状不明显;早期出现持续高热、寒战、乏力等全身症状,局部症状为直肠坠胀、便意不尽感等,常伴排尿困难;直肠指诊可触及肿块、深压痛及波动感。其余部位的脓肿多为局部症状不明显,伴有不同程度的全身感染症状,直肠指诊可扪及疼痛性肿块。

**实习生小武**:常用的确诊辅助检查有以下4种。①直肠指诊:可触及肿块,压痛(+),波动感(+)。②局部穿刺抽脓:有确诊价值,且可将抽出的脓液行细菌培养检查。③实验室检查:白细胞计数和中性粒细胞比值增高。④其他检查:必要时行肛管/体表超声、CT或MRI检查证实。

**病区总带教宋护士**:同学们回答得非常全面,看来大家对于前期的培训内容掌握得比较牢固,接下来进入今天的第二部分,病历汇报。

 (二)病历汇报

**实习生小王**:患者黄××,17床,男,18岁。以"肛门肿胀疼痛7 d"为主诉,于××××年××月××日平诊入院。无既往史、过敏史,患者于7 d前无明显诱因出现肛门坠胀不适,疼痛明显,坐行不便,伴发热,体温38.7 ℃,平时大便1次/d,大便质软成形,排出不顺,有黏液脓血,有里急后重感,有腹胀、腹痛,有恶心、呕吐、乏力等不适,未行特殊治疗,症状无明显缓解。肛门视诊:肛周3~6点位可见红肿包块,未见溃口;医师肛门指诊:肿物质硬,肛内3~6点位,皮温升高,波动感明显,坐骨直肠窝压痛明显,肛内未触及占位性病变,指套退出无血染;肛门镜检:患者因痛拒检。入院后完善相关检查,磁共振平扫(3.0T)提示:①考虑肛周脓肿形成,伴病变以上水平直肠、部分乙状结肠扩张,建议获取病理除外其他。②骶前筋膜、盆底软组织、左侧臀部皮下广泛水肿。③右侧盆壁局部皮下软组织水肿。白细胞16.48×10⁹/L,中性粒细胞百分比81.9%,超敏C反应蛋白161.88 mg/L,降钙素原0.280 ng/mL。

患者于××月××日至手术室在椎管内麻醉下行"坐骨直肠窝脓肿根治术",现术后第6天,肛周伤口敷料包扎好,见少量渗出,留置直肠后间隙引流管固定好,通畅,见淡黄色引流液5 mL。目前患者神志清,精神好,生命体征平稳,今日复查白细胞12.07×10⁹/L,超敏C反应蛋白25.98 mg/L,降钙素原0.073 ng/mL;患者现普通饮食,睡眠正常,患者术后第1日诉小便排出不畅,遵医嘱给予封包治疗每日两次,现小便排出正常;昨天下午16点至今排出小便约4次,今晨排出成形软便1次,排便时伤口处有少量出血,擦拭后未再出血,已指导患者大便后行中药熏洗治疗;现肛周部位疼痛评分2分,自理能力轻度依赖;术后遵医嘱给予抗感染、镇痛、补液类药物应用,给予红外线、微波、穴位贴敷、中药封包及中药熏洗治疗每日2次,促进伤口愈合、预防腹胀、便秘及尿潴留等,各项措施落实到位;现患者情绪稳定,因脓肿术后伤口较大,患者有些担心预后,已安抚患者并讲解疾病相关知识,患者担心较前减轻。

**病区总带教宋护士:** 王同学病历汇报得很全面,接下来我们进行床旁现场查体,由小尚同学和小刘同学完成,请各位移步至患者床旁。

 **(三)现场查体**

**实习生小尚:** 常规查体结果如下。患者神志清,精神好,普通饮食,大小便排出顺利,今日晨起大便一次,大便时有少量出血,擦拭后未持续出血,小便次数正常,睡眠及心理状况良好。测量患者体温36.8 ℃,脉搏78 次/min,呼吸18 次/min,血压120/70 mmHg,肛周术区部位疼痛2 分,自理能力轻度依赖。

**实习生小刘:** 专科查体结果如下。①腹部触诊:腹软,全腹无压痛,反跳痛及肌紧张;腹部叩诊:正常,无腹胀;腹部听诊肠鸣音:正常,5 次/min。②观察肛周术区敷料包扎好,有少量淡红色渗出。③直肠后间隙引流管引流通畅,固定好,见淡黄色引流液5 mL。

 **(四)护理程序成果汇报**

**病区总带教宋护士:** 刚才我们完成了床旁查体,需要提醒同学们,在进行查体时,一定要做好手卫生的落实,接下来进入今天查房汇报的第四部分。

前期带领同学们一起查阅病历、与患者进行沟通交流,完成了护理评估、列出护理诊断,提出护理目标,再有针对性地对患者进行各项护理措施的落实。现在请大家结合患者目前病情、查体及护理评估结果,对该患者的整体护理过程,按照护理程序逐个进行汇报。

**实习生小宋:**

护理诊断:"疼痛",与手术切口、排便刺激、下床活动及引流管放置有关。

护理目标:患者疼痛缓解或消失,主动下床活动。

护理措施:观察记录疼痛的性质、部位、程度,必要时告知医师疼痛情况;减少疼痛的应激因素,如调整减轻疼痛的体位,避免压迫伤口、牵拉引流管等,尽量采取不引起患者疼痛的活动方式;指导患者通过分散注意力方式提高疼痛阈值,缓解疼痛和负面情绪;每日 2 次给予患者微波理疗、红外线治疗,缓解患者的疼痛;指导患者排便后及时进行中药熏洗可有效缓解疼痛;必要时遵医嘱给予镇痛药物,并观察可能出现的不良反应。

护理评价:患者疼痛较前减轻,自行下床活动。

**实习生小王:**

护理诊断:"有出血的风险",与术后创面未愈合、排便刺激有关。

护理目标:患者无出血发生,或出血较前减少。

护理措施:密切观察并记录伤口渗出及引流液的颜色、性状、量,密切观察患者的生命体征;嘱患者保障正常进食量,禁食辛辣刺激性食物,禁烟酒,摄入足量的液体和膳食纤维,给予预防便秘的穴位贴敷治疗,避免便秘增加出血的风险;术后遵医嘱应用止血药物。

护理评价:截至今日查房汇报时,患者术区伤口渗血较前减少,有少量淡红色渗出,已告知医生,给予伤口处换药。

护理诊断:"焦虑",与担心疾病预后、不了解病情及后续治疗有关。

护理目标:患者焦虑症状减轻,了解病情及后续治疗,积极配合治疗。

护理措施:关注患者感受,加强与患者的沟通交流,运用"叙事护理"的方法鼓励其倾诉内心的想法,及时了解患者心理状态及需求;耐心解答患者疑惑,向患者及家属讲解疾病及治疗相关知识,讲解康复成功案例,排除患者心中顾虑,增加康复信心;做好家属沟通,支持鼓励陪伴患者;让家属也对患者的心理进行安抚;鼓励患者根据自身情况采取分散注意力的方法消除紧张情绪。

护理评价:患者焦虑症状较前缓解,自主下床活动,与病友日常交流增加。

**实习生小尚:**

护理诊断:"有导管滑脱、堵塞的风险",与导管固定不牢固、未定时挤压导管有关。

护理目标:导管固定好,未发生相关并发症。

护理措施:规范二次固定引流管,加强巡视,班班交接查看;定时挤压引流管,严密观察引流液的颜色、性质、量;床尾及腕带规范应用防导管滑脱标识,加强风险提醒;向患者及家属讲解留置管道的重要性和必要性,加强相关知识宣教,告知避免牵拉、折叠、压迫引流管。

护理评价:导管固定好、引流通畅,无相关并发症发生。

**实习生小孙：**

护理诊断："潜在并发症为尿潴留"，与手术、麻醉、疼痛等原因有关。

护理目标：患者小便排出顺利，未发生尿潴留。

护理措施：对患者进行心理护理，安慰患者，解除紧张不安情绪；为患者提供隐蔽的排尿环境；调整体位和姿势；诱导排尿，利用条件反射如流水声或用温水冲洗会阴诱导排尿；中药封包热敷膀胱区每日 2 次。

护理评价：患者排尿顺利，未发生尿潴留。

**实习生小刘：**

护理诊断："潜在并发症为肛门失禁"，与疾病、手术有关。

护理目标：术后患者伤口愈合好，未出现并发症。

护理措施：询问患者便前有无便意，每日的排便次数、量及性状；如发现患者无法控制排便时，立即报告医师，必要时遵医嘱指导行提肛运动。

护理评价：目前患者伤口恢复良好，无肛门失禁发生。

### （五）知识拓展

1. 中药封包应用演示

**病区总带教宋护士：**中药封包属于中医传统外治方法之一，该方式通过将药物加热敷于患处，使药力和热力自体表透入经脉，温经活络、载药入络。通常选取神阙、气海、关元、中极 4 个穴位，神阙位于脐部，气海位于肚脐下 1.5 寸前正中线，关元位于肚脐下 3 寸前正中线，中极位于肚脐下 4 寸前正中线，以上穴位相配，可调节膀胱气机，有化气利水、通利小便的功效。中药封包内的药物如吴茱萸可温热肌肤、行气活血，改善尿道周围肌肉紧张情况，使患者恢复自主排尿功能。下面请实习生小尚同学为大家讲解中药封包的应用方法。

**实习生小尚：**中药封包加热为恒温箱加热，可根据需求调节恒温箱温度，操作简便。

操作方法：①治疗前，询问患者是否有既往史及药物过敏史，嘱患者排空二便，备齐用物。②协助患者取仰卧位，暴露下腹部，查看局部皮肤情况有无异常，注意保护患者隐私。③将温度适宜的封包置于肚脐及以下区域，覆盖神阙、气海、关元、中极 4 个穴位，操作中注意保暖，定期观察局部皮肤情况，询问患者对温度的感受，若出现水疱，立即停止操作，报告医生，及时处理。④常规操作完毕后擦净局部皮肤，协助患者着衣，取舒适体位，整理床单位。

注意事项：①孕妇腹部及腰骶部、大血管处、皮肤破损及炎症、局部感觉障碍处禁用。②操作过程中应保持药袋温度，温度过低则需及时更换或加热。③封包温度适宜，一般保持 50~60 ℃，不宜超过 70 ℃；年老及感觉障碍者，药物封包温度不宜超过 50 ℃。

2. 思考问题

**病区总带教宋护士**：以上就是我们今天查房的全部内容，本科肛周脓肿患者置肛周引流管的目的一是引流，二是进行脓腔的冲洗，根据病情的不同，留置的时间也不一样，接下有两道课后作业留给大家。①引流袋更换的注意事项有哪些？②术区引流管的拔管指征是什么？

### ◀ (六) 查房总结

**护士长总结**：本次查房课堂气氛活跃，同学们汇报得都很好。因为患者的年龄和同学们都差不多，所以沟通起来也没什么障碍，同学们都能做到和患者共情，尊重患者，通过和患者沟通，细致地观察患者的病情，主动发现护理问题，积极查找资料，寻求答案，这个过程锻炼了同学们独立思考问题、分析问题、解决问题的能力，在整个查房过程中的付出都是值得肯定的。但是此次查房过程中也体现出大家日常工作中手卫生的落实还需进一步加强，大家要认识到手卫生的重要性，熟练掌握手卫生时机，规范落实。临床护理工作是一个持续、动态的过程，日常工作中我们要及时观察患者病情变化，动态地应用护理程序为患者提供整体化护理。希望大家在以后的工作中继续保持这份热忱，为促进患者早日康复共同努力。

**护理部总结**：这次的查房科室同学们准备得很充分，同学们的专科知识掌握得也很扎实，查房效果很好！同学们在老师的指导下能主动发现问题、解决问题，学习的积极性很高，并且能积极主动地和患者沟通、交流，而且还运用了"叙事护理"的方法指导患者缓解焦虑，非常好！希望科室在以后的带教工作中继续保持积极引导，创新教学形式；也希望在今后的学习中同学们能够继续保持这种探索的精神和学习的热情，为护理事业的发展添砖加瓦！

### 参考文献

[1]中国医师协会肛肠医师分会指南工作委员会.肛周脓肿临床诊治中国专家共识[J].中华胃肠外科杂志,2018,21(4):456-457.

[2]李乐之,路潜.外科护理学[M].7版.北京:人民卫生出版社,2021.

[3]杨勤,徐芳.耳穴压豆联合中药封包在肛肠术后尿潴留患者中的应用效果[J].护理实践与研究,2022,19(15):2315-2318.

[4]周邓蓉,王娟,陈海玉.耳穴压丸联合中药封包热敷治疗肛肠病患者术后尿潴留疗效观察[J].现代中西医结合杂志,2022,31(15):2167-2170.

[5]刘丽萍,徐香军,孔贞智等.专科疼痛干预在肛周脓肿手术患者中的应用效果[J].中国医药导报,2022,19(35):185-188.

[6]杨碧英,黄敏,李进安等.耳穴压丸联合中药封包治疗肛肠病术后尿潴留的临床观察[J].中国中医急症,2023,32(2):272-274.

 ## 第七节　泌尿外科护理教学查房

　　学生在泌尿外科学习4周时间。第一周完成了入科宣教、明确了教学计划,熟悉了泌尿外科的护理常规、常见的专科技能操作。第二周进行了常见泌尿外科患者围手术期护理的带教指导,老师们了解了各位学生对专科知识掌握情况、对教学查房的理解程度。

### 一、前列腺增生患者护理教学查房

　　**查房患者:**杜××,男,67岁,住院号8096582,诊断为前列腺增生。

　　**查房形式:**PPT汇报+现场查体+情景展示。

　　**主持人:**护士长。

　　**参加人员:**护理部主任、科护士长、护士长、责任护士、实习总带教、各带教老师、实习同学等。

**查房流程：**

护士长：我们完成了第一、二周教学任务，在第三周（4 d前）确定5床杜××前列腺增生患者进行教学查房。大家在带教老师指导下通过护理评估，确定患者护理问题及预期目标；针对护理问题由学生主导、老师为辅实施了相应护理措施。

前列腺增生，作为中老年男性常见的疾病之一，其护理工作不仅涉及患者的生理健康，更关乎患者的生活质量与心理健康，我们不仅是学习如何进行专业的护理查房，更要理解其背后的护理理念与人文关怀。通过实践，提升自己的专业技能，同时也培养与患者沟通的技巧和同情心。由病区总带教邓护士继续主持下面的教学查房。

病区总带教邓护士：这次查房的教学目标有如下。

知识目标：①掌握前列腺增生术后的护理常规（重点）。②熟悉前列腺增生术后潜在并发症及其护理措施（难点）。

技能目标：①掌握前列腺增生患者术后留置尿管尿道口护理操作流程。②集尿袋的更换技术。

素质目标：能够与患者及其家属建立良好的沟通关系，并提供相应的支持和安慰。

病区总带教邓护士：本次查房首先进行第一部分，主要通过互动问答的形式对前列腺增生相关知识进行回顾。

### （一）相关知识回顾

问题：①前列腺增生的临床表现有哪些？②确诊前列腺增生的辅助检查有哪些？③前列腺增生的诱发因素有哪些？

实习生小王：通过近期老师的临床护理带教，结合我们学到的知识，良性前列腺增生的早期由于代偿，症状不典型，随着下尿路梗阻加重，症状逐渐明显，临床症状包括储尿期症状，主要症状包括尿频、尿急、尿失禁以及夜尿增多等；排尿期症状包括排尿踌躇、排尿困难以及间断排尿等；排尿后症状包括排尿不尽、尿后滴沥等。由于病程进展缓慢，难以确定起病时间。

实习生小范：通过护理前列腺增生患者，这种疾病要确诊的辅助检查，通常要进行体格检查；包括全身检查评价患者的整体身体状况、泌尿系统专科检查了解排尿情况，以及肛门直肠指检并粗略判断前列腺增生的程度等，尿常规检查了解前列腺增生是否导致尿液异常变化等，也可以进行肾功能检查测定血清肌酐值、B超检查测定残余尿和前列腺的大小等。

此外,必要时可行前列腺磁共振检查,以及前列腺穿刺活检,特别是前列腺增生同时伴有结节和多次检查血清前列腺特异性抗原呈进行性升高者,有必要行穿刺活检术。

**实习生小张**:老师,前列腺增生的诱发因素主要包括以下几个方面。①年龄,是前列腺增生的第一高危因素,50岁以上的中老年男性都有潜在的罹患前列腺增生的风险。②有功能的睾丸分泌和产生雄激素是公认的在病理学上前列腺增生刺激生长和增殖的最重要的内分泌因素。③生活饮食因素,长期的酗酒、辛辣刺激的饮食都有可能会导致局部盆腔的血液循环障碍,前列腺细胞会出现代偿性的增殖现象。④很多患者会有长期久坐的强迫性的体位习惯。⑤家族遗传因素,家族内如果有前列腺增生确诊的老人,男性的一级亲属前列腺增生的发病率会比普通人群高出多倍。

**实习总带教邓护士**:同学们的回答都很正确,接下来进入今天的第二部分,病历汇报。

### （二）病历汇报

**实习生小赵**:患者杜××,男,67岁,以"发现全程无痛性肉眼血尿2月余,加重3 d"为主诉平诊入院。患者入院后各项评估均在正常范围,无疼痛,自理能力无依赖,无压疮和跌倒风险,无既往史和过敏史。患者3年多前无明显诱因出现尿频、尿急、尿不尽、夜尿增多,排尿迟缓、尿线细而无力、射程短、终末滴沥;症状逐渐加重,无尿痛、血尿,无腰痛、腹痛、下肢水肿等。入院后在椎管内麻醉下行"经尿道前列腺激光切除术",现术后第2天,留置尿管通畅,生理盐水持续膀胱冲洗顺利,冲出液色清,不太愿意沟通,与该患者家属交流得知患者不愿与同病房其他人交流,不愿下床。在护理患者过程中,有个问题需要请教您,经尿道前列腺激光切除术是微创手术,患者疼痛表现的原因是什么?

**病区总带教邓护士**:前列腺激光切除术是微创手术,手术切除增生位置,引起患者疼痛主要原因如下。①心理影响:如抑郁、恐惧、焦虑等负面情绪而诱发膀胱痉挛。当患者过度紧张或对自身的症状过于关注时,可能会导致膀胱痉挛发作频率增加;同时,膀胱痉挛的发生又会加剧患者的心理压力和焦虑,形成一种负面的循环。②病理因素:膀胱因出口阻塞持续存在时导致膀胱内压力升高,进而引起膀胱逼尿肌的代偿性增厚和增生、顺应性下降,容易形成所谓的不稳定膀胱,术后容易发生膀胱肌的无抑制性收缩和痉挛。③留置导尿管:尤其是尿管内水囊注水过多时,可能因过度牵引或尿管压迫导致止血不畅或冲洗液流动受阻,刺激膀胱的交感神经区域,引发膀胱痉挛。④膀胱冲洗液的温度可能会刺激膀胱平滑肌,导致膀胱发生阵发性痉挛和出血,冲洗液应在 34～37 ℃。

### ◀ (三)现场查体

**病区总带教邓护士:**接下来进行床旁现场查体,由实习同学小王和同学小范共同完成。

**实习生小王:**常规查体结果如下。患者神志清,精神欠佳,自由体位,流质饮食,睡眠及大便正常,留置尿管固定好,尿道口无分泌物,持续膀胱冲洗,冲洗液色清,生命体征平稳,体温 36.3 ℃,脉搏 78 次/min,呼吸 19 次/min,血压 142/78 mmHg,术区盆腔位置无疼痛,可自行下床活动。

**实习生小范:**专科查体结果如下。①观察尿道口无渗血、渗液,无分泌物。②留置尿管固定好,二次固定位置固定好。③持续膀胱冲洗及冲洗颜色清。

同时,对患者进行预防下肢血栓功能锻炼:①抬高下肢,高于心脏 20～30 cm。②鼓励患者深呼吸,促进静脉回流。③踝关节屈伸运动。吸气时,最大限度向头部勾脚尖,保持 3～5 s;呼气时,最大限度向下绷脚尖,保持 3～5 s。④踝关节环绕运动。以踝关节为中心做 360°环绕;以上动作为一组,每天 3～4 次,每次 20～30 组,交替或同时进行等。

### ◀ (四)护理程序成果汇报

**病区总带教邓护士:**刚才完成了床旁查体,接下来进入今天查房汇报的第四部分。

前期带领同学们与患者进行沟通交流,进行护理评估、列出护理诊断,提出护理目标,再有针对性地对患者进行各项护理措施的落实。现在大家结合患者目前病情、查体结果及护理评估,根据患者的整体护理过程,按照护理程序进行逐一汇报。

**实习生小张:**

护理诊断:有导管滑脱、堵塞的风险。

护理目标:导管顺利正常拔除,未发生相关并发症。

护理措施:每日检查管道是否有效二次固定,针对患者导管滑脱风险的护理诊断,我首先每日两次查看患者的管道固定情况;向患者及家属讲解留置管道的重要性和必要性,以及日常行走,坐卧时引流管和引流袋放置的位置,患者及家属也十分配合;病情允许下多饮水或静脉补充足够液量,保持小便通畅;加强巡视有效评估、标识清晰;在床位悬挂防导管滑脱标识,提醒和警示我们日常交班时做好查看和交接。

护理评价:该患者没有发生导管滑脱,我也掌握了留置管道的重要性,知晓了带管患者的护理注意事项。

实习生小王:

护理诊断:"焦虑",与担心疾病预后有关。

护理目标:患者焦虑症状减轻,积极配合治疗。

护理措施:做好心理护理,多和患者交流,及时了解患者需求;为缓解患者的不良情绪,我每天下午抽出时间陪患者,试着运用老师教我的"叙事护理"的方法鼓励她倾诉内心的焦虑;关心理解患者,耐心解答患者提出的问题;在科室进行健康宣教小课堂时,我鼓励他参与其中,让他能够及时倾诉自身的一些困惑,得到相应的健康教育和及时的心理疏导,以及患者之间的相互鼓励和支持,使得患者有一种认同感和归属感;向患者及家属讲解疾病相关知识;做好家属沟通,支持鼓励陪伴患者;引导她与其他患者之间多交流,让家属也对患者的心理进行安抚。

护理评价:患者焦虑心理症状较前缓解,已下床与家属在病区走廊活动,交谈中患者面部有了笑容。

实习生小范:

护理诊断:"自理能力下降",与患者术后留置尿管有关。

护理目标:自理能力术后 4 d 达到轻度依赖。

护理措施:指导患者功能锻炼,循序渐进地按照术后患者功能锻炼计划指导逐步进行双下肢锻炼,同时也针对患者实际情况,制定个性化的锻炼方案;鼓励指导患者逐步完成生活自理活动,通过反复多次的指导,对患者鼓励重建信心。

护理评价:经过我们给他制定个性化的锻炼方案,术后 4 d 患者可以自主下床活动。

实习生小赵:

护理诊断:潜在并发症,下肢静脉血栓、尿失禁、血尿。

护理目标:术后 1 周拔除尿管,未出现下肢静脉血栓、尿失禁、血尿等并发症。

护理措施：患者血流缓慢，手术应激引起血流凝集强，术后卧床时间增加，活动减少，下肢深静脉血流缓慢，极易导致静脉血栓形成。预防措施：每日定时按摩双下肢，促进下肢血液循环，帮助患者进行床上活动，鼓励尽早下床活动，遵医嘱应用防血栓形成药物；术后发生的尿失禁可能是暂时性的，使用药物治疗并配合盆底肌功能锻炼，多能逐渐恢复。对于尿道外括约肌损伤造成的永久性尿失禁，即压力性尿失禁，可行增加尿道阻力的外科治疗，比如采用尿道海绵体转位术来增加尿道阻力控制尿失禁；饮食荤素搭配，多吃素菜和水果，保持大便通畅，避免便秘，预防继发性出血，少吃辛辣刺激的食物，戒烟戒酒。

护理评价：患者术后恢复良好，并未发生其他并发症。

实习总带教邓护士：通过今天的查房，同学们知道了前列腺增生的典型症状就是尿频、尿急、夜尿增多。大家要掌握如何对患者进行出院指导。

### ◀ (五)查房总结

护士长总结：随着我们今天的前列腺增生护理查房活动圆满结束，每位成员的努力都为患者提供了优质的护理服务，你们不仅关注了患者的生理需求，也重视了他们的心理和情感需求，在未来的实习中，希望大家能够更加自信地应用所学知识，更加熟练地进行护理操作，并在实践中不断学习和成长。

护理部总结：同学们展现的扎实理论知识、比较熟练护理技能操作，体现了你们作为一名合格护理人员的潜质。希望本次护理查房活动能够成为大家宝贵的学习经验，激励我们在未来的工作中不断探索、学习和进步，让我们携手共进，为患者提供更优质的护理服务。

## ◇ 参考文献 ◇

[1]刘丹,白雪,刘桂敏,等.前列腺增生症发病机制的研究进展[J].实用临床医药杂志,2021,25(5):112-117.

[2]方小东,邓蕾,张磊,等.MRI影像组学在鉴别前列腺癌与前列腺增生中的临床应用价值[J].现代肿瘤医学,2023,31(7):1301-1306.

[3]良性前列腺增生专业防控联盟专家组.良性前列腺增生术后膀胱颈挛缩诊治专家共识[J].泌尿外科杂志,2023,15(3):1-9.

[4]任航,杨新选.良性前列腺增生患者经尿道前列腺电切术后尿失禁发生

情况及影响因素[J].医学临床研究,2022,39(2):173-175,179.

[5]杨彩丽.医护一体化延续健康教育促进经尿道前列腺电切术后患者康复效果分析[J].河南外科学杂志,2023,29:122-124.

## 二、输尿管结石患者护理教学查房

**查房患者:** 李××,男,33岁,住院号8113385,诊断为输尿管结石。

**查房形式:** PPT汇报+现场查体+情景展示。

**主持人:** 护士长。

**参加人员:** 护理部主任、科护士长、护士长、责任护士、实习总带教、各带教老师、实习同学等。

**查房流程:**

护士长:我们完成了第一、二周教学任务,在第三周确定对10床李××输尿管结石患者进行教学查房。大家在带教老师指导下查阅文献、拓展相关知识;学生通过护理评估,确定患者护理问题及预期目标;针对护理问题由学生主导、老师为辅实施了相应护理措施。

泌尿系统结石又称尿石症,包括肾结石、输尿管结石、膀胱结石及尿道结石。泌尿系统结石形成的因素很多。①饮食因素:高蛋白、高盐、高糖、高嘌呤、高草酸等饮食习惯容易导致结石形成。②缺水:饮水不足或失水过多会导致尿液浓缩,容易形成结石。③生活习惯:长期坐着不动、缺乏运动、过度劳累等不良生活习惯也会影响泌尿系统的正常功能,增加结石的风险。④遗传因素:有些人天生就存在泌尿系统结构异常或代谢异常,容易形成结石。⑤疾病因素:一些疾病如高血压、糖尿病、肾脏疾病等也会增加结石的风险。⑥药物因素:某些药物如利尿剂、抗生素、抗癫痫药等也可能增加结石的风险。

按泌尿系统结石所在的部位分为上尿路结石和下尿路结石,患病率、治疗后复发率均很高,因此做好尿路结石患者护理的同时,采取有效措施预防尿路结石的发生或延迟结石复发十分重要。今天我们主要通过10床患者李××的教学查房一起来讨论学习、进一步掌握输尿管结石的相关基础知识。下面由病区总带教邓护士继续主持。

病区总带教邓护士:希望通过本次查房同学们能够完成以下各项教学目标。

知识目标：①掌握输尿管结石患者术后的护理常规（重点）。②熟悉输尿管结石术后患者的潜在并发症。

技能目标：①掌握留置尿管患者尿道口护理技术。②掌握集尿袋更换技术。

素质目标：①通过教学查房，提高临床思维能力和决策能力。②能够根据患者的具体情况制定个性化的护理目标。

病区总带教邓护士：本次查房主要从以下5个方面进行。相关知识回顾、病历汇报、现场查体、护理程序成果汇报、查房总结。通过互动问答的形式，我们先回顾一下相关知识。

 **（一）相关知识回顾**

问题：①泌尿系统结石的临床表现有哪些？②泌尿系统结石的辅助检查有哪些？③泌尿系统结石的治疗方式有哪些？

实习生小陈：泌尿系统结石的临床表现如下。①疼痛：患者多有肾区疼痛，疼痛程度取决于结石大小和位置。结石大、移动小的肾盂肾盏结石可无明显临床症状，活动后可引起上腹和腰部钝痛或隐痛。输尿管结石可引起肾绞痛，常见于结石活动并引起输尿管梗阻的情况。肾绞痛的典型表现为突发性严重疼痛，多在深夜至凌晨发作，可使人从熟睡中痛醒，剧烈难忍。疼痛位于腰部或上腹部，沿输尿管放射至同侧腹股沟，甚至涉及同侧睾丸或阴唇。疼痛持续数分钟至数小时不等。发作时患者精神恐惧，坐卧不安，痛极时可伴恶心、呕吐，面色苍白、冷汗，甚至休克。②血尿：多为镜下血尿，少数为肉眼血尿。有时活动后出现镜下血尿是上尿路结石的唯一症状。③膀胱刺激症状：结石伴感染或输尿管膀胱壁段结石时，可有尿频、尿急、尿痛。④排石：少数患者可自行排出细小结石，是尿石症的有力证据。⑤感染和梗阻：结石继发急性肾盂肾炎或肾积脓时，可有发热、畏寒等全身症状。⑥体征：患侧肾区可有轻度叩击痛。结石所致梗阻引起肾积水时，可在上腹部触到增大的肾。

实习生小徐：泌尿系统结石的辅助检查有以下几种。

1. 实验室检查　①尿液分析：常能见到肉眼血尿或镜下血尿；伴感染时有脓尿；还可检测尿 pH，持续性酸性尿（尿 pH<6）提示尿酸结石，持续性碱性尿（尿 pH>7.2）提示磷酸铵镁结石。②血液检查：检测血钙、磷、尿酸、尿素氮和肌酸等的水平。代谢异常者应做相关检查。③结石成分分析：可确定结石性质，也是制定结石预防措施和选用溶石疗法的重要依据。

2.影像学检查

(1)超声检查:是肾结石重要的筛查手段,能显示结石的特殊声影,可发现平片不能显示的小结石和透 X 射线结石,还能显示肾积水和肾实质萎缩情况。

(2)X 射线检查:方法如下。①腹部平片(KUB):能发现 90% 以上的泌尿系统结石。但结石过小、钙化程度不高或纯尿酸结石常不显示。②排泄性尿路造影:可显示结石所致的尿路形态和肾功能改变。透 X 射线的尿酸结石可显示充盈缺损。③逆行肾盂造影:常用于其他方法不能确定结石的部位或结石以下尿路系统病情不明时,一般不作为初始检查手段。

(3)CT:平扫 CT 能发现较小的结石,包括透 X 射线结石。增强 CT 可显示肾积水的程度和肾实质的厚度,反映肾功能的改变情况。

**实习生小李**:泌尿系统结石的非手术治疗适用于结石直径<0.6 cm、表面光滑、无尿路梗阻、无感染的纯尿酸或胱氨酸结石患者。直径<0.4 cm、表面光滑的结石,90% 能自行排出。

1.每日饮水 2 500～3 000 mL,保持每日尿量在 2 000 mL 以上。大量饮水配合适当的运动有利于小结石的排出。

2.药物治疗:根据对已排出结石或经手术取出结石进行成分分析的结果,决定药物治疗的方案。

(1)药物溶石:用于非钙结石。调节尿 pH 值的药物,可增高结石的溶解度。尿酸结石可服用枸橼酸氢钾钠、碳酸氢钠碱化尿液;胱氨酸结石的治疗需碱化尿液;口服氯化铵使尿液酸化,有利于防止磷酸钙及磷酸镁铵结石的生长。

(2)中药和针灸:可解痉、镇痛,促进小结石的排出。常用中药有金钱草、车前子,常用针刺穴位是肾俞、膀胱俞、三阴交、阿是穴等。

(3)控制感染:感染性结石需控制感染。

(4)解痉镇痛:主要治疗肾绞痛。常用镇痛药物包括非甾体镇痛抗炎药,如双氯芬酸、吲哚美辛;阿片类镇痛药,如曲马多等,解痉药物黄体酮等。

3.体外冲击波碎石:适用于直径≤2 cm 的肾结石及输尿管上段结石。输尿管中、下段结石治疗的成功率比输尿管镜取石低。

禁忌证:①结石远端尿路梗阻、妊娠、出血性疾病、严重心脑血管病、主动脉瘤、尚未控制的泌尿系统感染等。②过于肥胖、肾位置过高、骨关节严重畸形、结石定位不清等。

**实习生小王**:泌尿系统结石的手术治疗方式,老师指导我们学习了如下内容。

1. 内镜取石或碎石术　①输尿管镜取石或碎石术：适用于中、下段输尿管结石，因肥胖、结石硬、停留时间长而用体外冲击波碎石困难者，亦可用于体外冲击波碎石治疗后所致的"石街"处理。常见并发症主要有感染、黏膜下损伤、穿孔、撕裂等。②腹腔镜输尿管取石(LUL)：适用于直径>2 cm的输尿管结石，原考虑开放手术，或经体外冲击波碎石、输尿管镜手术失败者。一般不作为首选方案。

2. 开放手术　过去多数尿石症采用开放手术取石，但创伤较大，且复发率高。由于内镜技术及体位冲击波碎石的普遍开展，大多数上泌尿系统结石已不再需用开放手术。开放手术适用于结石远端存在梗阻、部分泌尿系统畸形、结石嵌顿紧密、其他治疗无效，肾积水感染严重或肾功能丧失的尿石症，输尿管切开取石术等。

病区总带教邓护士：同学们的回答都很正确，也比较全面，接下来进入今天的第二部分，病历汇报。

 **(二)病历汇报**

实习生小徐：患者李××，男，33 岁，以"下腹部疼痛 4 d"为主诉入院，下腹呈绞痛，不伴恶心、呕吐，无放射性疼痛，伴肉眼血尿、发热、食欲减退，超声提示：左侧输尿管结石并扩张，左肾积水，疼痛评分 3 分，无过敏史、既往右肾小结石。完善术前检查，在全身麻醉下行"经尿道输尿管镜下左输尿管结石钬激光碎石术+输尿管狭窄扩张术+输尿管镜检查术+输尿管内支架置入术"，碎石术毕于输尿管内放置双"J"管。现患者术后第 3 天，取半卧位、多饮水，生理盐水持续膀胱冲洗顺利，冲出液色清；留置尿管通畅，防止膀胱过度充盈而引起尿液反流。

老师在带教护理过程中，给我们讲了输尿管内放置双"J"管的相关知识，它可起到内引流、内支架的作用，还可扩张输尿管，有助于小结石的排出，防止输尿管内石街形成，双"J"管一般留置 4 周左右，其间患者应避免剧烈活动、过度弯腰、突然下蹲等；防止咳嗽、便秘等使腹压增加的动作，以防引起双"J"管滑脱或上下移位，经复查腹部超声或 X 射线确定无结石残留后，在膀胱镜下取出双"J"管。

 **(三)现场查体**

病区总带教邓护士：接下来进行床旁现场查体，由实习生小闫和实习生小陈共同完成。

**实习生小闫**:常规查体结果如下。患者神志清,精神好,自主体位,未诉疼痛,普通饮食,心理状态良好,生命体征平稳,体温 36.3 ℃,心率 72 次/min,呼吸 17 次/min,血压 122/71 mmHg,四肢活动正常。

**实习生小陈**:专科查体结果如下。观察留置尿管通畅,固定好。膀胱冲洗液色清。尿道口不适感,未诉疼痛。

### ◀ (四)护理程序成果汇报

**病区总带教邓护士**:前期根据患者的现状,大家在带教老师指导下,进行护理评估、列出护理诊断,提出护理目标,再有针对性地对患者进行各项护理措施的落实,结合刚才完成了床旁查体、对患者的全面评估情况,接下来各位同学逐个进行汇报。

**实习生小闫:**

护理诊断:有导管滑脱、堵塞的风险。

护理目标:导管顺利正常拔除,未发生相关并发症。

护理措施:方法如下。①保持尿管通畅:尿管通畅是预防感染和并发症的关键,定期检查尿管是否扭曲、折叠或堵塞,及时处理。②注意尿袋位置:尿袋应低于膀胱水平,避免过长或过短,同时避免袋子与皮肤摩擦,防止皮肤损伤和感染。③保持尿袋清洁:注意清洁尿袋和周围皮肤,避免细菌感染。④注意饮食:避免食用刺激性食物和饮料,如辛辣食品、咖啡、茶等,以免刺激膀胱和尿道。⑤注意个人卫生:保持外阴部干燥清洁,每天洗澡更换内裤,避免交叉感染。

护理评价:未发生导管滑脱、堵塞等相关并发症。

**实习生小陈:**

护理诊断:"知识缺乏",缺乏预防尿石症的相关知识。

护理目标:知晓尿石症的预防知识。

护理措施:评估患者缺乏哪方面知识,给予解释或指导;做好入院宣教及疾病相关知识指导;使用各种方法提供信息,如解释、讨论、示教、图片、书面材料、录像。讲述的内容要深入浅出,从熟悉、具体的知识到不太熟悉或抽象的概念过渡;记录学习的进步情况,对学习效果给予肯定和鼓励。

护理评价:患者了解了结石的相关知识,并根据结石成分分析结果进行日常饮食结构的调整。

**实习生小徐：**

护理诊断：潜在并发症，感染、出血。

护理目标：无感染、出血的发生。

护理措施：保持患者环境清洁卫生，避免交叉感染；给予抗生素治疗，遵医嘱正确使用药物；观察患者体温、白细胞计数等指标，及时发现感染症状。避免剧烈运动和用力排便，给予止血药物，观察患者血压、心率等指标，及时发现出血症状。

护理评价：患者恢复良好，并未发生其他并发症。

**病区总带教邓护士：**我们今天的教学查房大家表现很好，有两道课后作业留给大家。①留置尿管时膀胱痉挛如何处理？②如何对尿石症患者进行饮食指导。

###  （五）查房总结

**护士长总结：**实习生在准备和参与本次护理查房过程中展现出的热情与专业性，说明理论知识掌握和临床实践能力都有了显著提高，护理工作不仅仅是完成任务，更是一种对患者的关怀和对职业的责任。我们的工作影响着患者的生活质量，因此我们要不断学习，不断进步。最后，我希望今天的护理查房活动能给大家留下宝贵的经验，为我们日后的临床工作打下坚实的基础，不断提升自己的专业技能。

**护理部总结：**首先，你们对于理论知识的运用、对患者状况的观察评估以及与患者沟通的技巧都体现了你们作为一名合格护理人员的潜质。在未来的工作中，我们需要更加注重团队合作，确保信息传递的准确性和及时性。此外，我们还应继续加强对输尿管结石患者个性化护理目标的制定和实施，以更好地满足患者的需求。

## ◇ 参考文献 ◇

[1]陈智威,李蔚,黄志锦.分析输尿管镜治疗复杂性输尿管结石术后留置双J管的最佳时间[J].中国医药科学,2019,9(13):224-226,230.

[2]柳琦.CT与B超诊断输尿管结石应用的价值对比[J].影像研究与医学应用,2021,5(18):195-196.

[3]中国研究型医院学会冲击波医学委员会泌尿学组.体外冲击波碎石术专家共识[J].泌尿外科杂志,2022,14(1):1-3,7.

## 第八节　骨科护理教学查房

学生在骨科学习四周时间。第一周完成了入科宣教、明确了教学计划，熟悉了骨科的护理常规、常见的专科技能操作。第二周进行了骨科疾病患者围手术期护理的带教指导，老师们了解了各位学生对专科知识掌握情况、对教学查房的理解程度。

### 一、断肢(指)再植患者护理教学查房

**查房患者**：葛××，男，31 岁，住院号 8173562，诊断为左手示指、小指离断伤。

**查房形式**：PPT 汇报+现场查体+情景展示。

**主持人**：护士长。

**参加人员**：护理部主任、科护士长、护士长、责任护士、病区总带教、各带教老师、实习同学等。

**查房流程**：

护士长：我们完成了第一、二周教学任务，在第三周确定对 31 床葛×× 断肢(指)再植患者进行教学查房，大家在带教老师指导下查阅相关文献、拓展相关知识；学生通过护理评估，确定患者护理问题及预期目标；针对护理问题由学生主导、老师为辅实施了相应护理措施。

手指离断对手的功能带来的伤害往往是毁灭性的，随着断肢(指)再植技术的不断发展与优化，为手功能的恢复提供了无限可能。据统计，每年有 45 000 多例手指离断的患者，其中大多数是年轻健康的患者。有报道显示，断肢(指)再植术后血管危象的发生率为 24%，存活率为 63%。面对手外伤的如此高发率，了解疾病的相关知识，给予患者正确的护理措施尤其重要。下面由病区总带教沈护士继续主持。

病区总带教沈护士：这次查房我们选择的是科室的典型疾病——断肢(指)再植，希望通过本次查房同学们能够完成以下各项教学目标。

知识目标：掌握断肢(指)再植术后血运的观察要点(重点)。

技能目标：掌握可见光灯的使用方法。

素质目标：①建立临床护理思维。②尊重并关爱再植患者心理情况。③了解叙事护理，提高沟通能力。

病区总带教沈护士：本次查房主要从以下6个方面进行。断肢（指）再植相关知识回顾、病历汇报、现场查体、护理程序成果汇报、知识拓展、查房总结。首先进行第一部分，主要通过互动问答的形式对上周业务学习的内容进行回顾，我提出相关问题，由同学进行回答，大家踊跃发言。

### （一）相关知识回顾

问题：离断肢体如何进行保存和转运？

实习生小张：离断的肢体需要低温保存，但是有干燥和冷藏两个要点。干燥是不能直接将手指浸泡在各类液体中；冷藏时温度不可过低，应保存在0～4 ℃，此外，如果放置在冰箱内，必须存放在冷藏箱内，不可放到冷冻柜内。正确的保存方法是：将断指用多层无菌干纱布包裹，放入无漏空的塑料袋内，扎紧袋口，再将口袋放在装有冰水混合物的器皿内。如图3-1所示。

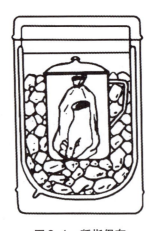

图 3-1　断指保存

病区总带教沈护士：同学们的回答比较全面，接下来进入今天的第二部分，病历汇报。

### （二）病历汇报

实习生小张：患者葛××，31床，男，31岁。以"外伤致左手示、小指离断，中、环指损伤2 h"为主诉，于××××年×月×日急诊入院。既往史：阑尾炎术后，无过敏史。患者入院后各项评估均在正常范围，左手小指完全离断，示指不全离断,中、环指损伤,四指疼痛、出血,疼痛7分,自理能力轻度依赖,无压疮和跌倒风险。诊疗经过方面:入院后完善术前相关检验检查,急诊在臂丛神经阻滞麻醉下行"高倍镜下左手扩创术+血管神经肌腱探查修复术+示指、小指指骨骨折切开复位内固定术+皮肤撕脱伤修复术",现患者为术后第4天,患肢术区敷料包扎固定好,无渗出,石膏外固定好,适当抬高,末梢血运可,持续可见光照射。术区疼痛评分为3分,治疗给予抗炎、镇痛、抗凝、抗血管痉挛类药物应用,目前患者平卧位,普通饮食,睡眠及大小便正常,心理状况良好。

实习生小张:老师,在给予患者落实各项护理措施的过程中,我有一点困惑,断指再植术后患肢如何摆放?如何对患肢进行保暖?

病区总带教沈护士:小张同学提出的问题非常好,我给大家解答。抬高患肢,使之处于略高于心脏水平,以利于静脉回流,减轻肢体肿胀。因寒冷刺激易造成末梢血管的痉挛,因此室温应保持在20~25 ℃,如室温达不到要求,再植肢体局部用落地灯照射以加温肢体,既利于血液循环,也利于局部保温,一般用60~100 W灯泡,距离患肢局部30~40 cm,持续照射。

（三）现场查体

病区总带教沈护士:接下来由实习同学小贾和小姚共同完成查体,请各位移步至患者床旁。

实习生小贾:常规查体结果如下。患者神志清,精神好,平卧位,普通饮食,睡眠及大小便正常,心理状况良好。测量生命体征:体温36.4 ℃,心率78 次/min,呼吸18 次/min,血压123/81 mmHg,疼痛评分3分,未用镇痛药,患肢制动,抬高略高于心脏水平,其余肢体活动正常。

实习生小姚:专科查体结果如下。①观察左手术区敷料包扎好,清洁无渗出,石膏托固定好,松紧适宜,克氏针固定在位。②持续可见光灯照射保暖,灯距40 cm。③再植指体末梢颜色正常、温度正常,轻度肿胀,毛细血管反应好。全身皮肤黏膜无出血征象。

（四）护理程序成果汇报

病区总带教沈护士:刚才完成了床旁查体及护理问题评估、护理措施落实情况,接下来进入今天查房汇报的第四部分。

前期带领同学们进行护理评估、列出护理诊断;提出护理目标,并针对性地对患者进行各项护理措施的落实。现在,大家结合患者目前病情、查体结果及护理评估,对该患者的整体护理过程,按照护理程序逐个进行汇报。

**实习生小陈：**

护理诊断:"组织灌注改变",与血管痉挛、血管栓塞有关。

护理目标:患者再植肢体组织灌注正常,无血管痉挛或栓塞现象。

护理措施:抬高患肢,略高于心脏水平,以利于静脉回流,减轻肢体肿胀。术后患者平卧10～14 d,勿侧卧,以防患侧血管受压,影响患指的血流速度。勿起坐,以免引起患肢血管压力的改变危及血供。再植肢体局部用落地灯照射加温肢体,既利于血液循环,也利于局部保温。适当给予抗凝、解痉药物应用,如低分子右旋糖酐、山莨菪碱等。严禁吸烟,以防刺激患肢发生血管痉挛。病情观察:包括皮肤温度及颜色、毛细血管回流实验,指腹张力和指端侧方切开指端出血等。正常情况下,再植肢体指腹饱满、颜色红润。早期皮温比健侧肢体稍高,毛细血管回流良好。指端侧方切开1～2 s有鲜红色血液流出。术后1～2 h观察一次。

护理评价:患者术后再植肢体血运良好,未发生血管痉挛及栓塞的情况。

**实习生小张：**

护理诊断:"焦虑",与担心疾病预后有关。

护理目标:患者焦虑症状减轻,积极配合治疗。

护理措施:做好心理护理,多和患者交流,及时了解患者需求;为缓解患者的不良情绪,我每天下午抽出时间陪患者,试着运用老师教我的"叙事护理"的方法鼓励他倾诉内心的焦虑;关心理解患者,耐心解答患者提出的问题;在科室进行健康宣教小课堂时,我鼓励他参与其中,让他能够及时倾诉自身的一些困惑和难言之隐,得到相应的健康教育和及时的心理疏导,以及患者之间的相互鼓励和支持,使得患者有一种认同感和归属感;向患者及家属讲解疾病相关知识;做好家属沟通,支持鼓励陪伴患者;引导与其他患者之间多交流;向患者讲解康复成功案例,排除患者心中顾虑,增加康复信心。

护理评价:患者焦虑心理症状较前缓解,与家属在病房交谈中患者面部有了笑容。

**实习生小姚：**

护理诊断:"有废用综合征的风险",与不能进行有效的功能锻炼有关。

护理目标:患者主动进行功能锻炼,未出现废用综合征。

护理措施:指导患者做患肢功能锻炼。应遵循循序渐进、主动的原则,按计划进行,不可操之过急。在肢(指)体成活、骨折愈合拆除外固定后,进行主动或被动功能锻炼,并适当辅以物理治疗,促进功能锻炼。

护理评价:患者主动进行功能锻炼,效果好。

**(五)知识拓展**

**病区总带教沈护士:**血管危象影响移植与再植组织动脉血供或静脉回流,是导致手术失败的最主要原因。断肢再植术后72 h内是血管危象的超敏感期。那么在护理的过程中发生动静脉血管危象应如何进行鉴别和处理?

1.动脉危象　指温低于正常值5 ℃左右,指体颜色苍白,指腹无毛细血管充盈,张力降低,毛细血管充盈缓慢,指端侧方切口无血液渗出或血液渗出缓慢。

2.静脉危象　指温降低,指体颜色暗紫,指腹毛细血管充盈时间短,张力高,指端侧方切口有暗红色,出血量多。

3.动静脉危象的临床表现及处理　见表3-3。

表3-3　动静脉危象的临床表现及处理

| 项目 | 动脉危象 | 静脉危象 |
|------|---------|---------|
| 时间 | 术后1~3 d,突然,变化快 | 10~24 h,逐渐,慢 |
| 颜色 | 苍白 | 紫 |
| 肿胀程度 | 瘪陷 | 肿 |
| 指纹 | 加深 | 消失不明显 |
| 温度 | 低 | 低 |
| 搏动 | 减少或消失 | 存在 |
| 回流 | 延长,消失 | 缩短,晚期消失 |
| 渗血 | 不出血 | 出血量多,凝血 |
| 处理 | 放平患肢,保暖,解痉药 | 患肢抬高,向心性按摩,做小切口,挑拨伤口 |

**病区总带教沈护士:**今天查房同学们进行了汇报和演示,接下来有一道课后作业留给大家,断肢(指)再植术后患者发生血管危象的观察要点及护理措施是什么?

**(六)查房总结**

**护士长总结:**本次查房,围绕者断肢(指)再植术后护理展开,采用以学生为中心的教学方式,由学生提出问题,查找资料,寻求答案,激发了护生极大的热情和兴趣,变被动为主动,培养学生独立思考问题、分析问题、解决问题的能力,同学们汇报得都很好,在整个查房过程中的付出都是值得肯定的。整个查房课堂气氛活跃,需要大家注意的一点是:护理程序是一个持续、动态的过程,在执行护理程序的同时,会出现新的护理问题,这时我们就需要重新评估及时修正新的护理目标。

护理部总结:这次的查房大家准备很充分,效果很好,实习护生能主动发现问题、解决问题,积极主动地和患者沟通、交流,患者对于我们的护理也非常满意。希望同学们在今后的教学查房中能积极创新,真正地将所学知识学以致用,谢谢!

## ◇ 参考文献 ◇

[1] 李显勇,李平华,李章超.手指撕脱伤断指再植术后血管危象发生的危险因素分析[J].实用手外科杂志,2020,34(2):194-197.

[2] 李乐之,路潜.外科护理学[M].7版.北京:人民卫生出版社,2021.

[3] 姚红燕,宋春燕,徐芳燕.循证护理在断指再植术患者中的应用[J].齐鲁护理志,2021,27(10):138-140.

[4] 张睿,李善语,刘生和,等.医学生参加学习断肢再植术的体会[J].中华显微外科杂志,2022,45(2):227-229.

[5] 韩清月.优质护理对断肢再植患者心理及再植成功率的影响[J].中国伤残医学,2022,30(1):70-71.

[6] 邵能琪,冯凡哲,崔轶.离断肢(指)体保存方法的研究进展[J].中华显微外科杂志,2023,46(6):709-714.

## 二、胫腓骨骨折患者护理教学查房

**查房患者**:陈××,男,31岁,住院号8173562,诊断为左胫腓骨骨折。

**查房形式**:PPT汇报+现场查体+情景展示。

**主持人**:护士长。

**参加人员**:护理部主任、科护士长、护士长、责任护士、病区总带教、各带教老师、实习同学等。

**查房流程:**

护士长:我们完成了第一、二周教学任务,在第三周确定对31床陈××左胫腓骨骨折患者进行教学查房,大家在带教老师指导下查阅文献、拓展相关知识;学生通过护理评估,确定患者护理问题及预期目标;针对护理问题由学生主导、老师为辅实施了相应护理措施。

胫腓骨骨折是长管状骨中最常发生骨折的部位,约占全身骨折的13.7%。创伤患者最为常见,胫腓骨由于部位的关系,遭受直接暴力打击、碾压的机会较多。又因胫骨前内侧紧贴皮肤,所以开放性骨折较多见。严重外伤、污染严重、组织遭受措施是该病的特点。面对如此常见的骨折,了解疾病的相关知识,给予患者正确的护理措施尤其重要。下面由病区总带教沈护士继续主持。

病区总带教沈护士:这次查房我们选择的是科室常见疾病——胫腓骨骨折,希望通过本次查房同学们能够完成以下各项教学目标。

知识目标:掌握胫腓骨骨折围手术期的护理常规(重点)。

技能目标:掌握下肢气压泵的使用方法。

素质目标:①运用整体护理程序护理患者。②尊重并关爱骨折患者心理情况。③了解叙事护理,提高沟通能力。

病区总带教沈护士:本次查房主要从以下6个方面进行。胫腓骨相关知识回顾、病历汇报、现场查体、护理程序成果汇报、知识拓展、查房总结。首先进行第一部分,主要通过互动问答的形式对上周业务学习的内容进行回顾,我提出相关问题,由同学进行回答,大家踊跃发言。

## (一)相关知识回顾

问题:骨折早期应该进行冷疗还是热疗?

实习生小王:骨折早期在受伤48 h之内用冷疗,减轻局部充血或出血、减轻疼痛、控制炎症扩散。每次使用时间不超过30 min,要观察用冷部位血液循环状况,以及冰袋有无渗漏。冷疗的禁忌证顺口溜:枕耳阴囊处,心腹加足底。

病区总带教沈护士:小王同学回答比较全面,接下来进入今天的第二部分,病历汇报。

#### ◀ (二)病历汇报

实习生小王:患者陈××,31 床,男,31 岁。以"外伤致左小腿肿痛伴活动受限 1 h"为主诉,于××××年××月××日急诊平车推入病房。无既往史、过敏史。查体:左小腿轻度肿胀,末梢血运可。轻度疼痛,自理能力中度依赖,无压疮风险,跌倒中风险。拍片检查结果示:左腓骨近段及胫骨远段骨折。诊疗经过:入院后,完善术前相关检验检查,于××月××日,在椎管内麻醉下行"左胫腓骨骨折切开复位内固定术",现术后第 5 天,术区敷料包扎固定好,石膏外固定好,适当抬高,末梢血运可。术区疼痛评分为 3 分,给予抗炎、镇痛药物应用。目前患者自主卧位,普通饮食,睡眠及大小便正常,心理状况良好,已指导患者进行肢体功能锻炼,预防下肢深静脉血栓。我在给予患者动态各项护理评估、相应的措施实施过程中,有以下困惑:胫腓骨骨折内固定手术后,患者什么时候可以下床?

病区总带教沈护士:复位固定后尽早开始趾间和足部关节的屈伸活动,做股四头肌等长舒缩运动以及髌骨的被动活动。遵医嘱进行膝关节的屈伸练习和髋关节各种运动,逐渐下地行走。根据中国下肢骨折术后负重专家共识内容,术后负重计划的制订应综合考虑患者的全身及局部情况,在安全的前提下进行。全身情况包括一般精神状态、意识及肢体控制能力、配合度等;局部因素包括肢体的感觉及运动能力,伤口张力、局部出血情况,确保安全方可开始负重训练。

#### ◀ (三)现场查体

病区总带教沈护士:由实习生小韩和小刘共同完成查体,请各位移步至患者床旁。

实习生小韩:常规查体结果如下。患者神志清,精神好,自主体位,普通饮食,睡眠及大小便正常,心理状况良好,生命体征平稳,体温 36.4 ℃,心率 78 次/min,呼吸 18 次/min,血压 123/81 mmHg,疼痛评分 3 分,余肢体活动正常。

实习生小刘:专科查体结果如下。①观察患者左下肢术区敷料包扎固定好,无渗出。石膏托外固定好,松紧适宜。②左小腿中度肿胀,适当抬高。左足各趾颜色正常、皮温正常、中度肿胀、足背动脉搏动可触及。患者按照功能锻炼计划推进表行左下肢股四头肌功能锻炼、直腿抬高及膝关节的屈伸运动。

（四）护理程序成果汇报

**病区总带教沈护士：**刚才完成了床旁查体及护理问题评估、护理措施落实，接下来进入今天查房的第四部分。

前期带领同学们进行护理评估、列出护理诊断；提出护理目标，并针对性地对患者进行各项护理措施的落实。现在，大家结合患者目前病情、查体结果及护理评估，对该患者的整体护理过程，按照护理程序逐个进行汇报。

**实习生小王：**

护理诊断："患肢肿胀"，与骨折、手术创伤有关。

护理目标：患肢肿胀减轻。

护理措施：抬高患肢、避免压迫，利于静脉回流，减轻肿胀；指导患肢进行功能锻炼，如直腿抬高、屈膝、股四头肌等长收缩运动；遵医嘱给予消肿类药物应用。

护理评价：患肢肿胀逐渐消退。

**实习生小张：**

护理诊断："自理能力下降"，与术后患肢制动有关。

护理目标：自理能力术后 1 周达到轻度依赖。

护理措施：指导患者功能锻炼，循序渐进地按照术后患者功能锻炼计划表逐步进行踝关节的锻炼，同时针对患者实际情况，制定个性化的锻炼方案；鼓励指导患者逐步完成生活自理活动，通过反复多次的指导，鼓励患者重建信心。

护理评价：经过制定个性化的锻炼方案，术后 1 周患者生活需要得到满足。

**实习生小刘：**

护理诊断："便秘"，与术后卧床、骨折后排便习惯改变有关。

护理目标：患者排便正常，无便秘。

护理措施：患者术后 3 d 未排大便，指导患者多饮水，每日饮水量 2 000 mL，多食水果、蔬菜及膳食纤维素食物；顺时针按摩腹部；床上排便时，使用围帘遮挡，保护患者隐私；必要时遵医嘱给予缓泻药及灌肠剂药物应用。

护理评价：患者排便习惯逐渐恢复正常，便秘症状缓解。

**实习生小杨：**

护理诊断："潜在并发症，有发生下肢深静脉血栓的风险"，与患肢肿胀、术后卧床有关。

护理目标:患者下肢未出现静脉血栓。

护理措施:制定个性化的康复方案,指导患者实施功能锻炼的方法,如直腿抬高、屈膝、股四头肌等长收缩运动(每天3~4次,每次20~30组);患肢适当抬高,观察石膏的松紧度及末梢血运情况,必要时测量腿围;遵医嘱给予抗凝药物应用;多饮水,每天饮水量2 000 mL;间歇气压泵的应用;健侧使用梯度弹力袜;定期复查血液检验各项指标及双下肢彩超检查。

护理评价:患者双下肢未发生静脉血栓。

 **(五)知识拓展**

病区总带教沈护士:下肢气压泵的使用方法如下。

**1. 准备阶段**

检查设备:确保气压泵设备性能完好,无损坏或松动部件。检查气压泵袜或腿套是否适合患者的下肢尺寸。

患者准备:核对患者信息,评估患者双下肢皮肤状况及有无肿胀和不适,向其解释治疗过程,以获得其配合。

**2. 操作阶段**

穿戴气压泵袜:在治疗前,帮助患者穿上气压泵袜或腿套。确保袜套或腿套平整无褶皱,并正确覆盖下肢。

连接设备:将气压泵袜或腿套与气压泵主机通过充气管连接好,并确保连接牢固无松动。

设定参数:打开气压泵主机的电源键,根据治疗需要设定相应的压力档位和充气间隔时间。一般来说,压力档位可根据患者的具体情况选择高、中、低三档之一,充气间隔时间通常为24~60 s不等。

开始治疗:按下开始键,气压泵将自动开始充放气过程。在治疗过程中,应密切观察患者的反应和下肢的肤色变化情况。

结束治疗:当设定的治疗时间结束时,气压泵将自动停止工作。此时,应帮助患者去除气压泵袜或腿套,并整理好床单位。

评估效果:在治疗结束后,应对患者的下肢进行评估,观察是否有改善或不良反应发生。

禁忌证:注意患者是否存在下肢气压泵治疗的禁忌证,如已经形成动脉血栓、下肢应用石膏外固定、有活动性出血等。

**病区总带教沈护士:** 今天查房同学们进行了汇报和演示,接下来有一道课后作业留给大家,患者下床后,如何正确使用拐杖?

 **(六)查房总结**

**护士长总结:** 本次查房,围绕胫腓骨骨折术后护理展开教学查房,模式采用以学生为中心的教学方式,学生提出问题,查找资料,寻求答案,激发了护生极大的热情和兴趣,变被动为主动,培养了学生独立思考问题、分析问题、解决问题的能力,同学们汇报得都很好,在整个查房过程中的付出都是值得肯定的。整个查房课堂气氛活跃,需要大家注意的一点是:护理程序是一个持续、动态的过程,在执行护理程序的同时,会出现新的护理问题,这时我们就需要重新评估及时修正新的护理目标。

**护理部总结:** 这次的查房大家准备很充分,效果很好,实习护生能主动发现问题、解决问题,积极主动地和患者沟通、交流,患者对于我们的护理也非常满意。希望同学们在今后的教学查房中能积极创新,真正地将所学知识学以致用,谢谢!

◇ **参考文献** ◇

[1]李乐之,路潜.外科护理学[M].7版.北京:人民卫生出版社,2021.

[2]中华医学会骨科学分会创伤骨科学组,中华医学会骨科学分会外固定与肢体重建学组.中国下肢骨折术后负重专家共识(2023)[J].中华创伤骨科杂志,2023,25(2):93-100.

[3]陈智灵,陈唐瑜,钱会娟,等.成人急性骨筋膜室综合征早期评估和管理的最佳证据总结[J].中华护理杂志,2023,58(16):2004-2011.

## 三、腰椎间盘突出症患者护理教学查房

**查房患者:** 刘××,23床,男,48岁,住院号8176234,诊断为腰椎间盘突出症。

**查房形式:** PPT汇报+现场查体+场景展示。

**主持人:** 护士长。

**参加人员:** 护理部主任、科护士长、护士长、责任护士、病区总带教、各带教老师、实习同学等。

**查房流程：**

护士长：我们完成了第一、二周教学任务，在第三周(4 d 前)确定对 23 床刘××腰椎间盘突出症患者进行教学查房，大家在带教老师指导下查阅文献、拓展相关知识；学生通过护理评估，确定患者护理问题及预期目标；针对护理问题由学生主导、老师为辅实施了相应护理措施。

腰椎间盘突出症常发生在 20~50 岁患者中，男性明显多于女性。老年人群发病率较低。下腰椎连接腰椎和骨盆，活动度较大，承载的压力最大，椎间盘容易发生退变和损失，因此，$L_4 \sim L_5$ 和 $L_5 \sim S_1$ 椎间盘突出的发病率最高，占 90%~97%。多个椎间盘同时发病的患者仅占 5%~22%。下面由病区总带教薛护士继续主持今天的护理教学查房。

病区总带教薛护士：这次查房我选择的是科室的典型疾病——腰椎间盘突出症，希望通过本次查房同学们能够完成以下各项教学目标。

知识目标：①掌握腰椎间盘突出症的临床表现(重点)。②熟悉腰椎间盘突出症术后的护理常规(难点)。

技能目标：①了解直腿抬高试验。②掌握双下肢肌力的评估标准。

素质目标：①尊重并关注腰椎间盘突出症患者心理情况。②了解叙事护理，提高沟通能力。③建立临床护理思维。

病区总带教薛护士：本次查房主要从以下 5 个方面进行。腰椎间盘突出症相关知识回顾、病历汇报、现场查体、护理程序成果汇报、查房总结。首先进行第一部分，主要通过互动问答的形式对上周业务学习的内容进行回顾，我提出相关问题，由同学进行回答，大家踊跃发言。

### ◀ (一)相关知识回顾

问题：①腰椎间盘突出症的临床表现有哪些？②腰椎间盘突出症发生的原因有哪些？③如何预防腰椎间盘突出症？

实习生小张：通过这段时间的临床实习以及结合在业务学习中学到的知识对问题"腰椎间盘突出症的临床表现"进行总结回答，腰椎间盘突出症最常见的症状是腰痛，是大多数患者所具有的临床症状，常为患者的首发症状。多数患者先有反复的腰痛，此后出现腿痛，部分患者腰痛与腿痛同时出现，也有部分患者只有腿痛而无腰痛。①坐骨神经痛：由于绝大多数患者是 $L_4 \sim L_5$ 或 $L_5 \sim S_1$ 椎间盘突出，因此 97% 左右的患者表现为坐骨神经痛。典型的坐骨神经痛是从腰骶部向臀部、大腿后外侧、小腿外侧或后侧至足部，呈放射性疼痛。患者在增加腹压或改变体位时可引发疼痛加重。②马尾神经损害：当腰椎间盘向后正中突出或髓核脱出时可对硬膜囊内的马尾神经产生压迫，患者可出现鞍区的麻木感，大小便的功能障碍，严重者会出现尿潴留。上述症状是马尾神经受损的典型表现。

**实习生小明**：我来回答问题"腰椎间盘突出症发生的原因有哪些"。腰椎间盘突出症常常是在椎间盘退变的基础上产生的，外伤则是其发病的重要原因之一。随着年龄的增长，椎间盘则出现不同程度的退行性改变。此后，由于纤维环和髓核内含水量逐渐减少，髓核张力下降，椎间盘高度降低，导致椎间隙狭窄。此后，由于外伤或生活中反复的轻微损伤，变性的髓核可由纤维环的裂隙或薄弱处突出。除退变和外伤因素以外，遗传因素与腰椎间盘突出相关，在小于 20 岁的青少年患者中约 32% 有家族史。吸烟、肥胖均是腰椎间盘突出症的易发因素。

**实习生小玲**：老师，我来回答问题"如何预防腰椎间盘突出症"。保持良好的坐姿，同时也要养成良好的习惯，不能久坐，久坐之后要及时起身，放松一下身体，舒展一下腰部，缓解腰背部的不适；正确的腰姿，站立的时候要挺直腰背，并保持脊柱的自然弯曲；下蹲的时候尽量屈膝，减少弯腰，注意不要弯腰搬抬过重的东西；注意休息，长久站立的时候最好垫高一个脚，并不时地换一换脚，躺的时候腰椎压力最小，但是要注意床垫的软硬适中，太硬或者太软都会伤害腰椎；注意适当的锻炼，增强腰部的承重性和韧性，加强腰背肌的锻炼很关键，比如五点支撑和小燕子飞等。

**病区总带教薛护士**：同学们的回答都很正确，也比较全面，相信对上次业务学习的相关内容都有了一定的掌握，接下来进入今天的第二部分，病历汇报。

### ◢ (二)病历汇报

**实习生小张**：患者刘××,23 床,男,48 岁。以"腰部及右下肢疼痛伴活动受限 2 个月，加重 1 h"为主诉，于××××年××月××日平诊入院。入院后各项评估均在正常范围，无疼痛，自理能力无依赖，无压疮和跌倒风险，糖尿病病史 3 年，口服二甲双胍片 0.5 mg，每天 1 次，血糖控制良好。3 年前因腰椎间盘突出症于当地医院行 $L_4 \sim L_5$ 微创手术治疗。无过敏史。完善相关检查，CT 示 $L_4 \sim L_5$、$L_5 \sim S_1$ 间盘突出。诊疗经过方面：患者于 2 个月前无明显诱因出现腰部疼痛,活动受限,疼痛呈持续性钝痛,向右下肢放射痛,疼痛沿右臀部、右大腿后侧至右小腿后外侧,伴右小腿后外侧及右足背皮肤麻木,劳累后加重,无间歇性跛行、下肢无力,自行保守治疗效果一般。1 h前活动时突感腰部及右下肢疼痛加重,行走不便,休息对症治疗后患者症状不缓解。完善术前检查,于××××年××月××日在全麻下行"后路$L_4 \sim L_5$、$L_5 \sim S_1$椎间盘摘除、椎管扩大减压、椎间植骨融合、钉棒内固定术",现术后第3天,腰部切口疼痛可耐受,右下肢疼痛已缓解,右小腿及右足皮肤感觉减退同术前,无其他特殊不适。腰部切口敷料清洁干燥,无渗出,切口引流管在位通畅,引流出暗红色血性液,留置尿管在位通畅,引流出淡黄色尿液。在患者动态各项护理评估、相应的措施实施过程中,我的困惑主要有一点:腰椎间盘突出症患者术后如何进行功能锻炼?

病区总带教薛护士:我来回答你的困惑。术后功能锻炼主要有以下3点。①踝泵运动。踝关节屈伸运动:在无痛感或微感疼痛的范围内,吸气时,最大限度地向上勾脚尖,让脚尖朝向自己保持3~5 s,呼气时,再最大限度向下绷脚尖,保持3~5 s,以上动作为一组,双腿可交替或同时进行。踝关节环绕运动:以膝关节为中心做踝关节360°环绕。踝关节屈伸运动,每天3~4次,每次20~30组。环绕运动频次和屈伸运动相同。②抬腿训练。仰卧,伸直腿,抬高下肢至20 cm左右高度,维持5 s,缓慢直腿放下,以上动作为一组,双腿可交替或同时进行,每天3~4次,每次20~30组。③腰背肌锻炼。根据术式及医嘱,指导患者锻炼腰背肌,以增加腰背肌肌力、预防肌肉萎缩和增强脊柱稳定性。一般术后病情稳定后,可用五点支撑法,1~2周适应后,采用三点支撑法;每日3~4次,每次30~50个,循序渐进,逐渐增加次数。但腰椎有破坏性改变、感染性疾病、内固定物置入、年老体弱及心肺功能障碍者不宜进行腰背肌锻炼。

我们现在去床边查体、对患者进行评估,你们关注一下患者的疼痛感受、现在的引流情况。

◀ (三)现场查体

病区总带教薛护士:接下来进行床旁现场查体,由实习同学小明和小李共同完成,请各位移步至患者床旁。查体主要从两个方面进行。

实习生小明:常规查体结果如下。患者神志清,精神好,平卧位,普通饮食,睡眠及大小便正常,心理状态良好、生命体征平稳、肺部听诊患者呼吸音清,未闻及干湿啰音。腹部听诊肠鸣音 3 次/min,腰部切口疼痛评分为 2 分。

**实习生小李:** 专科查体结果如下。①观察患者术区敷料包扎固定好,无渗血、渗液。②切口引流管在位通畅,固定好,引流出暗红色血性液 20 mL。③双下肢肌力评估标准:0 级,完全瘫痪,无法产生动作。1 级,肌肉有主动收缩力,但不能带动关节活动。2 级,可以带动关节水平活动,但不能对抗地心引力。3 级,能对抗地心引力做主动关节活动,但不能对抗阻力。4 级,能对抗较大的阻力,但比正常者弱。5 级:正常肌力。此患者双下肢肌力 5 级。④直腿抬高试验阴性。

### ◢ (四)护理程序成果汇报

**病区总带教薛护士:** 刚才完成了床旁查体及护理问题评估、护理措施落实情况,接下来进入今天查房的第四部分。

前期带领同学们进行护理评估、列出护理诊断,提出护理目标,并针对性地对患者进行各项护理措施的落实。现在,大家结合患者目前病情、查体结果及护理评估,对该患者的整体护理过程按照护理程序逐个进行汇报。

**实习生小张:**

护理诊断:"疼痛",与手术、不舒适的体位有关。

护理目标:切口疼痛缓解。

护理措施:安慰和鼓励患者,消除对疼痛的恐惧,鼓励患者报告疼痛情况;遵医嘱使用镇痛药物,评价镇痛效果并观察可能出现的不良反应;观察记录疼痛性质、部位、程度,告知医生疼痛情况;分散或转移患者注意力;尽量协助患者采取舒适的体位,变换体位时动作轻柔,方法正确。

护理评价:患者疼痛症状较前缓解。

**实习生小玲:**

护理诊断:"自理能力缺陷",与患者术后疼痛,缺乏疾病相关知识有关。

护理目标:自理能力术后 2 周达到轻度依赖。

护理措施:指导患者功能锻炼,循序渐进地按照术后患者功能锻炼计划表指导逐步进行四肢的锻炼,同时也针对患者实际情况,制定个性化的锻炼方案;鼓励指导患者逐步完成生活自理活动,通过反复多次的指导,帮助患者重建信心;协助患者日常生活活动,鼓励患者正确面对,积极配合治疗。

护理评价:经过制定个性化的锻炼方案,术后 2 周患者可以自主进行下床、平地行走等活动。

实习生小李：

护理诊断："脑脊液漏的风险"，与手术、术后腹压增大有关。

护理目标：术后1周患者下床活动，未出现脑脊液漏。

护理措施：手术前指导患者进行卧床排便，并采取有效的措施预防患者呼吸道感染。对于术后排便困难者采取一定的措施，如灌肠或导尿；对于术后出现呼吸道感染者，应积极给予抗炎和镇咳治疗。术后切勿让患者坐起或站立，以防术后患者因咳嗽、排便困难而导致腹压骤然升高引发脑脊液漏；若引流液呈淡红色，引流液量增多，且患者有恶心、呕吐、头痛等症状，应考虑发生了脑脊液漏；一旦发生脑脊液漏，腰椎术后采用头低足高卧位，目的是稳定脑脊液正常压力，控制脑脊液量，缓解患者头痛症状。

护理评价：患者已下床活动，未发生脑脊液漏。

实习生小周：

护理诊断：潜在并发症，包含坠积性肺炎、泌尿系统感染、下肢静脉血栓、皮肤受损。

护理目标：术后1周患者下床活动，未出现坠积性肺炎、泌尿系统感染、下肢静脉血栓、皮肤受损等并发症。

护理措施：保持呼吸道通畅，清除痰液。鼓励患者行肺部功能锻炼如吹气球锻炼、咳嗽锻炼。保持口腔清洁，高营养饮食，多饮水；鼓励患者多饮水，保证每天摄入量不低于2 000 mL，每天尿量在1 500 mL以上；保持会阴部清洁干燥，每日两次会阴护理。监测生命体征变化，注意体温变化。摄取清淡、易消化、富含营养的食物；保证每日补液量或饮水量2 000 mL以上，观察下肢有无肿痛，定时复查彩超、D-二聚体，双下肢肢体气压应用；定时翻身，避免长期受压，保证床单位平整、干净、整洁，定时检查皮肤情况，翻身时操作正确，做好家属宣教，改善机体营养。

护理评价：患者已下床活动，并未发生其他并发症。

病区总带教薛护士：感谢各位同学的汇报，以上就是我们今天查房的全部内容，接下来有两道课后作业留给大家。①腰椎间盘突出症术后的观察要点是什么？②中心静脉压的测定方法有哪些？具体如何操作？

（五）查房总结

护士长总结：本次查房，围绕腰椎间盘突出症术后护理展开教学查房，模式采用以学生为中心的教学方式，由学生提出问题，积极查找资料，寻求答案,激发了护生极大的热情和兴趣,整个查房课堂气氛活跃,需要大家注意的是大家对直腿抬高试验掌握得还不透彻,下面我再给大家讲解并演示一遍,直腿抬高试验由法国学者 Laseque 于 19 世纪首先提出,故又称为 Laseque 征。患者仰卧,检查者站在患者一侧,一手托起患者的踝关节,另一只手置于大腿前方保持膝关节伸直,然后将下肢慢慢抬起。如果在抬起的过程中(70°以内)出现同侧下肢的放射性疼痛,则为直腿抬高试验阳性。在直腿抬高试验阳性时,缓慢降低患肢高度,当放射痛消失时维持患肢高度,然后被动背伸同侧踝关节,若再次出现下肢放射性疼痛,则为加强试验阳性。

**护理部总结**:在本次护理业务查房中,我们注重细节、落实到位,确保每项工作都符合规范要求,让患者和家属感受到我们专业、负责的态度。

◇ **参考文献** ◇

[1]陈仲强,刘忠军,党耕町.脊柱外科学[M].7 版.北京:人民卫生出版社,2018.

[2]刘耀娥.舒适护理在腰椎间盘突出患者护理中的应用分析[J].中国医药指南,2019,18(32):66-69.

## 四、颈椎病患者护理教学查房

**查房患者**:常××,男,45 岁,住院号 8195825,诊断为脊髓型颈椎病。

**查房形式**:PPT 汇报+现场查体+场景展示。

**主持人**:护士长。

**参加人员**:护理部主任、科护士长、护士长、责任护士、病区总带教、各带教老师、实习同学等。

**查房流程:**

护士长:我们完成了第一、二周教学任务,在第三周(4 d 前)确定对 3 床常××颈椎病患者进行教学查房,大家在带教老师指导下查阅文献、拓展相关知识;学生通过护理评估,确定患者护理问题及预期目标;针对护理问题由学生主导、老师为辅实施了相应护理措施。

颈椎病是导致颈肩臂痛最常见的原因之一。其发病率为 3.8% ~ 17.6%,男女之比约为 6:1。第二届全国颈椎病专题座谈会(1992 年,青岛)明确了颈椎病定义:即颈椎椎间盘组织退行性改变及其继发病理改变累及其周围组织结构(神经根、脊髓、椎动脉、交感神经等),出现相应的临床表现。仅有颈椎的退行性改变而无临床表现者则称为颈椎退行性改变。下面由病区总带教薛护士继续主持今天的护理教学查房。

病区总带教薛护士:这次查房我选择的是科室的典型疾病——颈椎病,希望通过本次查房同学们能够完成以下各项教学目标。

知识目标:①掌握颈椎病术后的护理常规(重点)。②熟悉颈椎病术后潜在并发症及其护理措施(难点)。③掌握颈椎病的预防方法。

技能目标:①了解颈椎病术后体格检查。②掌握轴线翻身方法。

素质目标:①尊重并关注颈椎病患者心理情况。②了解叙事护理,提高沟通能力。③建立临床护理思维。

病区总带教薛护士:本次查房主要从以下 5 个方面进行。颈椎病相关知识回顾、病历汇报、现场查体、护理程序成果汇报、查房总结。首先进行第一部分,主要通过互动问答的形式对上周业务学习的内容进行回顾,我提出相关问题,由同学进行回答,大家踊跃发言。

### （一）相关知识回顾

问题:①颈椎病分为哪几类? ②脊髓型颈椎病的临床表现是什么?

实习生小李:通过这段时间的临床实习,并结合在业务学习中学到的知识我对问题“颈椎病的分型”进行总结回答。由于颈椎退行性变的程度、部位不同,压迫或刺激脊髓、神经、血管的表现也多种多样,所以根据受压或刺激的组织不同,临床上将颈椎病分为神经根型颈椎病、脊髓型颈椎病、交感神经型颈椎病、椎动脉型颈椎病几种类型。

实习生小明:我来回答问题“脊髓型颈椎病的临床表现是什么?”脊髓型颈椎病:由于颈椎退变结构压迫脊髓或压迫供应脊髓的血管而出现一系列症状,包括四肢感觉、运动、反射以及二便功能障碍综合征,为颈椎病最严重的类型。由于下颈段椎管相对较小(脊髓颈膨大处)且活动度大,故退变亦发生较早、较重,脊髓受压也易发生在下颈段,患者出现上肢或下肢麻木无力、僵硬、双足踩棉花感、束带感、双手精细动作障碍、后期可出现二便功能障碍。检查时可有感觉障碍平面、肌力减退、四肢腱反射活跃或亢进,而浅反射减弱或消失。Hoffmann 征、Babinski 征等病理征可呈阳性。

**病区总带教薛护士**：同学们的回答都很正确，也比较全面，相信对上次业务学习的相关内容都有了一定的掌握，接下来进入今天的第二部分，病历汇报。

### （二）病历汇报

**实习生小高**：患者常××，40 床，男，45 岁。以"四肢麻木无力 2 月余"为主诉，于××××年××月××日平诊入院。患者 2 个月前无明显诱因出现行走不稳，双手示指、中指、环指、小指、小鱼际及双下肢麻木无力，行走时伴踩棉花感，无头晕、胸腹部束带感等不适，到医院就诊，入院完善相关检查，颈椎MRI：颈椎骨质增生；颈椎间盘变性，颈椎 3/4 ~ 6/7 椎间盘突出，颈 5/6 椎间盘脱出待排，同层面椎管狭窄。16 层 CT 平扫：颈椎骨质增生。颈 3/4、颈4/5、颈 5/6、颈 6/7 椎间盘突出。颈 5/6 椎管狭窄。确诊为脊髓型颈椎病，完善术前检查，在全麻下行前路颈 5/6 椎间盘切除椎管扩大减压+椎间植骨融合钉板内固定术。现术后第 3 天，患者诉颈部切口疼痛可耐受，双手示指、中指、环指、小指及小鱼际皮肤感觉减退同术前，余四肢肢体运动感觉正常。颈部切口敷料清洁干燥，无渗出，医师给予拔除颈部切口引流管，遵医嘱给予拔除留置尿管，可自行排尿，在患者动态各项护理评估中，我的困惑主要有以下两点：①手术前的气管牵拉训练怎么做？②患者手术后回到病房，颈部怎么护理？

**病区总带教薛护士**：我来回答你的困惑。①气管牵拉训练，术前 3 d 嘱患者用一侧手四指将气管、食管向非手术切口侧牵拉，牵拉要使气管过正中线，每日数次，每次持续牵拉 10 ~ 20 min 以适应手术对气管的牵拉，但应注意不要用力过猛，以免造成疼痛及喉头水肿。②颈部严格护理，患者手术后送回病房，由专人保护头颈部，协助患者托起头颈部、躯体、下肢，使身体各部在一条直线上，并保持颈椎的稳定性，平卧于硬板床上，使患者卧位舒适，卧床期间可采用侧卧位或仰卧位。侧卧时头部垫高，使头与脊柱在同一水平，平卧时要防止颈部受压，使椎管再次变小。变换体位时协助患者轴线式翻身，注意耳郭、枕部、下颌骨等处的皮肤保护。

我们现在去床边查体、对患者进行评估，你们关注一下患者的疼痛感受、切口的情况。

### （三）现场查体

**病区总带教薛护士**：接下来进行床旁现场查体，由实习生小方和小李共同完成,请各位移步至患者床旁。查体主要从两个方面进行。

实习生小方:常规查体结果如下。患者神志清,精神好,平卧位,普通饮食,睡眠及大小便正常,心理状态良好,生命体征平稳、肺部听诊患者呼吸音清,未闻及干湿啰音。腹部听诊肠鸣音 3 次/min,颈部切口疼痛评分为 1 分。

实习生小李:专科查体结果如下。①观察患者术区敷料包扎固定好,无渗血、渗液。颈托外固定好,呼吸平稳。②四肢肌力评估为 5 级。

### (四)护理程序成果汇报

病区总带教薛护士:刚才完成了床旁查体及护理问题评估、护理措施落实情况,接下来进入今天查房的第四部分。

前期带领同学们进行护理评估、列出护理诊断,提出护理目标,并针对性地对患者进行各项护理措施的落实。现在,大家结合患者目前病情、查体结果及护理评估,对该患者的整体护理过程,按照护理程序逐个进行汇报。

实习生小张:

护理诊断:"疼痛",与手术后切口肿胀及放置引流管有关。

护理目标:切口疼痛缓解。

护理措施:有效控制疼痛,保证睡眠;宣教疼痛的评分方法,疼痛引起的原因及减轻疼痛的方法,如正确翻身、放松疗法、转移注意力、药物控制、提高患者疼痛阈值、减轻心理负担;分析疼痛的原因,针对疼痛引起的原因,给予相应的处理,如调整体位,解除皮肤卡压;疼痛原因明确按医嘱尽早使用止痛药,30 min 以后观察止痛效果。

护理评价:患者疼痛症状较前缓解。

实习生小李:

护理诊断:"知识缺乏",缺乏术后功能锻炼知识。

护理目标:患者能正确执行功能锻炼。

护理措施:术后早期应进行功能康复训练,因为脊髓功能需要恢复,并且需要一个长期的过程,同时也应积极恢复肌肉的力量。观察四肢感觉,肌力恢复的情况,向患者讲解功能锻炼的重要性,以取得配合。因此,术后 1~5 d 主要应锻炼手的捏与握的功能,拇指对指练习;握拳;分指练习外展内收,捏橡皮球或拧毛巾,以上方法每天 3~4 次,每次 20~30 拍。下肢可进行直腿抬高及膝关节,踝关节屈伸活动,每天 4~6 次,每次 30~50 拍。

护理评价:患者能正确地执行功能锻炼,在床上可自行活动。

**实习生小张：**

护理诊断："自理能力缺陷"，与患者术后限制颈部有关，与缺乏疾病相关知识有关。

护理目标：自理能力术后 3 d 达到轻度依赖。

护理措施：指导患者功能锻炼，循序渐进地按照术后患者功能锻炼计划表指导逐步进行四肢的锻炼，术后 3 d 可起床活动，活动时需戴上围领，应用围领的目的是限制颈椎的活动，防止颈脊椎或神经根的进一步损伤，尤其适用于颈椎不稳定患者，鼓励患者生活自理，如洗脸、穿衣、用勺进餐等，并练习手指精细活动。同时也针对患者实际情况，制定个性化的锻炼方案；鼓励指导患者逐步完成生活自理活动，通过反复多次的指导，帮助患者重建信心；协助患者日常生活活动，鼓励患者正确面对，积极配合治疗。

护理评价：经过我们给他制定个性化的锻炼方案，术后 3 d 患者可以自主进行下床、平地行走等活动。

**实习生小赵：**

护理诊断："有切口内血肿的风险"，与手术后创面渗血、术中止血不彻底有关，与患者凝血功能有关。

护理目标：患者呼吸平稳，未发生切口内血肿并发症。

护理措施：严密观察患者呼吸变化情况。术后常规雾化吸入每日 2 次，鼓励患者深呼吸和有效咳痰，防止喉头水肿及控制血肿对脊髓的压迫，患者有憋气及伤口压迫感时，应观察颈部有无肿胀或软组织张力增大，应判断是否为血肿压迫气管，必要时行气管切开，以防窒息。密切观察患者四肢的肌力及感觉情况，如发现患者肌力下降等脊髓神经受压的症状，应立即告知医师，及时给予处理。

护理评价：通过这次跟患者的交流沟通，该患者在术后 3 d 内未发生呼吸困难及脊髓神经损伤症状，通过给患者的指导，我也掌握了观察手术切口的重要性，知晓了颈椎病术后患者的护理注意事项。

**实习生小陈：**

护理诊断："有神经损伤的风险"，与手术有关。

护理目标：患者未发生神经损伤。

护理措施：喉返神经损伤的表现是声音嘶哑、憋气和伤侧声带运动麻痹；喉上神经损伤表现为患者吃流质及饮水时易发生呛咳，吃干食尚好。术后当日，因术中对喉部的机械刺激和仰卧体位的不适应也有部分患者表现出轻度声音嘶哑、呛咳、呼吸困难等症状，但一般在术后 1～2 d 内明显好转或消失，应与神经损伤症状相鉴别，指导患者的饮食，配合治疗。

护理评价：患者说话声音嘶哑，已正常饮食，未发生神经损伤并发症。

病区总带教薛护士：感谢各位同学的汇报，以上就是我们今天查房的全部内容，接下来有两道课后作业留给大家。①截瘫指数怎么评估？②颈椎病怎么预防？

### ◀（五）查房总结

护士长总结：今天的查房工作顺利进行，感谢各位护生的配合，希望大家继续关注患者的需求，做好护理工作。下面我给大家讲一下颈椎病的病因，颈椎病的病因及发病机制尚未完全清楚，一般认为是多种因素共同作用的结果。颈椎间盘的退行性改变及其继发性椎间关节退变是颈椎病的发病基础，由于颈椎的活动度比胸椎和腰椎大，因而更容易发生劳损，继而出现退行性改变，其改变最早为椎间盘，以颈 5/6 和颈 6/7 及颈 4/5 的顺序出现病变。目前存在以下 3 个学说：机械压迫学说、不稳定学说、血运障碍学说。

护理部总结：我们的团队在这次查房中展现出了高超的技能和责任心，我相信大家会继续保持这种良好的工作态度。

### ◇ 参考文献 ◇

陈仲强，刘忠军，党耕町. 脊柱外科学［M］. 7 版. 北京：人民卫生出版社，2018.

## 五、膝关节骨关节炎患者护理教学查房

**查房患者**：李××，女，68 岁，住院号 8042167，诊断为左膝关节骨关节炎。

**查房形式**：PPT 汇报+现场查体+情景展示。

**主持人**：护士长。

**参加人员**：护理部主任、科护士长、护士长、责任护士、病区总带教、各带教老师、实习同学等。

**查房流程：**

护士长：我们完成了第一、二周教学任务，第三周选择查房患者1床李××左膝关节骨关节炎，明确患者护理问题（目标），在带教老师指导下针对护理问题由学生主导、老师为辅的方法展开护理措施，学生自行评价落实效果，带教老师给予评价并指导改进。周末召开教学工作会议指导下一步查房情况开展；第四周针对以上开展的护理措施，总结全过程，并以课件的形式总结汇报（现进行的教学查房汇报），并在老师的带领下进行相关知识的文献查阅和拓展，不限形式、创新的方法展现整体护理过程及学生知识掌握情况。

我国膝关节症状性骨关节炎的患病率为8.1%，75岁以上人群患病率高达80%。轻型患者，男女发病无明显差别。60岁以上重型患者，女性发病率高于男性。该病是一种以膝关节软骨退行性病变和继发性骨质增生为特征的慢性关节疾病，膝关节炎症状往往进展缓慢，随着时间推移逐渐出现膝关节疼痛、肿胀、僵硬、畸形等，导致患者不能灵活活动，严重者可完全无法行动。膝关节骨性关节炎严重影响患者生活，膝关节置换可以解除疼痛，恢复膝关节的活动功能和稳定性，提高生活质量。下面由病区总带教胡护士继续主持。

病区总带教胡护士：这次查房我选择的是科室的典型疾病——膝关节骨性关节炎，希望通过本次查房同学们能够完成以下各项教学目标。

知识目标：①掌握膝关节置换术后的护理常规（重点）。②熟悉膝关节置换术后潜在并发症及其护理措施（难点）。③建立临床护理思维。

技能目标：①膝关节置换术后体格检查。②掌握CPM（持续被动训练仪）机的使用方法。③掌握膝关节置换术后的锻炼方法。

素质目标：①尊重并关爱老年患者心理情况。②了解叙事护理，提高沟通能力。③保护患者隐私。

病区总带教胡护士：本次查房主要从以下6个方面进行，膝关节骨性关节炎相关知识回顾、病历汇报、现场查体、护理程序成果汇报、知识拓展、查房总结。首先进行第一部分，主要通过互动问答的形式对上周业务学习的内容进行回顾，我提出相关问题，由同学进行回答，大家踊跃发言。

**（一）相关知识回顾**

问题：①膝关节骨性关节炎的临床表现有哪些？②膝关节骨性关节炎的辅助检查有哪些？③膝关节置换术后如何保护膝关节？

**实习生小王：**跟随老师接诊以及结合在业务学习中学到的知识我对问题"膝关节骨性关节炎的临床表现"进行总结回答，膝关节骨性关节炎最常见的症状是关节疼痛；关节活动受限，无法下蹲，上下楼梯困难；关节畸形，膝内翻或者膝外翻；关节肿胀。

**实习生小翟：**我来回答问题"膝关节骨性关节炎的辅助检查有哪些"，确诊骨性关节炎的辅助检查有 X 射线摄片、CT，同时结合临床症状。

**实习生小朱：**老师，我来回答问题"膝关节置换术后如何保护膝关节"，控制体重，锻炼肌肉力量，保持正确的步态，避免大量和高难度的活动，避免感染，防治骨质疏松。

**病区总带教胡护士：**同学们的回答都很正确，也比较全面，相信对上次业务学习的相关内容都有了一定的掌握，接下来进入今天的第二部分，病历汇报。

 **（二）病历汇报**

**实习生小牛：**患者李××，1 床，女，68 岁。以"左膝关节疼痛伴行走不便1 个月"为主诉，于××××年××月××日急诊入院。患者既往高血压病史 4 年，现服用"氨氯地平片"1 片，每天 1 次，血压控制可。入院后专科查体：左侧膝关节轻度肿胀，皮肤无红肿，皮温升高，膝关节呈轻度内翻畸形，关节内侧间隙压痛阳性，膝关节活动度因疼痛拒查，髌骨研磨试验阳性，内、外翻应力试验阴性，前后抽屉试验阴性，足趾活动好，足背动脉搏动正常。CT 结果：左膝关节退行性变，髌骨软化症。完善术前检查，在全身麻醉下行"左侧人工全膝关节置换术"，术后给予一级护理，平卧位休息，给予吸氧、心电监护；给予预防感染、活血化瘀、抗凝类药物应用；指导患者进行主被动功能锻炼，术后留置尿管及引流管均于术后第一天给予拔除。现患者术后第三天，生命体征平稳，术区敷料包扎固定好，在家属及助行器辅助下室内行走。

 **（三）现场查体**

**病区总带教胡护士：**接下来进行床旁现场查体，由实习同学小郑和小殷共同完成。

**实习生小郑：**常规查体结果如下。患者神志清，精神好，普通饮食，睡眠及大小便正常，心理状况良好，生命体征平稳，体温 36.3 ℃，心率 70 次/min，呼吸 18 次/min，血压 139/89 mmHg，疼痛评分为 3 分，使用氟比洛芬酯注射液镇痛，跌倒风险为高风险。

**实习生小殷：**专科查体结果如下。观察患者术区敷料包扎固定好，无渗血、无渗液。皮肤黏膜无出血点。左膝部中度肿胀，足背动脉搏动正常，末梢血运正常。膝关节屈曲 90°，伸直−5°。踝泵运动（5 s/个，25 ~ 30 个/组，5 ~ 10 组/d）。直腿抬高练习每日 2 次，每次 10 ~ 20 次。股四头肌收缩〔5 s/个，5 ~ 10 个/（组·d）〕。伸直压膝（1 ~ 5 min/次，盐袋 2 ~ 5 kg，1 ~ 3 次/d），下地步行（助行器）（10 ~ 50 步/次，1 ~ 2 次/d）。请各位移至患者床旁。

###  （四）护理程序成果汇报

**病区总带教胡护士：**刚才完成了床旁查体，接下来进入今天查房的第四部分。

根据患者的现状，前期带领同学们与患者进行沟通交流，进行护理评估、列出护理诊断，提出护理目标，再有针对性地对患者进行各项护理措施的落实，最后进行实习生和带教老师的双向评价，接下来就以上情况由各位同学逐个进行汇报。

**实习生小高：**

护理诊断："疼痛"，与手术有关。

护理目标：患者疼痛减轻，积极配合锻炼。

护理措施：应观察并记录疼痛的性质、部位及程度，及时告知医生。鼓励患者听音乐或看电视，以分散注意力。遵医嘱给予镇痛药，观察治疗效果。局部冷或热敷理疗，抬高患肢以缓解疼痛。减少刺激疼痛的因素，给予心理护理。

护理评价：疼痛症状较前缓解，已下床与家属在室内活动，与患者交谈面部有了笑容。

**实习生小王：**

护理诊断："患肢肿胀"，与手术创伤有关。

护理目标：肿胀减轻，积极配合锻炼。

护理措施：指导患肢功能锻炼；避免受压，保护局部皮肤；观察局部肿胀情况,发现异常及时告知医生给予处理。卧床期间抬高下肢,患肢踝关节处垫软枕抬高。

护理评价:患者肿胀症状较前缓解,积极配合功能锻炼。

### 实习生小刘:

护理诊断:"有下肢静脉血栓的风险",与创伤及手术有关。

护理目标:住院期间无静脉血栓发生。

护理措施:进行 Caprini 评分,对于高危(≥5 分)患者悬挂警示标识。观察患者生命体征、腿围、下肢皮温及末梢循环。遵医嘱使用抗凝药物,严密观察患者出血情况,如有无皮下出血、鼻黏膜、口腔黏膜、消化道出血、尿道出血等。鼓励患者进行早期功能锻炼,如踝泵运动、直腿抬高运动、股四头肌等长收缩运动等。有效抬高下肢;预防知识宣教。

护理评价:患者在住院期间没有发生血栓。

### 实习生小董:

护理诊断:"躯体活动障碍",与关节功能活动障碍有关。

护理目标:自理能力术后 3 d 达到中度依赖。

护理措施:加强巡视,呼叫器放在旁边,将患者生活用品放在易拿到的地方。制订个性化的康复计划,根据患者的恢复情况进行适时调整,指导患者进行关节活动、肌力训练等康复锻炼,逐步提高膝关节的功能。应用助行器、支具等辅助器具,提高患者的行走能力和生活质量。

护理评价:经过我们给她制定个性化的锻炼方案,术后 3 d 患者在助行器辅助下可以自主进行如厕、下肢功能的锻炼。

### 实习生小陈:

护理诊断:潜在并发症,包含切口感染、术区渗血等。

护理目标:术后切口愈合好,未出现切口感染、切口渗血等并发症。

护理措施:保持切口处皮肤清洁干燥,密切关注伤口状态。保持术区敷料清洁干燥,发现渗血较多时给予换药;换药时严格遵循无菌原则;观察伤口有无红、肿、热、痛,异常情况及时报告医生;术后定期口腔护理和会阴护理,预防感染的发生;遵医嘱给予抗感染药物;保持切口处皮肤清洁干燥,及时更换敷料;密切观察切口局部有无渗血、有无局部疼痛、皮肤变暗发紫、波动感等。

护理评价:患者伤口恢复良好,并未发生其他并发症。

（五）知识拓展

1.持续被动训练仪（CPM）机使用的演示

**实习生小孙:**使用下肢持续被动训练仪（CPM）的目的。将患肢置于CPM上,被动地屈伸髋关节、膝关节,防止下肢深静脉血栓的形成,提高肌力和关节活动度,减轻周围组织粘连,促进肢体功能的恢复。

CPM的使用方法:①根据医嘱行功能锻炼,查对床号、姓名、方法、次数。②接通电源、开机,遥控器将显示KINETECPERFORMA字样。③将护垫置于机身上,将患者下肢置于护垫上。④根据患者调节下肢支架长度及足底板位置,将其锁紧,固定海绵约束带。⑤根据患者需要调节参数,如速度（SPEED）、伸屈幅度（ANGLE）。⑥按TIMES键,调节时间,一切准备就绪,按START。⑦观察患者使用后的效果,如有不适,及时调整。⑧运行中,如中途需要暂停时,按Stop键,再重新启动。⑨停机后,关开关,拔出电源插头。⑩搬离仪器,整理床单位。⑪在记录本上记录姓名、床号、日期、时间、结果。

2.持续被动训练仪（CPM）机使用的注意事项

（1）由医护人员负责指导患者使用CPM机,观察患者的锻炼情况,告知患者及家属不可随意调节,在锻炼过程中机器发生异常,及时呼叫护士。

（2）将患肢置于CPM机上,应贴紧机器支架,保持外展中立位,保证患肢舒适不受压迫。

（3）锻炼时间、次数、关节屈曲度数按照医嘱执行,早期活动度不宜过大,一般30°～40°为起始角度,时间30 min,以患者能够耐受为度,以后逐渐增加活动范围。CPM使用时,避免导线弯曲受压,出现异常响声或故障,应立即停机检查,排除故障。

3.思考问题

**病区总带教胡护士:**感谢孙同学的演示,以上就是我们今天查房的全部内容,接下来有两道课后作业留给大家。①下肢静脉血栓的临床表现有哪些? ②如何预防骨质疏松?

（六）查房总结

**护士长总结:**本次查房,围绕膝关节置换术后护理展开教学查房,模式采用以学生为中心的教学方式,由学生提出问题,积极查找资料,寻求答案,激发了护生极大的热情和兴趣,变被动为主动,积极性被充分调动,能培养学生独立思考问题、分析问题、解决问题的能力,同学们汇报得都很好,在整个查房过程中的付出都是值得肯定的。整个查房课堂气氛活跃,需要大家注意的一点是:护理程序是一个持续、动态的过程,在执行护理程序的同时,会出现新的护理问题,这时我们就需要重新评估及时修正新的护理目标。

护理部总结:这次的查房大家准备很充分,效果很好,实习护生能主动发现问题、解决问题,积极主动地和患者沟通、交流,患者对于我们的护理也非常满意。希望同学们在今后的教学查房中能积极创新,真正地将所学知识学以致用,谢谢!

## ◇ 参考文献 ◇

[1]朱蓉蓉.人工髋、膝关节置换术后深静脉血栓形成的预防护理[J].国际病理科学与临床杂志,2020,40(8):2149-2153.

[2]叶海霞,谭波涛,贾功伟,等.膝关节骨性关节炎的物理治疗进展[J].中华物理医学与康复杂志,2020,42(9):5.

[3]孙长鲛,吴厦,余鹏,等.骨质疏松患者全膝关节置换术[J].中华骨质疏松和骨矿盐疾病杂志,2021(6):14.

[4]陈轩.下肢持续关节被动活动康复器联合手法锻炼在人工全膝关节置换术后患者中的应用效果[J].医疗装备,2022,35(3):3.

[5]刘晓宇,周新社,年夫春.人工全膝关节置换术围术期中标准化无痛护理管理的应用效果[J].中国标准化,2023(14):282-286.

 **第九节　口腔颌面外科护理教学查房**

学生在口腔颌面外科学习四周时间。第一周完成了入科宣教、明确了教学计划,熟悉了口腔颌面外科的护理常规、常见的专科技能操作。第二周进行了常见口腔颌面外科患者围手术期护理的带教指导,老师们了解了各位学生对专科知识掌握情况、对教学查房的理解程度。

## 一、腮腺瘤患者护理教学查房

**查房患者:**李××,男,71岁,住院号8169590,诊断为腮腺瘤。

**查房形式:**PPT汇报+现场查体+情景展示。

**主持人:**护士长。

**参加人员:**护理部主任、科护士长、护士长、责任护士、实习总带教、各带教老师、实习同学等。

**查房流程:**

护士长:我们完成了第一、二周教学任务,在第三周确定对38床李××腮腺瘤患者进行教学查房,大家在带教老师指导下查阅文献、拓展相关知识;学生通过护理评估,确定患者护理问题及预期目标;针对护理问题由学生主导、老师为辅实施了相应护理措施。

腮腺瘤是临床涎腺肿瘤中发生率最高的肿瘤类型,其80%位于腮腺浅叶,表现为耳垂下、耳前区或腮腺后下部的中快,良性肿瘤发生率高于恶性肿瘤。腮腺良性肿瘤约占75%,最常见的肿瘤是多形性腺瘤,其次是沃辛瘤。腮腺恶性肿瘤约占25%,最常见黏液表皮样癌,其次是腺样囊性癌。腮腺瘤可以发生在任何年龄,男性肿瘤发生率高于女性。今天我们主要通过38床患者李××的教学查房一起来讨论学习腮腺瘤的相关基础知识。下面由病区总带教赵护士继续主持。

病区总带教赵护士:这次查房我们选择的是科室常见疾病——腮腺瘤,希望通过本次查房同学们能够完成以下各项教学目标。

知识目标:①掌握腮腺瘤术后的护理常规(重点)。②熟悉腮腺区域的面部神经。③腮腺瘤术后潜在并发症及其护理措施(难点)。

技能目标:掌握腮腺瘤术后查体。

素质目标:①建立临床护理思维。②尊重并关爱肿瘤患者心理情况。③了解叙事护理,提高沟通能力。④保护患者隐私。

病区总带教赵护士:本次查房主要从以下6个方面进行。腮腺瘤相关知识回顾、病历汇报、现场查体、护理程序成果汇报、知识拓展、查房总结。首先进行第一部分,主要通过互动问答的形式对上周业务学习的内容进行回顾,我提出相关问题,由同学进行回答,大家踊跃发言。

**（一）相关知识回顾**

问题：①腮腺瘤的临床表现有哪些？②确诊腮腺瘤的辅助检查有哪些？

**实习生小张：**众所周知，肿瘤分为良性与恶性的，对腮腺肿瘤而言，大部分是良性肿瘤，生长缓慢。腮腺瘤早期无典型性的临床表现。患者一般在镜子面前或洗头、洗澡时摸到腮部包块，触摸无疼痛，该疾病能够长达数年。肿瘤较大的患者，除有局部的坠胀感，一般无其他不适。如果腮腺肿瘤为恶性肿瘤的话，其生长非常迅速，病程相对良性肿瘤而言较短，其会逐渐侵犯人体的面神经时，可能会出现肿瘤这一侧的面神经的瘫痪，导致眼睛闭不拢、嘴巴歪等面瘫的表现，这个是非常少见的晚期肿瘤才会出现的症状。一般约20％的患者是以面瘫就诊，经过医生检查后，确诊为腮腺肿瘤。

**实习生小高：**确诊腮腺瘤的辅助检查有4种，即彩超检查、CT、磁共振、活检穿刺，彩超检查肿块的大小、形态、边界回声、血流阻力，如果结果显示边界不清，形态不规则，回声不均匀，可进一步用磁共振。考虑腮腺瘤，活检穿刺是判断肿瘤良恶性的"金标准"。

**病区总带教赵护士：**同学们的回答比较全面，接下来进入今天的第二部分，病历汇报。

 **（二）病历汇报**

**实习生小韩：**患者李××，38床，男，71岁。以"发现左侧耳垂下无痛性肿物10年余"为主诉，于××××年××月××日平诊入院。无既往史、过敏史。查体颌面部双侧不对称，右侧耳垂下膨隆，可扪及一直径约3 cm圆形肿物，质地中等，活动度可，无压痛，局部皮温及色泽正常。开口度及开口型正常，口内恒牙列。舌体活动度可，伸舌正中，口内唾液腺导管口未查及红肿及异常分泌物。双侧颞下颌关节未闻及弹响及摩擦音。无疼痛，自理能力无依赖，无压疮和跌倒风险。诊疗经过方面：患者于10年多前无意中发现左侧耳垂下有一肿物，无疼痛不适，生长缓慢，无消长史，一直未予诊治，3 d前来医院肿瘤内科门诊就诊，行彩超检查提示左侧腮腺内可见两个囊实性包块，边界清，形态规则，遂转来我科门诊，经检查以"左侧腮腺肿物"收入院。入院后完善相关检查及术前检查，在全身麻醉下行"腮腺病损切除术+周围神经嵌压松解术+筋膜组织瓣形成术"，现术后第3天，术区敷料包扎固定好，无渗出，左侧腮腺区皮下负压引流管通畅，引流出血性液23 mL。左侧腮腺区疼痛评分为2分，未用镇痛药。目前患者自主卧位，流质饮食，睡眠及大小便正常,心理状况良好,目前已指导患者进行肢体功能的锻炼,以预防血栓。术后常规病理结果回示:(左腮腺肿物)Warthin 瘤。

我在给予患者动态各项护理评估、相应的措施实施过程中,有以下几点困惑:①腮腺瘤术后如何进行患者的疼痛评估? ②术后留置的引流管如何评估? 一般留置多长时间? 何时能拔除?

**病区总带教赵护士:**

1.腮腺瘤切除术后可采用疼痛数字分级评分法和疼痛面部表情量表进行疼痛评估。疼痛数字分级评分法,评分区间(0~10 分),评分越高代表疼痛越剧烈;轻度疼痛(1~3 分),中度疼痛(4~6 分),重度疼痛(7~10 分)。疼痛面部表情量表适用于不能准确沟通的小儿、老人等人群,由微笑、悲伤、哭泣等6 种不同的面部表情表达逐渐加重的疼痛。腮腺瘤手术时面神经可能有一定程度损伤,患者疼痛表现不明显,主要表现为手术部位的麻木感,因此,腮腺瘤手术区域的疼痛大多为压迫性的钝痛。有的患者感到腰部疼痛,是由于从术中到术后持续被动地采取同一个体位引起。头痛和咽痛,是因为麻醉和插管影响引起的。

2.术后留置的切口引流管,每班要认真观察和记录是否通畅,固定是否妥善、完好,引流液的颜色、性状、量,有情况随时评估。置管时间一般 2~3 d,拔管时间一般视引流量而定,一般 24 h 内引流量少于 15 mL,医师根据情况给予拔除。拔管时应严格按照无菌操作规程,防止逆行感染。

### ◁（三）现场查体

**病区总带教赵护士:**由实习同学小李和小方共同完成查体,请各位移步至患者床旁。

**实习生小李:**常规查体结果如下。患者神志清,精神好,自主体位,普通饮食,睡眠及大小便正常,术区外皮肤完整无破损,心理状况良好,生命体征平稳,体温36.4 ℃,心率78 次/min,呼吸 18 次/min,血压 123/81 mmHg,左腮腺区疼痛评分为 1 分,未用镇痛药,其余四肢活动正常。

**实习生小方:**专科查体结果如下。①观察患者术区敷料包扎固定好,无渗血、无渗液。②左腮腺区皮下负压引流管通畅,固定好,引流出血性液23 mL。③患者闭眼完全,鼓腮无漏气,抬眉、皱眉无异常,左侧耳郭区出现麻木不适。

### ◁（四）护理程序成果汇报

**病区总带教赵护士:**刚才完成了床旁查体及护理问题评估、护理措施落实情况,接下来进入今天查房汇报的第四部分。

前期带领同学们进行护理评估、列出护理诊断;提出护理目标,并针对性地对患者进行各项护理措施的落实。现在,大家结合患者目前病情、查体结果及护理评估,对该患者的整体护理过程,按照护理程序逐个进行汇报。

**实习生小刘:**

护理诊断:"感觉异常",与面神经功能受损有关。

护理目标:耳郭区麻木感减轻。

护理措施:遵医嘱给予 B 族维生素、地塞米松等营养神经及消除水肿的药物治疗,及时评估面神经恢复情况;保护面部避免风寒;给予患者心理护理,保持心情通畅,避免焦虑,积极配合治疗。

护理评价:耳郭区麻木感未加重,且未发生其他面神经功能受损症状。

**实习生小韩:**

护理诊断:有导管滑脱、堵塞的风险。

护理目标:导管顺利正常拔除,未发生相关并发症。

护理措施:每日检查管道是否有效二次固定,每日更换倾倒引流液准确记录引流量并进行横向对比;向患者及家属讲解留置管道的重要性和必要性,以及日常坐卧时引流管和引流瓶放置的位置;加强巡视有效评估、标识清晰;在床位悬挂防导管滑脱标识,提醒和警示我们日常交班时做好查看和交接。

护理评价:患者左腮腺区皮下引流管引流通畅,二次固定稳妥。带管期间未发生管道滑脱。

**实习生小高:**

护理诊断:"疼痛",与手术切口有关;与手术部位、面积以及引流管放置位置有关。

护理目标:患者疼痛缓解或消失,可自由下床活动。

护理措施:评估记录疼痛的性质、部位、程度,及时汇报医师疼痛情况;尽可能减少疼痛的应激因素、调整减轻疼痛的体位、避免压迫;观察伤口情况,敷料包扎固定过紧过松时,适当调整;做好心理护理,多和患者交流,及时了解患者需求;向患者讲解下床活动的必要性,尽量采取不引起患者疼痛的活动方式;必要时遵医嘱给予地佐辛注射液等镇痛药物,并观察可能出现的不良反应。

护理评价:患者疼痛较前缓解,愿意自行下床活动。

**实习生小毛：**

护理诊断："有出血的风险"，与术后活动及创面大小有关；与患者凝血功能有关；与敷料固定不稳妥有关。

护理目标：患者无出血发生，或出血较前减少。

护理措施：每班查看敷料固定情况，观察引流液的量、颜色及性状，密切观察患者的生命体征；查看术区有无疼痛、皮肤变暗发紫、波动感等；术后遵医嘱给予患者止血药物应用；术后患者下床活动时，协助患者坐起，避免自行用力；及时查看患者凝血功能相关检查结果，必要时遵医嘱药物干预。

护理评价：截至今日查房汇报时，患者敷料固定稳妥，术区皮肤颜色正常，未发生出血。

**实习生小李：**

护理诊断："自理能力下降"，与患者术后颌面部有切口引流管有关。

护理目标：自理能力术后 3 d 达到轻度依赖。

护理措施：尽早拔除切口引流管，一般引流量每 24 h 为 20~30 mL，可考虑拔除引流管；指导患者功能锻炼，循序渐进地按照术后患者功能锻炼计划表指导逐步进行肩、颈等关节的锻炼，同时也针对患者实际情况，制定个性化的锻炼方案；鼓励指导患者逐步完成生活自理活动，如进食、穿衣、如厕，通过反复多次的指导，帮助患者重建信心。

护理评价：通过指导患者功能锻炼，术后 3 d 患者可以自主穿衣、如厕，自理能力评分为轻度依赖。

**实习生小方：**

护理诊断："焦虑"，与术后有引流管在身上不适、不了解后续治疗有关。

护理目标：患者焦虑症状减轻，了解后续治疗，积极配合。

护理措施：做好心理护理，在生活上多关心、照顾患者，做好解释工作，以减轻其心理压力，增强治疗信心，引导患者正确对待疾病，积极配合治疗、护理；关心理解患者，耐心解答患者提出的问题；向患者及家属讲解疾病相关知识；做好家属沟通，支持鼓励陪伴患者；引导他与其他患者之间多交流，让家属也对患者的心理进行安抚；向患者讲解康复成功案例，排除患者心中顾虑，增加康复信心。

护理评价：患者焦虑症状较前缓解，已下床与家属在病区走廊活动，与家属、病友交谈中患者面部有了笑容。

**(五) 知识拓展**

1. 面部神经功能受损的表现

**病区总带教赵护士:** 感谢同学们的汇报,今天我们对腮腺瘤这个疾病进行了查房,它的典型症状就是摸到腮帮子有一些包块,大部分都是没有什么疼痛症状的,但有一些病变波及面神经时,会有面神经损伤的表现,包括今天查房的患者也是在无意中触摸到肿块才来就医,现术后出现耳郭区麻木的症状,那面神经损伤的表现有哪些? 下面请实习生小张给大家普及面部神经损伤的知识。

**实习生小张:** 面神经损伤是腮腺肿瘤手术的常见并发症之一。表现为一侧鼻唇沟变浅、额纹消失、眼睑闭合不全、鼓腮漏气等症状。由于手术时面神经受到不同程度的牵拉、水肿所致,属于暂时性面瘫。对此,应对患者做好解释工作,消除患者的顾虑。遵医嘱给予 B 族维生素、地塞米松等营养神经及消除水肿的药物治疗,并辅以热敷及按摩等,配合表情肌功能训练,一般 3~6 个月恢复。对于眼睑不能闭合者,给予滴眼液滴眼,睡前涂四环素眼膏,以防暴露性角膜炎的发生。

2. 思考问题

**病区总带教赵护士:** 今天查房同学们进行了汇报和演示,接下来有两道课后作业留给大家。①面部神经有哪些? ②面部神经支配的面部表情表现是什么?

 **(六) 查房总结**

**护士长总结:** 本次查房,围绕腮腺瘤术后护理展开教学查房,模式采用以学生为中心的教学方式,由学生提出问题,积极查找资料,寻求答案,激发了护生极大的热情和兴趣,变被动为主动,积极性被充分调动,能培养学生独立思考问题、分析问题、解决问题的能力,同学们汇报得都很好,在整个查房过程中的付出都是值得肯定的。整个查房课堂气氛活跃,需要大家注意的一点是:护理程序是一个持续、动态的过程,在执行护理程序的同时,会出现新的护理问题,这时我们就需要重新评估、及时修正新的护理目标。

**护理部总结:** 这次的查房大家准备很充分,效果很好,实习护生能主动发现问题、解决问题,积极主动地和患者沟通、交流,患者对于我们的护理也非常满意。希望同学们在今后的教学查房中能积极创新,真正地将所学知识学以致用,谢谢!

## ◇ 参考文献 ◇

[1]申宝红,范会丽,王荣荣,等.协同护理干预在腮腺肿瘤患者中的应用[J].齐鲁护理杂志,2023,29(22):112-115.

[2]谢婵娟,许湘华,欧美军,等.腮腺肿瘤术后患者病耻感现状及影响因素[J].齐鲁护理杂志,2019,25(7):17-20.

## 二、唇裂患者护理教学查房

**查房患者:**周××,男,8岁,住院号8180779,诊断为先天性唇裂。

**查房形式:**PPT汇报+现场查体+情景展示。

**主持人:**护士长。

**参加人员:**护理部主任、科护士长、护士长、责任护士、实习总带教、各带教老师、实习同学等。

**查房流程:**

护士长:我们完成了第一、二周教学任务,在第三周确定对41床周××唇裂患者进行教学查房,大家在带教老师指导下查阅文献、拓展相关知识;学生通过护理评估,确定患者护理问题及预期目标;针对护理问题由学生主导、老师为辅实施了相应护理措施。

唇裂是口腔颌面部常见的先天性畸形,发生率约为1∶1 000。正常的胎儿,在第五周以后开始由一些胚胎突起逐渐互相融合形成面部,如未能正常发育便可发生畸形,严重影响患者口腔颌面部外观和生理功能,但这是可以治愈的疾病。

病区总带教张护士:这次查房我们选择的是科室的典型疾病——唇裂,希望通过本次查房同学们能够完成以下各项教学目标。

知识目标:①掌握唇裂术后的护理常规(重点)。②熟悉唇裂术后潜在并发症及其护理措施(难点)。③建立临床护理思维。

技能目标:唇裂术后减张胶带的正确粘贴方法。

素质目标:①尊重并关爱唇裂患者(家属)心理情况。②了解叙事护理,提高沟通能力。③如何增强唇裂患者(家属)的自信心。

病区总带教张护士:本次查房主要从以下6个方面进行。唇裂相关知识回顾、病历汇报、现场查体、护理程序成果汇报、知识拓展、查房总结。首先进行第一部分,主要通过互动问答的形式对上周业务学习的内容进行回顾,我提出相关问题,由同学进行回答,大家踊跃发言。

### (一) 相关知识回顾

问题:①诱发唇裂的病因有哪些? ②唇裂患者如何分类? 此患者的临床表现是什么? ③唇裂术后注意事项有哪些?

实习生小王:老师,诱发唇裂的病因有以下因素。①遗传因素:遗传因素是唇裂发生的主要原因之一。研究发现,有唇裂家族史的人患唇裂的风险明显增加。其中,有些唇裂是由单基因突变所引起的,而有些唇裂则是由多基因的相互作用所导致的。此外,还有一些基因突变可以增加患唇裂的风险。②环境因素:环境因素也被认为对唇裂的发生有一定的影响。例如,母亲在怀孕期间接触有害物质、营养不良、药物滥用、辐射等。③维生素缺乏:一些研究表明,孕妇在怀孕期间缺乏特定的维生素,如叶酸、维生素 $B_6$ 等,可能会增加宝宝患唇裂的风险。④外伤:嘴部的外伤,如被利器割伤、撞击或跌倒造成的损伤等,也可以导致唇裂。唇裂形成的原因复杂多样,处理方式也会因个体情况而异。随着产前诊断技术的不断提高,该类患儿的出生缺陷率可得到一定的控制。及早诊断、早期手术矫正、综合治疗及心理支持是帮助唇裂患者获得更好康复的关键。

实习生小高:唇裂患者分类方法如下。

1.国际上常用的分类法

(1)单侧唇裂:①单侧不完全性唇裂(裂隙未裂至鼻底);②单侧完全性唇裂(整个上唇至鼻底完全裂开)。

(2)双侧唇裂:①双侧不完全性唇裂(双侧裂隙均未裂至鼻底);②双侧完全性唇裂(双侧上唇至鼻底完全裂开);③双侧混合性唇裂(一侧完全裂至鼻底另一侧不完全裂至鼻底)。

2.国内常用的分类法

(1)单侧唇裂

Ⅰ度唇度:仅限于红唇部分的裂开。

Ⅱ度唇裂:上唇部分裂开但鼻底尚完整。

Ⅲ度唇裂:整个上唇至鼻底完全裂开。

（2）双侧唇裂：按单侧唇裂分类的方法对两侧分别进行分类，如双侧Ⅲ度唇裂、双侧Ⅱ度唇裂、左侧Ⅲ度右侧Ⅱ度混合唇裂等。

此患者裂隙超过红唇但未达鼻底，为单侧不完全唇裂。

**实习生小乔**：唇裂术后注意事项有以下几点。①少量多次进食温凉流质饮食；②多次喂食后应进食少量温开水以清洁口腔；③避免残渣及过硬食物的刺激；④保持伤口局部清洁干燥；⑤避免过度哭闹及抓挠碰撞伤口部位。

**病区总带教张护士**：从同学们的回答可以看出大家都能做到理论结合临床实践，非常具体、全面，相信对上次业务学习的相关内容都有了一定的掌握，接下来进入今天的第二部分，病历汇报。

 **（二）病历汇报**

**实习生小高**：患儿周××，22 床，男，8 岁。以"出生时发现左侧上唇裂开"为主诉，于××××年××月××日平诊入院。患者入院后各项评估均在正常范围，无疼痛，无压疮和跌倒风险，无既往史和过敏史。专科检查：颌面部双侧不对称，左侧上唇唇红裂开，左侧白唇至鼻底皮肤色白，肌层不连续，裂隙缘光滑，左鼻底增宽，鼻翼扁平，开口度及开口型正常，上下唇闭合不全。舌体活动度可，伸舌正中，口内混合牙列，唾液腺导管口未查及红肿及异常分泌物。双侧颞下颌关节未闻及弹响及摩擦音。诊疗经过方面：患儿于出生时发现左侧上唇裂开，为进一步诊治，于医院就诊，入院后完善术前检查，于××××年××月××日入手术室在全身麻醉下行"唇裂修复术+唇珠美容术+唇峰、薄唇增厚美容术"。现术后第 1 天，术区切口缝线在位，无渗血，纱布敷料在位，减张胶带固定良好。疼痛评分为 2 分，未用镇痛药。目前患者自主卧位，流质饮食，睡眠及大小便正常，心理状况良好。

我在给予患儿动态的各项护理评估、相应的措施实施过程中，有以下一点困惑：唇裂术后，为什么要用减张胶带粘贴？

**病区总带教张护士**：首先，老师先问你们一个问题，这个患者减张胶带的粘贴有什么特点？

**实习生小高**：嘴巴嘟嘟的。

**病区总带教张护士**：没错，你把这个特点总结得很到位。首先我们先了解一下张力，张力是指伤口两侧组织之间的拉力，当张力过大时会导致伤口裂开、愈合不良，唇部组织较为脆弱，易受外部力量影响，因此减张粘贴非常重要。3M 胶带唇部减张简称"嘟嘴"，作用是减轻面部皮肤瘢痕的张力，预防瘢痕变宽。

 **（三）现场查体**

**病区总带教张护士：**接下来进行床旁现场查体，由实习同学小王和小高共同完成，查体主要从两个方面进行。

**实习生小王：**常规查体结果如下。患者神志清，精神好，自主体位，普通饮食，睡眠及大小便正常，术区外皮肤完整无破损，心理状况良好，生命体征平稳，体温 36.5 ℃，心率 88 次/min，呼吸 20 次/min，血压 130/82 mmHg，上唇疼痛评分为 2 分。

**实习生小高：**专科查体结果如下。①双侧颌面部对称，术区敷料在位，无渗血、渗液，减张胶带固定良好。②观察术区缝线在位。③查看口腔清洁度良好。

 **（四）护理程序成果汇报**

**病区总带教张护士：**刚才完成了床旁查体及护理问题评估、护理措施落实情况，接下来进入今天查房汇报的第四部分。

前期带领同学们进行护理评估、列出护理诊断；提出护理目标，并针对性地对患者进行各项护理措施的落实。现在，大家结合患者目前病情、查体结果及护理评估，对该患者的整体护理过程，按照护理程序逐个进行汇报。

**实习生小王：**

护理诊断：有术区切口感染的风险，与切口敷料潮湿有关。

护理目标：切口敷料干燥，洁净。

护理措施：指导患者温凉、流质饮食。指导患者少量多次进食、水。由于 8 岁男孩营养需求远高于低龄儿童，故软勺不满足于 8 岁儿童，又不能使用吸管，我们想出一种方法：20 mL 注射器连接头皮针软管（截去针头），将软管放入患者右侧第二磨牙处，头轻轻偏向右侧（健侧），提高进食效率，有效保护切口。如纱布敷料出现潮湿、污染等情况，及时给予更换。

护理评价：目前患儿切口敷料干燥清洁，减张胶带在位固定好，切口愈合良好。

**实习生小高：**

护理诊断："焦虑"，与担心疾病预后有关。

护理目标:患者焦虑症状减轻,保持良好心态。

护理措施:做好心理护理,多和患者交流,及时了解患者需求;为缓解患者的不良情绪,我每天下午抽出时间陪患者,试着运用老师教我的"叙事护理"的方法鼓励他倾诉内心的焦虑,向患者讲述其他唇裂患者案例,排除患者心中顾虑,增强自信心。关心理解患者,耐心解答患者心中顾虑。做好家属沟通,支持鼓励陪伴患者,让家属也对患者的心理进行安抚。

护理评价:患者焦虑心理症状较前缓解,目前已下床与家属在病区走廊活动,交谈中患者面部有了笑容。

### (五)知识拓展

1.减张胶带正确粘贴方法演示

病区总带教张护士:感谢同学们的汇报,今天我们对唇裂这个疾病进行了查房,它的愈后是否留有明显瘢痕,对患者非常重要,切口的术后护理就显得非常重要,有着非常重要的意义,所以术后减张胶带的正确粘贴就显得尤为重要了,下面请实习生小高给大家普及减张胶带的正确粘贴方法。

实习生小高:首先向患儿及家属做好解释工作,取得配合,操作前进行手卫生,嘱患儿躺在牙椅上,调整为半坐卧位,如果为较小儿童,嘱家属抱于怀中,头面部面向操作者。

(1)清洁嘴唇:首先,用温水或盐水的棉签轻轻清洁患者的嘴唇。

(2)涂抹唇膏:在清洁后的嘴唇上涂抹一层滋润的红霉素眼膏,以保持嘴唇湿润。

(3)准备减张贴:根据嘴唇大小和切口情况,剪取合适大小的减张贴。一般情况下,减张贴应稍大于切口区域。

(4)粘贴减张贴:将减张贴贴于患侧脸颊,两侧脸颊推向中间,出现法令纹,胶带固定另一侧脸颊。注意避免贴得过紧或过松,以免影响效果。

2.思考问题

病区总带教张护士:今天查房同学们进行了汇报和演示,接下有两道课后作业留给大家。①如果患者在使用减张胶带过程中出现过敏现象,如何做好皮肤护理?②如何做好患者出院后的专科指导?

### (六)查房总结

护士长总结:本次查房,围绕唇裂术后护理展开教学查房,模式采用以学生为中心的教学方式,由学生提出问题,积极查找资料,寻求答案,激发了护生极大的热情和兴趣,变被动为主动,积极性被充分调动,能培养学生独立思考问题、分析问题、解决问题的能力,同学们汇报得都很好,在整个查房过程中的付出都是值得肯定的。整个查房课堂气氛活跃,需要大家注意的一点是:护理程序是一个持续、动态的过程,在执行护理程序的同时,会出现新的护理问题,这时我们就需要重新评估及时修正新的护理目标。

护理部总结:这次的查房大家准备很充分,效果很好,实习护生能主动发现问题、解决问题,积极主动地和患者沟通、交流,患者对于我们的护理也非常满意。希望同学们在今后的教学查房中能积极创新,真正地将所学知识学以致用,谢谢!

## 参考文献

[1]李丽,虞慧婷.2007至2016年上海市新生儿唇腭裂出生缺陷率发生趋势分析[J].中华口腔医学杂志,2018,53(5):301-306.

[2]吴婷婷.先天性唇腭裂患者的围术期护理[J].实用临床医药杂志,2019,23(13):129-132.

[3]周娟,黎小静.回授法联合家长协同健康教育对唇腭裂手术患儿的影响[J].齐鲁护理杂志,2022,28(22):76-78.

[4]中华口腔医学会唇腭裂专业委员会.唇腭裂序列治疗指南[J].中华口腔医学杂志,2024,59(3):221-229.

## 第十节　神经外科护理教学查房

　　学生在神经外科学习四周时间。第一周完成了入科宣教、明确了教学计划,熟悉了神经外科常见疾病的护理常规、专科技能操作。第二周进行了神经外科常见疾病围手术期护理的带教指导,老师们了解了各位学生对专科知识掌握情况、对教学查房的理解程度。

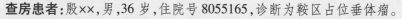

## 一、垂体瘤患者护理教学查房

**查房患者：**殷××,男,36岁,住院号8055165,诊断为鞍区占位垂体瘤。

**查房形式：**PPT汇报+现场查体+情景展示。

**主持人：**护士长。

**参加人员：**护理部主任、科护士长、护士长、责任护士、病区总带教、各带教老师、实习同学等。

**查房流程：**

护士长：我们完成了第一、二周教学任务,在3d前确定对19床殷××鞍区占位垂体瘤患者进行教学查房,大家在带教老师指导下查阅文献、拓展相关知识;学生通过护理评估,确定患者护理问题及预期目标;针对护理问题由学生主导、老师为辅实施了相应护理措施。

垂体瘤是常见的中枢神经系统肿瘤之一。流行病学研究表明,在一般人群中垂体瘤的发病率高达16.7%。垂体瘤中32%~66%为催乳素(prolactin,PRL)瘤,8%~16%为生长激素(growth hormone,GH)瘤,2%~6%为促肾上腺皮质激素(adrenocorticotropic hormone,ACTH)瘤,1%为促甲状腺激素(thyroid stimulating hormone,TSH)瘤,15%~54%为无功能瘤。垂体瘤许多症状和体征与一些常见疾病类似,因此漏诊并不少见,若未及时治疗,漏诊人群会出现严重的并发症,影响其寿命及生活质量。面对如此高发的垂体瘤,掌握垂体瘤的相关知识及护理措施很重要。下面由病区总带教宋护士继续主持今天的护理教学查房。

病区总带教宋护士：这次查房我选择的是科室的常见疾病——垂体瘤,希望通过本次查房同学们能够完成以下各项教学目标。

知识目标：①垂体瘤的临床表现。②掌握垂体瘤术后的护理常规(难点)。③熟悉垂体瘤术后潜在并发症。

技能目标：神经外科疾病专科查体(瞳孔、肌力、肌张力)。

素质目标：①尊重并关爱垂体瘤患者心理情况。②提高逻辑思维能力。

病区总带教宋护士：本次查房主要从以下5个方面进行。垂体瘤相关知识回顾、病历汇报、现场查体、护理程序成果汇报、查房总结。首先进行第一部分,主要通过互动问答的形式对相关内容进行回顾,我提出相关问题,由同学进行回答,大家踊跃发言。

**(一)相关知识回顾**

问题:①垂体瘤的临床表现有哪些? ②确诊垂体瘤的辅助检查有哪些? ③垂体瘤发生的高危因素有哪些?

**实习生小方:**根据理论知识及结合在业务学习中学到的知识,垂体瘤的临床表现如下。①颅内压增高症状:较少见。②视力视野障碍:肿瘤向上发展压迫视交叉可引起视力减退和视野缺损。视力减退由一侧眼睛开始,进行性加重,最后可导致双眼失明;视野缺损的典型表现为双眼颞侧偏盲。③催乳素异常:女性患者表现为月经紊乱、闭经、溢乳和不孕,男性患者表现为性欲减退、阳痿及体重增加、体毛减少。④生长激素异常:青少年表现为巨人症或侏儒症,成年人表现为肢端肥大症。⑤促肾上腺皮质激素异常:表现为向心性肥胖、满月脸、水牛背。

**实习生小高:**确诊垂体瘤的辅助检查如下。①MRI:对垂体瘤定位十分精确,可以显示 2~3 mm 的微腺瘤,以及垂体周围和下丘脑结构。②垂体 CT 扫描:能发现直径 3 mm 以上的微腺瘤。③蝶鞍 X 射线检查:垂体瘤较大时平片可见蝶鞍扩大、鞍底下移、鞍背骨质破坏。

**实习生小李:**老师,我来回答问题"垂体瘤发生的高危因素有哪些"。垂体瘤的高危因素有 4 种。①家族遗传:有些垂体瘤有明显的家族遗传倾向。②内分泌失调:下丘脑病变、多巴胺缺乏、受体活化等可能导致垂体瘤的发生。③环境因素:放射性作用、雌激素应用等环境因素也可能与垂体瘤发生有关。④其他生活习惯:长期熬夜、劳累等诱发肿瘤细胞恶变或基因突变也可能导致垂体瘤的发生。

**病区总带教宋护士:**同学们的回答都很正确,也比较全面,掌握了上次业务学习的相关内容,接下来进入今天的第二部分,病历汇报。

**(二)病历汇报**

**实习生小高:**患者殷××,19 床,男,36 岁。以"体检发现鞍区占位垂体瘤10 天余"为主诉,于××××年××月××日平诊入院。患者入院后各项评估均在正常范围,无疼痛,自理能力无依赖,无压疮和跌倒风险,既往发现糖尿病病史 3 年余,无过敏史。MRI 提示:鞍区可见团块样等 T1 信号影,大小约为17 mm×21 mm×23 mm,动态增强扫描呈渐进性明显强化,病变与双侧海绵窦分界不清,部分包绕,左侧为著,视交叉明显受压上移,垂体柄显示不清。完善术前准备,在全身麻醉下行"神经内镜下经鼻腔-蝶窦垂体病损切除术",

现术后第 3 天,患者鼻部纱布覆盖。在给予患者动态的各项护理评估、相应的措施实施过程中,有以下 2 点困惑:①垂体瘤术后为什么要准确记录出入量,特别是尿量?②使用控制尿量的药物之前应排除哪些因素?

病区总带教宋护士:①垂体瘤术后尿崩症通常认为是由于损伤垂体后叶或垂体柄所致。可根据出现时间的不同分为急性尿崩和迟发性尿崩,根据症状持续时间长短又可分为一过性尿崩和持久性尿崩。术后准确记录患者出入水量,我们能够及时观察患者是否出现尿崩。②输液的影响,应排除患者是否正在大量、快速补液。③药物因素,患者是否使用脱水剂、高渗液体如白蛋白、血浆等。④患者的饮食情况,需要询问患者是否饮用咖啡、吃西瓜、饮用大量的水等。

**(三)现场查体**

病区总带教宋护士:由实习同学小李和小方共同完成查体,请各位移步至患者床旁。

实习生小李:常规查体结果如下。患者神志清,精神差,平卧位,普通饮食,睡眠差,大便正常,留置尿管,见淡黄色尿液流出,皮肤完整无破损,心理状况差,生命体征平稳,体温 36.4 ℃,心率 78 次/min,呼吸 18 次/min,血压 123/81 mmHg,头部疼痛评分为 1 分,未用镇痛药。

实习生小方:专科查体结果如下。①观察患者鼻部敷料包扎固定好,无渗血、无渗液。②双侧瞳孔等大等圆,直径 3 mm,对光反射灵敏。③四肢肌力、肌张力均正常。

**(四)护理程序成果汇报**

病区总带教宋护士:刚才完成了床旁查体,接下来进入今天查房汇报的第四部分。前期带领同学们进行护理评估、列出护理诊断,提出护理目标,再有针对性地对患者进行各项护理措施的落实,实习生和带教老师的双向评价,接下来就以上情况由各位同学逐个进行汇报。

实习生小李:

护理诊断:有尿管滑脱、感染的风险。

护理目标:尿管顺利正常拔除,未发生相关并发症。

护理措施:每日检查管道是否有效二次固定,针对患者导管滑脱风险的护理诊断,我首先每日 2 次查看患者的管道固定情况;向患者及家属讲解留置管道的重要性和必要性,以及翻身时引流管放置的位置,患者及家属也十分配合;加强巡视有效评估、标识清晰;在床位悬挂防导管滑脱标识,提醒和警示我们日常交班时做好查看和交接;保持会阴部清洁。

护理评价:通过这次跟患者的交流沟通,该患者在带管期间没有发生尿管滑脱,通过给患者的指导,我也掌握了留置尿管的重要性,知晓了带管患者的护理注意事项。

实习生小张:

护理诊断:"生活自理能力缺陷",与术后疼痛及医源性限制有关。

护理目标:自理能力术后1周达到轻度依赖。

护理措施:指导患者手术后卧床时各项注意事项,如翻身、进食、排便等。

护理评价:经过耐心指导,患者术后3 d达到轻度依赖。

实习生小王:

护理诊断:"焦虑",与担心疾病预后与不了解病情及后续治疗有关。

护理目标:患者焦虑症状减轻,了解后续治疗,积极配合。

护理措施:做好心理护理,多和患者交流,及时了解患者需求;为缓解患者的不良情绪,我每天下午抽出时间陪患者,试着运用老师教我的"叙事护理"的方法鼓励他倾诉内心的焦虑;关心理解患者,耐心解答患者提出的问题,在科室进行健康宣教小课堂时,我鼓励他参与其中,让他能够及时倾诉自身的一些困惑和难言之隐,得到相应的健康教育和及时的心理疏导,注意引导患者之间相互鼓励和支持,使患者有一种认同感和归属感;向患者及家属讲解疾病相关知识;做好家属沟通,支持鼓励陪伴患者;让家属也对患者的心理进行安抚;向患者讲解康复成功案例,排除患者心中顾虑,增加康复信心。

护理评价:患者焦虑心理症状较前缓解,交谈中患者面部有了笑容。

实习生小方:

护理诊断:潜在并发症,包含脑脊液鼻漏、低钠血症。

护理目标:患者未出现脑脊液鼻漏及低钠血症。

护理措施:术后卧床,观察脑脊液有无经鼻腔流出;勿用力咳嗽、打喷嚏、擤鼻涕;保持大便通畅;定期复查电解质情况,术后正常进食。

护理评价:患者术后恢复良好,并未发生相关并发症。

病区总带教宋护士:今天查房同学们进行了汇报和演示,接下来有两个思考问题。①正常的血清钠浓度为多少? ②出现低钠血症的临床表现是什么?

**（五）查房总结**

护士长总结：本次查房，围绕垂体瘤术后护理展开教学查房，模式采用以学生为中心的教学方式，由学生提出问题，积极查找资料，寻求答案，激发了护生极大的热情和兴趣，变被动为主动，学生积极性被充分调动，能培养学生独立思考问题、分析问题、解决问题的能力，患者对于我们的护理也非常满意，在整个查房过程中的付出都是值得肯定的。

护理部总结：这次的查房大家准备很充分，效果很好，实习护生能主动发现问题、解决问题，积极主动地和患者沟通、交流。希望同学们在今后的教学查房中能积极创新，真正地将所学知识学以致用，谢谢！

**参考文献**

[1] 陈弘韬,湛利平,李巧玉.内镜经鼻腔–蝶窦入路垂体瘤切除术后并发症分析[J].中国现代医学杂志,2018,28(18):119–122.

[2] 李乐之,路潜.外科护理学[M].7版.北京:人民卫生出版社,2022.

## 二、蛛网膜下腔出血患者护理教学查房

**查房患者:**徐××,男,35岁,10床,住院号8177820,诊断为蛛网膜下腔出血。

**查房形式:**PPT汇报+现场查体+情景展示。

**主持人:**护士长。

**参加人员:**护理部主任、科护士长、护士长、责任护士、病区总带教、各带教老师、实习同学等。

**查房流程:**

护士长:我们已经完成第一、二周的教学任务,这是我们入科学习的第三周,确定对10床徐××蛛网膜下腔出血患者进行教学查房,大家在带教老师指导下查阅文献、拓展相关知识;学生通过护理评估,确定患者护理问题及预期目标;针对护理问题由学生主导、老师为辅实施了相应护理措施。

蛛网膜下腔出血(SAH)是指非外伤性脑底部或脑表面血管破裂后，血液流入蛛网膜下腔引起相应临床症状的一种脑卒中，占所有脑卒中的5%～10%。外伤性蛛网膜下腔出血通常是指头部遭受外伤之后，如钝器击伤、撞伤等，颅内血管破裂，血液流到蛛网膜下腔所致，这是一种临床常见的颅脑外伤，起病急，病情重，临床主要表现为剧烈头痛、烦躁、呕吐，可伴一过性意识障碍，严重者后期还可出现继发性颅脑损害、脑积水、神经功能障碍等。作为我们科常见的疾病之一，今天我们主要通过10床患者徐××的教学查房一起来讨论学习蛛网膜下腔出血的相关基础知识。下面由总带教宋护士继续主持。

病区总带教宋护士：本次查房选择的是科室一位外伤性蛛网膜下腔出血患者，希望通过本次查房同学们能够完成以下各项教学目标。

知识目标：①外伤性蛛网膜下腔出血的临床表现(难点)。②掌握外伤性蛛网膜下腔出血患者的护理常规(重点)。

技能目标：掌握疼痛评估方法。

素质目标：①全方位了解患者，尊重并理解患者个性化需求。②了解叙事护理，提高沟通能力。

病区总带教宋护士：本次查房首先通过互动问答的形式对上周业务学习的内容进行回顾，我提出相关问题，由同学进行回答，大家踊跃发言。

### ◀ (一)相关知识回顾

问题：①外伤性蛛网膜下腔出血的突出临床表现有哪些？ ②外伤性蛛网膜下腔出血的辅助检查有哪些？ ③如何对外伤性蛛网膜下腔出血进行血压观察？

实习生小高：我查阅了相关资料，外伤性蛛网膜下腔出血最突出的临床症状是头痛，还可伴有恶心、呕吐、意识障碍、局灶性神经功能缺损、癫痫发作和脑膜刺激征。12%的症状不典型SAH患者(神经功能缺损不明显，Hunt Hess Ⅰ～Ⅵ级)易被误诊，最常见的误诊原因是未及时接受头颅CT平扫、腰椎穿刺检查。

实习生小王：头痛、脑膜刺激征阳性及头颅CT提示蛛网膜下腔高密度影是诊断的"金标准"。

实习生小李：我们可以结合头颅CT平扫检查，CT是SAH诊断的首选检查。发病6 h内，CT诊断SAH的敏感度为100%，发病6 h后敏感度为85.7%。

**实习生小张**：另外，还有实验室和其他检查。

1. 腰椎穿刺：对于疑诊 SAH 但 CT 结果阴性的患者，需进一步行腰椎穿刺检查。无色透明的正常脑脊液可帮助排除最近 2～3 周内发病的 SAH；均匀血性的脑脊液可支持 SAH 的诊断；脑脊液黄变是红细胞裂解生成的氧合血红蛋白及胆红素所致，脑脊液黄变提示陈旧性 SAH。

2. 血液检查：应完善血常规、血糖、凝血功能、血气分析、心肌酶谱、肌钙蛋白等检查。

3. 心电图：SAH 后常合并心肌损伤，异常心电（如 P 波高尖、QT 间期延长和 T 波增高等）常提示 SAH 合并心肌损伤。SAH 伴神经源性肺水肿患者发生心电图异常改变的可能性更大，心电图异常改变在某种程度上可预测 SAH 患者 24 h 内神经源性肺水肿的进展。

**实习生小李**：外伤性蛛网膜下腔出血，应当积极控制血压。收缩压降低至 160 mmHg（1 mmHg=0.133 kPa）以下，并维持血压平稳是合理的。静脉予以尼卡地平等钙通道阻滞剂或拉贝洛尔等 β 受体阻滞剂维持恰当的血压水平。保持排便通畅，避免用力及过度搬动重物，可能减少血压波动。

**病区总带教宋护士**：同学们的回答都很正确，也比较全面，相信对本次业务学习的相关内容有了一定的掌握，接下来进入今天的第二部分，病历汇报。

（二）病历汇报

**实习生小高**：患者徐××，10 床，男，35 岁，因外伤致伤头部，出现头痛、头晕，伴恶心、呕吐，呕吐物为胃内容，无意识障碍、反常活动，急诊入当地医院行 CT 检查，结果示创伤性蛛网膜下腔出血、脑挫伤、颅骨骨折，保守治疗症状较前稍好转。现为进一步诊治，于××××年××月××日以"外伤后头痛、头晕 4 d"为主诉急诊平车入院。查 CT、磁共振显示双侧额叶、左侧颞叶、右侧顶叶脑挫伤，脑挫裂伤，考虑蛛网膜下腔出血。给予酒石酸布托啡诺注射液 5 mg 以 3 mL/h 泵入。同时间断脑脊液置换，甘露醇脱水降颅压，尼莫地平缓解脑血管痉挛，营养神经等药物对症支持治疗。现入院第 5 天，患者神志清，精神欠佳。双瞳孔等大等圆，直径 2.5 mm，对光反射灵敏，四肢肌力、肌张力均正常，跌倒评分中风险，头部疼痛评分 4 分，复查磁共振：双侧额叶、左侧颞叶脑挫伤、脑挫裂伤，较前范围缩小，水肿减轻。在给予患者动态各项护理评估、相应护理措施实施过程中，有以下 2 点困惑：①患者如何避免再出血？②饮食有什么注意事项？

病区总带教宋护士：

1. 避免再出血的措施　绝对卧床休息 4~6 周，床头抬高 15°~30°，注意颈部不可前倾，避免搬动和过早下床，活动避免情绪激动、情绪激动、剧烈咳嗽、用力排便等以减少血压波动，必要时可给予镇静缓泻药；密切观察患者的病情变化及主诉，观察中如发现患者头痛突然加重，呕吐频繁并在短时间内出现意识障碍应首先考虑再出血，及时报告医师同时做好抢救药品和器械的准备。告知患者及家属有再出血的可能，嘱患者保持情绪稳定；避免过度劳累、情绪激动突然用力过度等，保持大便通畅，便秘时可用缓泻剂。

2. 饮食注意事项　高蛋白、高维生素、易咀嚼食物，避免刺激性饮料与食物，忌烟酒。

 **（三）现场查体**

病区总带教宋护士：接下来进行床旁现场查体，由实习同学小王和小李共同完成，请各位移步至患者床旁。

实习生小王：常规查体结果如下。患者体温 36.5 ℃，心率 80 次/min，呼吸 20 次/min，血压 125/74 mmHg，疼痛评分 4 分，平卧位，精神饮食差，皮肤完整无破损。

实习生小李：专科查体结果如下。①观察患者神志清，双侧瞳孔等大等圆，对光反射灵敏。②四肢肌力 5 级，肌张力正常。③患者头部疼痛，颈强直。

 **（四）护理程序成果汇报**

病区总带教宋护士：刚才完成了床旁查体及护理问题评估、护理措施落实情况，接下来进入今天查房汇报的第四部分。

前期带领同学们与患者进行沟通交流，进行护理评估、列出护理诊断，提出护理目标，再有针对性地对患者进行各项护理措施的落实，现在，大家根据目前病情、查体结果及护理评估，对该患者的整体护理过程，按照护理程序逐个进行汇报。

实习生小高：

护理诊断："头痛"，与血液刺激或颅内压增高有关。

护理目标：患者头部疼痛评分 0~2 分。

护理措施:正确评估头痛部位,性质及程度,向患者解释头痛的原因,疼痛明显者遵医嘱给予镇静、镇痛药物,如:生理盐水 50 mL+酒石酸布托啡诺注射液 5 mg 以 3 mL/h 持续泵入;卧床休息,翻身时避免头部转动幅度过大;使用脱水剂,降低颅内压,缓解头痛,如遵医嘱给予甘露醇 125 mL,每 8 h 一次,静脉滴注;告诉患者采取听音乐、看杂志等转移注意力的方法缓解疼痛。

护理评价:患者疼痛评分 1 分,护理措施落实到位,患者症状较前缓解。

**实习生小李:**

护理诊断:"焦虑",与担心疾病预后有关。

护理目标:患者焦虑症状减轻,积极配合治疗。

护理措施:做好心理护理,多和患者交流,及时了解患者需求;为缓解患者的不良情绪,我每天下午抽出时间陪患者,试着运用老师教我的"叙事护理"的方法鼓励他倾诉内心的焦虑;关心理解患者,耐心解答患者提出的问题;告诉患者后期会康复的,科室制作二维码,床边再次宣教,使患者得到相应的健康教育和及时的心理疏导,以及患者之间的相互鼓励和支持;向患者及家属讲解疾病相关知识;做好家属沟通,支持鼓励陪伴患者;引导他与其他患者之间多交流,让家属也对患者的心理进行安抚。

护理评价:患者焦虑心理症状较前缓解,已经积极主动和病房其他患者及家属沟通,交谈中患者面部有了笑容。

**实习生小王:**

护理诊断:"潜在并发症",再发脑出血。

护理目标:未再发脑出血。

护理措施:密切观察病情,绝对卧床并抬高床头 15°~20°,避免刺激;遵医嘱应用尼莫地平调控血压,防止脑血管痉挛;避免腹压及颅内压增高因素,防感冒、咳嗽;卧床休息,保持情绪稳定,环境适宜,大便通畅;遵医嘱使用缓解血管痉挛药物等;观察全脑征情况及头痛情况。

护理评价:患者血压控制 130~140 mmHg,CT 及磁共振检查显示脑出血情况较前好转,护理措施落实到位,患者症状较前缓解,未发生其他并发症。

**实习生小张:**

护理诊断:有坠床、跌倒的危险。

护理目标:未发生跌倒、坠床。

护理措施:告知患者存在的危险;患者头痛发作及时控制,拉好床栏,避免烦躁坠床;后期患者可下床活动时预防跌倒。

护理评价：患者未发生跌倒、坠床。

### （五）知识拓展

1. 自发性蛛网膜下腔出血的手术治疗

**病区总带教宋护士：**感谢同学们的汇报,蛛网膜下腔出血作为神经外科常见疾病,蛛网膜下腔出血分为自发性和外伤性出血,我们来了解自发性蛛网膜下腔出血的手术治疗,接下来由实习生小李来汇报。

**实习生小李：**自发性蛛网膜下腔出血的手术治疗一般有两种,一种是动脉瘤夹闭术,一种是介入动脉瘤栓塞术。动脉瘤夹闭术适应证:前交通动脉瘤、后交通动脉瘤、大脑中动脉瘤、颈内动脉分叉部动脉瘤等均适宜;动脉瘤破裂后病情较轻,属于Ⅰ～Ⅱ级者,可在 3 d 内进行手术。动脉瘤破裂后病情较重,属于Ⅲ～Ⅳ级者,待病情稳定或有所改善时进行手术;动脉瘤破裂后发生威胁生命的颅内血肿者,应立即手术;偶然发生的未破裂的动脉瘤。

第二种是介入动脉瘤栓塞术,采取经皮穿刺股(或颈)动脉,插入导引管,再经导引管插入微导管至动脉瘤内或载瘤动脉,经微导管送入栓塞材料(如球囊、微弹簧圈),将动脉瘤或载瘤动脉闭塞的方法。适应证:因动脉瘤难以夹闭或患者全身状况不适合开颅手术者;手术夹闭失败或复发者;不完全夹闭动脉瘤;与外科手术配合。

2. 思考问题

**病区总带教宋护士：**今天查房同学们进行了汇报和演示,以上就是我们今天查房的全部内容,留给大家一个思考问题:脑出血和蛛网膜下腔出血有什么区别？

### （六）查房总结

**护士长总结：**通过外伤性蛛网膜下腔出血的护理教学查房,了解了蛛网膜下腔出血的分类,学会了如何根据护理程序评估患者情况,寻找患者存在或潜在的护理问题,制定护理目标实施护理措施,评价护理效果,给患者提供了完善的护理方案,预防了各类并发症发生。同学们汇报得都很好,在整个查房过程中的付出都是值得肯定的。整个查房课堂气氛活跃,需要大家注意的一点是:护理程序是一个持续、动态的过程,在执行护理程序的同时,会出现新的护理问题,这时我们就需要重新评估、及时修正新的护理目标。

**护理部总结：**这次的查房大家准备很充分,能主动发现问题、解决问题,积极主动地和患者沟通、交流。希望同学们在今后的教学查房中能积极创新,真正地将所学知识学以致用,谢谢!

## ◆ 参考文献 ◆

[1] 李乐之,路潜.外科护理学[M].7 版.北京:人民卫生出版社,2022.

[2] 程忻,仲伟逸,董漪,等.中国脑血管病临床管理指南(第 2 版)(节选):第 6 章蛛网膜下腔出血临床管理推荐意见[J].中国卒中杂志,2023,18(9):1024-1029.

# 第十一节　心胸外科护理教学查房

　　护理实习学生在心胸外科学习四周时间。第一周完成了入科宣教、明确了教学计划,熟悉了心胸外科的护理常规、常见的专科技能操作。第二周进行了心胸外科常见疾病患者围手术期护理的带教指导,各带教老师均对学生的专科知识掌握情况、对教学查房的理解程度有所了解。

## 一、肺癌患者护理教学查房

　　**查房患者**:张××,女,53 岁,10 床,住院号 8143095,诊断为肺癌。

　　**查房形式**:PPT 汇报+现场查体+情景展示。

　　**主持人**:护士长。

　　**参加人员**:护理部主任、科护士长、护士长、责任护士、病区总带教、各带教老师、实习同学等。

　　**查房流程**:

　　护士长:前面我们完成了第一、二周教学任务,在第三周确定对 10 床张××肺癌患者进行教学查房,大家在带教老师指导下通过护理评估,确定患者护理问题及预期目标;针对护理问题由学生主导、老师为辅实施了相应护理措施。

　　肺癌是发病率和死亡率增长最快,对人群健康和生命威胁最大的恶性肿瘤之一。肺癌病因至今尚不明确,大量资料表明长期大量吸烟与肺癌的发生密切相关,此外,吸烟不仅直接影响本人的身体健康,还对周围人群的健康产生不良影响,导致被动吸烟者肺癌患病率明显增加。临床最常见的肺癌分为非小细胞肺癌和小细胞肺癌两类，我们查房的患者是非小细胞肺癌，以手术治疗为主，来彻底切除肺部原发癌肿病灶和局部及纵隔淋巴结，尽可能保留健康肺组织。下面由病区总带教李护士继续主持今天的护理教学查房。

病区总带教李护士：这次查房我们选择的是科室常见疾病——肺癌，希望通过本次查房同学们能够完成以下各项教学目标。

知识目标：①掌握肺癌术后的护理常规（重点）。②熟悉肺癌术后潜在并发症。

技能目标：①掌握腹式呼吸及缩唇呼吸的方法。②肺癌术后护理体格检查。

素质目标：①尊重并关爱癌症患者心理情况。②建立临床护理思维。

病区总带教李护士：本次查房主要从以下6个方面进行，即肺癌相关知识回顾、病历汇报、现场查体、护理程序成果汇报、知识拓展、查房总结。我提出相关问题，由同学进行回答，大家踊跃发言。

### ◀ （一）相关知识回顾

问题：①肺癌的临床表现有哪些？②确诊肺癌的辅助检查有哪些？③肺癌发生的高危因素有哪些？

实习生小安：老师，肺癌的临床表现分为以下几点。①早期：咳嗽最为常见，多为刺激性干咳、咯血、胸痛、胸闷、发热。②晚期：除发热、食欲减退、体重减轻、倦怠、乏力等全身症状外，还可出现癌肿压迫、侵犯邻近器官组织或发生远处转移时的征象，如膈肌麻痹、声带麻痹、声音嘶哑、呼吸困难、咯血、胸腔积液等。

实习生小边：确诊肺癌的辅助检查如下。①痰细胞学检查。②X射线、CT和MRI检查。③纤维支气管镜检查。④肿瘤标志物检查、胸壁细针穿刺活检。痰细胞学检查是肺癌普查和诊断的最简便有效的方法。

实习生小梁：老师，资料显示肺癌发生的高危因素一般都包括吸烟、职业暴露、空气污染、电离辐射、饮食因素、遗传易感性、肺部病史等。

病区总带教李护士：回答很正确，接下来进入今天的第二部分，病历汇报。

**(二)病历汇报**

**实习生小徐**:患者张××,10床,女,53岁。以"确诊肺结节4月余"为主诉,于××××年××月××日平诊入院。入院查体:无疼痛,自理能力无依赖,无压疮和跌倒风险,无过敏史,CT检查结果示:右肺上叶结节(15 mm×17 mm)、两肺多发磨玻璃结节影,肺穿刺病理检查结果示非小细胞肺癌。抗肿瘤治疗2周期后行"胸腔镜肺癌根治术,经胸腔镜胸膜粘连烙断术,经胸腔镜胸腔探查术"。

目前患者术后第3天,术区敷料包扎固定好、无渗出,第2、3肋间胸腔闭式引流管有少许气泡溢出;第6、7肋间胸腔闭式引流管引出淡红色液约20 mL,水柱波动3~5 cm,无咳嗽咳痰,术区疼痛可忍耐,饮食可、睡眠欠佳,小便正常、未排大便。鼓励下床活动,吹气球促进肺复张。

在此,想请教老师两点问题:①患者为什么留置两根胸腔闭式引流管?既然都是胸腔引流管,为什么不留置一根? ②胸腔闭式引流管一般留置多长时间?何时能拔除?

**病区总带教李护士**:小徐同学的问题很好,不知道其他同学有没有这种困惑?大家应该知道,胸腔本身是负压状态,手术过后为防止出现压强过大,两根胸腔闭式引流管可增加吸收功能;一般上侧引流管引流气体,下侧引流管引流液体,有利于快速引流,缩短拔管时间。患者病情平稳,暗红色血性引流液逐渐变淡,24 h引流液少于50 mL,引流液颜色淡、清,咳嗽无气泡,水柱波动不明显,胸部X射线显示肺复张良好,可拔除胸腔引流管。现在去床旁查体、评估,你们再观察引流情况。

**(三)现场查体**

**病区总带教李护士**:现场查体由实习同学小臧和小梁共同完成,请各位移步至患者床旁。

**实习生小臧**:常规查体结果如下。患者神志清,精神好,自主体位,普通饮食,睡眠及心理状态良好,大小便正常。生命体征平稳,体温36.6 ℃,脉搏77次/min,呼吸17次/min,血压116/70 mmHg,疼痛评分:3分,地佐辛注射液1 mL每12 h 1次静脉注射,患者惧痛、手臂和肩关节的活动局限。

**实习生小梁**:专科查体结果如下。①观察患者术区敷料包扎固定好,无渗血、渗液,无皮下气肿。②查看术区引流管固定好、引流液颜色、性质、量均在正常范围内、咳嗽时有少许气泡溢出。③听诊肺部呼吸音清。

(四)护理程序成果汇报

病区总带教李护士:刚才完成了床旁查体及护理问题评估、护理措施落实情况,接下来进入今天查房汇报的第四部分。

前期带领同学们进行护理评估、列出护理诊断,提出护理目标,并针对性地对患者进行各项护理措施的落实。现在,大家结合患者目前病情、查体结果及护理评估,对该患者的整体护理过程按照护理程序逐个进行汇报。

实习生小边:

护理诊断:"低效型呼吸形态",与肺组织病变、术后疼痛、呼吸道分泌物潴留有关。

护理目标:有效改善通气,提高肺功能。

护理措施:使用镇痛药物,改善不适;进行雾化吸入,有效稀释痰液,协助予以拍背及机械深度排痰,鼓励并协助患者深呼吸和咳嗽,每 1～2 h 1 次,促进痰液的排出;给予氧气吸入,进行吹气球锻炼;指导患者进食清淡易消化的食物,多饮水。

护理评价:患者可自行进行肺功能锻炼,痰液正常咳出,呼吸通畅,气体交换正常,$SpO_2$ 97%。

实习生小安:

护理诊断:"疼痛",与手术切口有关;与手术部位、面积以及引流管放置位置有关。

护理目标:疼痛消失或缓解,可自由下床活动。

护理措施:采用视觉疼痛评分法对就诊患者伤口疼痛进行评分,观察记录疼痛的性质、部位、程度;应用物理治疗中药封包和红外线治疗,促进局部血液循环,降低痛觉神经的兴奋性,最终达到减轻疼痛的目的;给予镇痛药物治疗,观察用药效果;做好心理护理,转移或分散患者注意力,及时了解患者需求,避免不当的体位或活动方式引起疼痛。

护理评价:疼痛较前缓解,已开始主动咳嗽、吹气球,自主下床活动。

实习生小徐:

护理诊断:有导管滑脱、堵塞的风险。

护理目标:导管顺利正常拔除,未发生相关并发症。

护理措施:每班查看管道固定情况并进行有效的二次固定;更换胸腔闭

式引流瓶时准确记录引流量并进行横向对比;向患者及家属讲解留置管道的重要性和必要性,以及日常坐卧时引流管和引流瓶放置的位置,取得患者及家属的配合;加强巡视,有效评估;在床位悬挂防导管滑脱标识,起到提醒和警示作用。

护理评价:患者没有发生导管滑脱,通过给患者的指导,我也掌握了留置管道的重要性,知晓了带管患者的护理注意事项。

**实习生小臧:**

护理诊断:潜在并发症,肺不张、皮下气肿、气胸。

护理目标:术后两周切口愈合好,未出现以上并发症。

护理措施:密切观察生命体征,监测血氧饱和度给予氧气吸入,及时发现病情的变化;积极预防和控制感染,给予雾化吸入保持气道湿化;给予定时叩背,加强健康宣教指导患者正确有效咳嗽、咳痰、吹气球,指导患者腹式呼吸及缩唇呼吸等肺功能锻炼;适当运动增强体质,如行走锻炼、爬楼梯锻炼。

护理评价:患者伤口恢复良好,并未发生相关并发症。

**(五)知识拓展**

1.缩唇呼吸及腹式呼吸演示

**病区总带教李护士:**手术切除肺组织、肺功能下降,极易并发肺不张、肺部感染和呼吸衰竭等,严重影响患者的生命健康,所以肺癌术前、术后呼吸功能锻炼尤为重要,下面请实习生小安演示一下缩唇呼吸及腹式呼吸。

**实习生小安:**

(1)缩唇呼吸:深吸一口气后嘴唇闭合,然后撅起嘴唇流出一条小缝,通过这个小缝慢慢把气体排出去,此过程时间越长越好,吸呼比1∶2。通过缩唇呼吸可以提高肺功能。

(2)腹式呼吸:用鼻子吸气、嘴巴呼气,在吸气时需注意动作缓慢,可以将手放在腹部感受吸气时腹部慢慢鼓起来,然后屏住呼吸3 s,再通过嘴巴慢慢把气体排出,感受腹部气体排出的过程,通过此呼吸方式可以锻炼肺的通气量。

2.思考问题

**病区总带李护士:**通过查房,大家知道该患者有吸烟史20余年、10根/d,所以以后无论是工作中还是生活中,一定要提醒身边的朋友戒烟、远离二手烟。接下来有两道课后作业留给大家。①肺癌患者什么情况下进行手术治疗？什么情况下进行放化疗？②发生管道脱出后，我们如何处理？

**（六）查房总结**

护士长总结：本次围绕肺癌术后护理展开教学查房，同学们积极性被充分调动，培养了独立思考问题、分析问题、解决问题的能力，在整个查房过程中的付出都是值得肯定的。下面请护理部老师总结指导。

护理部总结：查房效果很好，实习护生掌握腹式呼吸和缩唇呼吸的方法，在今后工作中及时给予患者肺功能的康复指导，如果身边有吸烟的亲人和朋友，同学们可以通过自己所学知识帮助他们正确戒烟。

◇ **参考文献** ◇

[1]刘高远,甄志鹏,李永辉.胸腔镜肺癌根治术后胸腔引流管管理的研究进展[J].中国现代医学杂志,2019,29(12):48-52.

[2]王新月,张明娜,朱晓红.肺癌术后患者呼吸功能锻炼时间的探讨[J].中华护理杂志,2019,54(8):1194-1196.

[3]管丽丽,王焕亮,张秀丽,等.右美托咪定复合舒芬太尼术后镇痛对肺癌患者免疫功能及肺部感染并发症的影响[J].中华老年医学杂志,2019,38(10):1158-1161.

[4]吴昕仪,张明,王中华.单孔胸腔镜肺癌根治术后疼痛的多因素分析[J].中国微创外科杂志,2019,19(9):782-785.

[5]陈瑜,杨金山.多学科协作模式下胸腔镜肺癌根治术对老年患者预后的影响[J].中国老年学杂志,2021,41(18):3956-3958.

[6]朱丽,裴小丹,赵夏.振动排痰背心排痰与诱发性肺量计在胸腔镜肺癌根治术后康复训练中的应用效果[J].中国肿瘤临床与康复,2022,29(2):233-236.

## 二、冠状动脉旁路移植术患者护理教学查房

查房患者：卫××,男,79岁,28床,住院号8125742,诊断为冠心病。

查房形式：PPT汇报+现场查体+场景展示。

主持人：护士长。

**参加人员：**护理部主任、科护士长、护士长、责任护士、病区总带教、各带教老师、实习同学等。

**查房流程：**

护士长：前面我们完成了第一、二周教学任务，在第三周（6 d 前）确定对 28 床卫××冠状动脉旁路移植术后患者进行教学查房，大家在带教老师的指导下，通过护理评估，确定患者护理问题及预期目标；针对护理问题由学生主导、老师为辅实施了相应护理措施。

冠心病，即冠状动脉粥样硬化，指当一条或多条冠状动脉由于动脉粥样硬化发生狭窄、阻塞导致供血不足时，造成心肌细胞缺血、缺氧或坏死。而冠状动脉搭桥术即冠状动脉旁路移植术（CABG），是在冠状动脉狭窄的近端和远端之间建立一条通道，使血液绕过狭窄部位而到达远端的手术。多取患者本身的血管，如大隐静脉、乳内动脉、胃网膜右动脉、腹壁下动脉等，将狭窄冠状动脉的远端和主动脉连接起来，让血液绕过狭窄的部分到达缺血的部位。心脏搭桥手术是公认的治疗冠心病最有效的方法，可以改善心肌血液供应，达到缓解心绞痛症状、改善心功能、提高生活质量、延长寿命的目的。

病区总带教李护士：这次查房我们选择的是科室常见手术——冠状动脉旁路移植术，希望通过本次查房同学们能够了解并掌握以下各项教学目标。

知识目标：①冠状动脉旁路移植术前注意事项。②冠状动脉旁路移植术护理常规。

技能目标：掌握冠状动脉旁路移植术后体格检查。

素质目标：①尊重并关注患者心理情况；②尊重、保护患者隐私。

病区总带教李护士：本次查房我们先回顾一下冠状动脉旁路移植术前、术后相关知识，我提出相关问题，由同学进行回答，大家踊跃发言。

◀ **（一）相关知识回顾**

问题：①什么是冠状动脉？②当冠状动脉堵塞或狭窄时会出现哪些临床表现？③导致血管发生病变的危险因素有哪些？

实习生小谢：冠状动脉是包绕在心脏外面，为心脏提供营养和各种养分的血管，起于主动脉根部主动脉窦内，分左右两支。

实习生小葛：人体各器官的正常生理活动需要心脏供给足够的血液，而心脏的正常工作需要冠状动脉提供足够的血液,当冠状动脉堵塞或狭窄时,会造成心肌细胞缺血缺氧、坏死,患者因此出现心悸、胸痛、胸闷、呼吸困难等症状。

**实习生小贾:**高血压、肥胖症已明确为冠心病的首要危险因素,可增加死亡率;吸烟;糖尿病;40 岁后冠心病发病率升高,女性绝经后与男性相等;血脂异常,还有遗传、饮酒、环境等因素都会导致冠状动脉血管发生病变。

**病区总带教李护士:**同学们掌握了部分相关知识,接下来进入今天的第二部分,病历汇报。

### ◀ (二)病历汇报

**实习生小高:**患者卫××,28 床,男,79 岁。以"间断胸痛 10 个月,再发 20 余天"为主诉,于××××年××月××日平诊入院,患者 10 个月前冠状动脉造影提示急性心肌梗死,给予溶栓治疗、内科对症治疗后好转,院外规律口服药物;7 个月前无明显诱因再次出现胸痛,行 PCI 干预前降支,症状好转出院;20 d 前患者活动后出现胸痛不适,行冠状动脉造影提示三支病变,建议行冠状动脉旁路移植术。于××××年××月××日入住我科,完善术前准备,在全身麻醉下行"冠状动脉旁路移植术+心包分离术",现术后第 4 天。右颈内中心静脉导管通畅,敷贴干净整洁,无渗出卷边,心前区及右下肢术区敷料包扎干燥整洁,无渗出,留置心包、纵隔、胸腔引流管通畅,见淡红色血性液少许。目前患者神志清,精神好,呼吸平稳,给予持续双侧鼻导管吸氧通畅 5 L/min;持续心电监护示波:心房颤动心律,监测中心静脉压在正常范围,双足背动脉搏动好,末梢暖。遵医嘱给予扩血管药物、抗凝、抗生素、化痰等药物应用;指导患者有效咳嗽、咳痰,给予右下肢抬高。患者自诉食欲差、昨日未排大便、活动无耐力。以上是我对患者情况的介绍,在给予患者动态护理评估、相应的护理措施实施过程中,有以下 2 点困惑:①为什么要关注患者的足背动脉搏动和末梢温度情况? ②心脏手术患者为什么要指导其进行肺功能的锻炼?

**病区总带教李护士:**首先,足背动脉的搏动可以反映肢体远端的供血情况,如果搏动弱,可能提示心功能不全或血容量不足,其次,患者术后卧床,存在血栓形成的风险,通过观察足背动脉搏动,可判断是否发生急性下肢血栓栓塞,最后,因为术后取大隐静脉的肢体需要绷带保障,可以通过搏动和末梢温度判断绷带包扎的松紧适宜程度。

冠状动脉旁路移植术手术过程是通过呼吸机辅助通气,气管插管和麻醉药会对呼吸道黏膜产生刺激,导致气道分泌物的增多,而手术创伤的疼痛,会导致患者低效型呼吸形态,无法将分泌物充分排出,最终导致肺不张、肺炎的发生。一旦患者炎性指标上升,影响术后康复,会延长住院时间。

我们现在去床边查体、对患者进行评估,你们关注一下患者的疼痛感受、现在的引流情况。

（三）现场查体

病区总带教李护士:由实习同学小李和小张共同完成查体,请各位移步至患者床旁。

实习生小李:常规查体结果如下。患者神志清,精神好,生命体征平稳,体温 36.8 ℃,心房颤动心律,心率 93 次/min,脉搏 86 次/min,呼吸 20 次/min,血压 119/76 mmHg。右颈内中心静脉导管通畅,敷贴干净整洁,无渗出卷边。自主体位,低盐低脂饮食,夜间睡眠好,心理状态良好,活动无耐力,小便正常,昨日未排便,心前区咳嗽、活动时疼痛,FLACC 评分 2 分,皮肤、黏膜无出血点;完整无破损。

实习生小张:专科查体结果如下。①心前区及右下肢术区敷料干燥整洁,包扎好,无渗血、渗液。②留置心包、纵隔、胸腔引流管通畅,见淡红色血性液少许,24 h 引流量心包 25 mL,纵隔 5 mL,胸腔 35 mL。③右下肢足背动脉波动可触及,末梢暖,皮肤颜色红润,无水肿。

（四）护理程序成果汇报

病区总带教李护士:刚才完成了床旁查体及护理问题评估、护理措施落实情况,接下来进入今天查房汇报的第四部分。

前期带领同学们进行护理评估、列出护理诊断,提出护理目标,并针对性地对患者进行各项护理措施的落实。现在,大家结合患者目前病情、查体结果及护理评估,对该患者的整体护理过程,按照护理程序逐个进行汇报。

实习生小谢:

护理诊断:"营养失调",低于机体需要量。

护理目标:患者正常进食,前白蛋白检验指标上升。

护理措施:指导高营养、高蛋白、粗纤维蔬菜、黄色水果等食物,少量多餐,如鱼、蛋、奶、杧果、橙子、香蕉、菠菜等食物,每顿饭进食 7~8 分饱;保持口腔清洁卫生,早晚刷牙,饭后、进食后漱口,以避免口腔溃疡的发生;给予促进胃肠蠕动药物应用,避免腹胀不消化的情况发生;增加下床活动的频次和活动时长。

护理评价:患者进食较前改善,前白蛋白检验指标上升,食欲增加。

实习生小葛:

护理诊断:"潜在出血",与使用抗凝药物有关。

护理目标:凝血功能正常,无潜在出血。

护理措施:统计记录引流液的颜色、性质、量,如颜色加重、引流液增多,提示有出血,应立即报告医生给予对症处理;指导患者刷牙时,使用软毛牙刷,饭后漱口,不要剔牙,避免损伤口腔黏膜;观察大小便颜色,如颜色发黑,遵医嘱给予粪便常规的化验;遵医嘱按时、按量服用抗凝药物,不可自行加量、减量。

护理评价:引流液逐步减少,颜色明显变淡,无黏膜出血及皮肤出血点等,血常规、凝血四项化验指标结果均正常。

实习生小贾:

护理诊断:"便秘",与进食少、活动量减少、胃肠蠕动减弱有关。

护理目标:大便通畅且成形软便。

护理措施:指导患者进食粗纤维食物、瓜果蔬菜;增加下床活动的时长和频次,改善胃肠蠕动;必要时,遵医嘱使用调节胃肠蠕动的药物,保持大便通畅。

护理评价:大便通畅,每日一次。

实习生小李:

护理诊断:"潜在并发症",心律失常、肺炎、肺不张、栓塞。

护理目标:未发生以上并发症。

护理措施:控制输液速度,液体控制滴速40~50滴/min,必要时使用微量泵控制输液速度;减少或排除增加心脏负荷的原因或诱因,如用力排便;给予雾化吸入、机械排痰等,指导患者正确地咳嗽、咳痰,尽可能将肺内的痰液排出;准确记录患者出入量,保持出入量平衡,避免短时间内摄入大量液体或食物;卧床期间有效落实踝泵运动,避免下肢血栓的形成,条件允许的情况下,尽早下床活动。

护理评价:患者伤口恢复良好,患者住院期间未发生并发症。

**实习生小张：**

护理诊断：有管道滑脱、堵塞的风险。

护理目标：引流通畅，无管道滑脱。

护理措施：各班次进行床旁交接班，查看管道的二次固定、置管刻度、敷料包扎牢固情况，发现问题及时整改；指导患者正确进行管道的维护，由置管侧上下床；根据置管的部位及管理的类别，活动时妥善固定管道；床位悬挂警示标识，已起到警示提醒作用。

护理评价：患者及家属对预防管道滑脱的注意事项掌握良好且能落实到位。

 **(五)知识拓展**

1. 心绞痛与心肌梗死的区分

**病区总带教李护士：**感谢同学们的汇报，今天我们对冠状动脉旁路移植术后患者进行了查房，冠状动脉粥样硬化的临床表现就是心绞痛与心肌梗死，那如何区分心绞痛与心肌梗死呢？请实习生小张给大家分享一下。

**实习生小张：**心绞痛表现为胸骨后的压榨感、闷胀感、伴随明显的焦虑，持续 3～5 min，常发散到左侧臀部、肩部、下颌、喉部、背部，口服硝酸甘油缓解，根据发作的频率和严重程度分为稳定型和不稳定型心绞痛。

心肌梗死时表现为持续性剧烈压迫感、闷塞感，甚至刀割样疼痛，位于胸骨后，常波及整个前胸，以左侧为重，疼痛部位与以前心绞痛部位一致，但持续更久，疼痛更重，休息和含服硝酸甘油不能缓解。

2. 思考问题

**病区总带教李护士：**给同学们两道课后作业。①患者发生心律失常时，什么情况下应该电除颤？②对于卧床期间的患者如何预防下肢静脉血栓形成？请大家抽时间学习掌握相关知识。

 **(六)查房总结**

**护士长总结：**我们围绕冠状动脉搭桥术后护理展开教学查房，在前期的准备工作和今日的实操过程中，都充分体现了大家学习的热情和兴趣，希望通过今日的学习，除掌握专科知识外，还能够培养大家独立思考的能力，激发大家的求知欲。

**护理部总结：**临床护理工作是一个持续、动态的过程，在日常工作中，要结合患者的病情、环境、文化程度、依从性等多方面衡量，为患者制定一个个性化的护理方案,在落实方案的过程中,根据患者的病情变化,动态评估、调整护理程序,在确保患者安全为目的的前提下,优化护理工作。希望通过今天的学习,能对大家以后步入临床工作后有所帮助,谢谢。

## ◈　参考文献　◈

[1]梁颖,李蕊,胡艳,等.冠脉搭桥术后患者常见心理问题与护理对策[J].中国误诊学杂志,2020,10(20):4850.

[2]吴岳,李庆印,赵冬云,等.重症冠心病患者心脏康复分级护理方案的制订与应用[J].中华护理杂志,2022,57(4):395-400.

[3]尤黎明.内科护理学[M].7版.北京:人民卫生出版社,2022.

[4]许海燕.冠心病患者的精细化管理[J].中华老年心脑血管病杂志,2023,25(7):673-675.

[5]黄瑞,李旭,孙菁菁,等.CT血管成像在冠状动脉疾病中应用价值[J].心脏杂志,2024,36(1):54-58.

## 第十二节　器官移植科护理教学查房

　　护理实习学生在器官移植科学习四周时间。第一周完成了入科宣教、明确了教学计划,熟悉了器官移植科的护理常规、常见的专科技能操作。第二周对学生进行常见慢性肾衰竭、肾移植患者围手术期护理的带教指导,老师们了解了各位学生对专科知识掌握情况、对教学查房的理解程度。实习同学在带教老师的指导下,在第三周选取合适病例进行护理教学查房。

### 一、慢性肾衰竭患者护理教学查房

　　**查房患者:**杨××,男38岁,65床,住院号8054112,诊断为慢性肾衰竭。

　　**查房形式:**PPT汇报+现场查体+情景展示。

　　**主持人:**护士长。

　　**参加人员:**护理部主任、科护士长、护士长、责任护士、病区总带教、各带教老师、实习同学等。

**查房流程：**

护士长：我们完成了第一、二周教学任务，在第三周（4 d前）确定对65床杨××慢性肾衰竭患者进行教学查房，大家在带教老师指导下查阅文献、拓展相关知识；通过护理评估，确定患者护理问题及预期目标；针对护理问题由学生主导、老师为辅实施了相应护理措施。

慢性肾衰竭（chronic renal failure，CRF）简称慢性肾衰，指各种原发性或继发性慢性肾脏病持续进展引起肾小球滤过率（GFR）下降和肾功能损害，出现以代谢产物潴留，水、电解质和酸碱平衡紊乱和全身各系统症状为主要表现的临床综合征，慢性肾衰竭常见病因有原发性和继发性肾小球肾炎、糖尿病肾病、高血压肾小动脉硬化、肾小管间质性疾病、肾血管疾病、遗传性肾病等。慢性肾脏病起病缓慢，早期常无明显临床症状或仅有乏力、夜尿增多等症状。当发展至残余肾单位无法代偿满足机体最低需求时，才出现明显症状。当肾衰竭尿毒症期时患者可出现全身多个系统的功能紊乱。透析治疗能够改善患者内环境稳定性，有效清除机体内毒素，是延长慢性肾衰竭患者生命最有效的替代性治疗方法。下面由病区总带教王护士继续主持今天的护理教学查房。

病区总带教王护士：这次查房我们选择的是科室的常见疾病——慢性肾衰竭，希望通过本次查房同学们能够完成以下各项教学目标。

知识目标：①掌握慢性肾衰竭的护理常规及健康宣教。②熟悉动静脉内瘘的评估方法及护理。③了解慢性肾衰竭的定义、分期及临床表现。

技能目标：掌握动静脉内瘘听诊、触诊方法。

素质目标：尊重并关爱慢性肾衰竭患者心理情况。

病区总带教王护士：我们先对相关知识进行回顾，我提出相关问题，由同学进行回答，大家踊跃发言。

## ◁ （一）相关知识回顾

问题：①肾的生理功能有哪些？②慢性肾功能不全的分期及临床表现有哪些？③血液透析的通路以及优缺点有哪些？

实习生小焦：通过临床实习，结合学到的生理病理知识，肾的生理功能如下。①生成尿液进行排泄：肾负责把人体新陈代谢过程中产生的杂质统一过滤收集，对人体无用或有害的物质，如（尿素、尿酸、磷酸根等）会生成尿液排出体外。②维持体内水、电解质、酸碱平衡：肾通过肾小球的滤过，肾小管的重吸收及分泌功能，排出体内多余的水分，调节酸碱平衡，维持内环境的稳定。③分泌激素：肾可分泌肾素、前列腺素、促红细胞生成素等激素，调节和影响人体器官的运行。

**实习生小王**：结合国外的研究进展和中国的具体情况，将慢性肾功能不全分为 5 个阶段。1 期：肾小球滤过率≥90 mL/min。2 期：肾小球滤过率 60～89 mL/min。3 期：肾小球滤过率 30～59 mL/min。4 期：肾小球滤过率 15～29 mL/min。5 期：肾小球滤过率<15 mL/min，早期常无任何症状或症状轻微，后期随病情进展（肾单位受损>50% 时）可逐渐出现消化、心血管、呼吸、血液、皮肤及神经等多个肾外系统症状，血压升高普遍存在于慢性肾脏病各个阶段。消化系统症状是 CRF 常见的早期表现，如食欲减退、恶心呕吐、腹泻、腹胀及呕血、便血等症状。皮肤瘙痒也是 CRF 常见的早期症状，主要表现为皮肤干燥无光泽、皮肤瘙痒、毛发枯萎或皮疹。CRF 患者因血液携氧及凝血功能受损，促红细胞生成素缺乏或产生相对不足，毒素破坏致红细胞寿命缩短，骨髓抑制及铁剂、叶酸、维生素 $B_{12}$ 等原料吸收利用障碍，导致贫血发生，主要表现为全身疲乏无力、头晕及面色苍白，血红蛋白降低。

**实习生小李**：血液透析通路有颈内静脉置管、锁骨下静脉置管、股静脉置管以及动静脉内瘘。

1. 颈内静脉置管　①优点：颈内静脉是颈部最粗的血管，不受体位的影响，易固定，不影响患者日常生活，导管留置时间较长。②缺点：置管过程中如果操作不当可以引起严重的并发症，如血气胸、喉部血肿和喉返神经损伤、心脏压塞等。

2. 锁骨下静脉置管　①优点：置管位置不易发生感染，血流量充足，留置时间长，活动不受限。②缺点：穿刺难度较大，易发生并发症，如血肿、误入锁骨下动脉、气胸、血胸、心包填塞以及心律失常等。

3. 股静脉置管　①优点：管腔粗大、血流量大、容易穿刺。②缺点：不易固定，导管较易弯曲变形，置管处不易保持清洁，不便于观察和护理，易发生导管出口处感染及全身感染，留置时间相对缩短。

4. 动静脉内瘘　①优点：患者肢体可以随意活动，不易发生感染，是维持慢性血液透析的主要方法。②缺点：每次血液透析时要用粗针穿刺，疼痛感较大，反复一个部位穿刺易发生假性血管瘤。

**病区总带教王护士**：对于血管通路，指南建议因透析导管留置时间短，并发症多，因此长期血液透析的患者血管通路首选自体动静脉内瘘，当自体动静脉内瘘无法建立时,次选应为移植物动静脉内瘘,带隧道的透析导管作为最后的选择,据目前国内统计,自体动静脉内瘘是我国维持性血液透析患者的主要血管通路类型。接下来进入今天的第二部分,病历汇报。

 **(二)病历汇报**

**实习生小焦**:患者杨××,65 床,男,38 岁。以"发现肾功能异常并规律血液透析 3 年余,胸闷 2 h"为主诉,于××××年××月××日平诊入院。入院查体双下肢水肿、乏力、食欲减退、面色苍白、皮肤瘙痒,身高 172 cm,入院体重56 kg,每天尿量 100~150 mL。患者间断感觉胸闷,自主卧位。低盐低脂饮食,睡眠及大便正常,日常喜欢左侧卧位休息,夜间睡眠时会无意识地枕左臂入睡,饮食口味偏重,不吃早餐,夜间进食较多,喜欢点外卖,饮食无规律,不喜运动、不喜与他人交流。自理能力轻度依赖,压疮和跌倒风险均为低风险、无疼痛;既往有高血压、动静脉内瘘吻合术,无过敏史。测血压 140/94 mmHg[血液透析时血压维持在(90~125)/(60~90)mmHg],查肾功能血肌酐 1 100 μmol/L,尿素氮 30 mmol/L,血磷 1.87 mmol/L,血红蛋白 62 g/L,白蛋白 31 g/L,甲状旁腺激素300 pg/mL。以上是我病历汇报的内容。

 **(三)现场查体**

**病区总带教王护士**:由实习同学小王和小陈共同完成查体,请各位移步至患者床旁。

**实习生小王**:常规查体结果如下。患者神志清楚,精神好,自主体位,体形消瘦,贫血貌,慢性面容,皮肤弹性良好,双下肢指凹陷性水肿。生命体征平稳,体温36.5 ℃,脉搏 84 次/min,呼吸 18 次/min,血压 144/92 mmHg,疼痛 0 分。

**实习生小陈**:专科查体结果如下。①左前臂近腕处有一动静脉内瘘,可见多个透析用穿刺点,触摸震颤好,听诊血管杂音明显。②双下肢指凹陷性水肿,脚踝处明显。

 **(四)成果汇报**

**病区总带教王老师**:刚才完成了床旁查体及护理问题评估、护理措施落实情况,接下来进入今天查房汇报的第四部分。

前期带领同学们进行护理评估、列出护理诊断,提出护理目标,并针对性地对患者进行各项护理措施的落实。现在,大家结合患者目前病情、查体结果及护理评估,对该患者的整体护理过程,按照护理程序逐个进行汇报。

**实习生小王：**

护理诊断："有动静脉内瘘闭塞的风险",与睡觉时压迫造瘘侧手臂、透析过程中血压低有关。

护理目标：住院期间未发生内瘘闭塞。

护理措施：方法如下。①有效预防低血压：患者近期收缩压都控制在140～150 mmHg,指导患者在透析前停止服用降压药,若必须服用,应适当减量。告知患者透析前勿大量进食,否则易引发低血压。②透析过程中加强巡视和观察：注意观察患者的血压及血管情况,加强巡视力度,若发现问题应及时处理。③透析结束止血方式：主要采用压迫止血法,拔针后先用创可贴贴在穿刺点上面,再用一块 3 cm×2 cm×1 cm 大小的无菌棉球纵向压迫,按压 15～20 min,再用 5 cm 宽弹力绷带缠绕,松紧适宜,以不渗血及能触及震颤和听到血管杂音为宜。一般 30 min 后除去压迫棉球,1 h 后酌情去掉弹力绷带,不可压迫时间过久。④日常护理：指导患者防止造瘘侧手臂受压,衣袖要宽松,睡眠时避免侧卧于造瘘侧手臂,造瘘侧手臂不能持重物、不能佩戴过紧饰物,教会患者每日触摸静脉有无震颤,无震颤时立即告知医护人员。

护理评价：护理措施落实到位,患者未发生动静脉内瘘闭塞。

**实习生小张：**

护理诊断：体液过多,与饮食偏咸、饮水量多,无尿有关。

护理目标：透析间隔期体重增长不超过 2.6 kg。

护理措施：透析患者要严格限制水分摄入,根据患者透析后的干体重 52 kg 计算,2 次透析间期的入水量为 1 560～2 600 mL,透析间隔期可以根据患者的生活背景、教育背景、性格特点,与患者、家属交谈,了解透析间期的饮食起居。具体措施：每月组织患者及家属进行宣教,并把专科知识印制成宣传页固定在病房墙壁,以便于患者学习；指导患者合理饮食,选取低盐的食物,过多盐的摄入会加重水钠潴留,增加患者的口渴感,无形之中增加水的摄入；少吃或禁止吃腌咸菜及加工品食品,注意减少盐、味精、酱油等调味品的摄入量；控制水分摄入高的食物,如稀饭、汤面、汤水类食物等,以干饭、干面等代替稀饭、汤面；选择含水量较低的水果和蔬菜,如草莓、樱桃、冬瓜等；用带刻度的杯子喝水,把一天喝的水用带刻度杯装好,准确计量和控制饮水量。教会患者口渴时饮水技巧：口渴时不要饮用温水,饮冰水或热水可能更能达到止渴目的;稍微口渴时,可以漱漱口;口渴时含冰块、薄荷糖,嚼口香糖等,以减少口渴的感觉。由于患者体重难控制,我们采取签订协议的方式与其共同拟定透析间期体重增长控制的可行目标。患者干体重为52 kg,透析间期体重增加值应该在2.6 kg以下,实际增长为4 kg,超过标准1.4 kg。与患者协商,第1周争取降体重0.5 kg,第2周再降0.4 kg,第3周降0.3 kg,第4周降0.2 kg。实现目标可获得奖品,以示鼓励。调动患者主动参与的积极性。

护理评价:通过病友间的经验传授以及个性化地制定控水目标,患者近期透析间期体重增长控制在2.6 kg以内。

实习生小李:

护理诊断:"营养失调",与血液透析蛋白流失及不良饮食习惯有关。

护理目标:患者白蛋白较入院有所升高。

护理措施:血液透析患者所需蛋白质的摄入量,根据患者的肾功能,透析频率、营养状况、有无并发症来决定。蛋白质的摄入量为$1.0 \sim 1.2$ g/(kg·d),50%以上为优质蛋白,可以选用的食物有鸡蛋、牛奶、瘦肉、鱼等动物蛋白。不宜用干豆类及粗粮、坚果类等非必需氨基酸高的食物。由于长期低盐饮食,使得患者食欲降低应根据患者的饮食习惯,提供多样化的饮食。适当病区内活动,增加食欲。给患者介绍常吃的一些食物中各种营养成分及热量,并发给患者食物成分表。联合营养科为患者制订饮食计划表,合理安排饮食,鼓励患者养成良好的饮食习惯,合理摄入蛋白质、脂肪及碳水化合物。重视对家属的健康宣教,争取家属的积极配合。

护理评价:通过制订饮食计划表,监督患者规律饮食,近期未再订外卖,改订医院营养科配置的肾病营养套餐,白蛋白指标较前上升。

实习生小赵:

护理诊断:活动无耐力,与缺乏体育锻炼、贫血、营养低于机体需求量有关。

护理目标:患者可自行连续上下楼梯50个台阶。

护理措施:根据患者身体整体情况,量身制订康复计划表。①每日病区内步行500 m。②体育运动:挑选合适的健康操视频,每日下午组织患者进行健康操锻炼,指导患者做适当的伸展、跳跃等,并训练身体柔韧度。③室外体力训练:待身体可耐受一定运动强度时,指导患者爬楼梯、室外慢跑等符合身体情况的有氧锻炼,4次/周。锻炼期间监测心率,出现心率、血压过高应立即停止锻炼并妥善应急。此外，要做好家属沟通，配合医护人员，每日监督患者，运动量达到可在目标一栏打√，未完成目标，要在目标一栏打×，每隔2 d，根据计划表的完成情况，与患者及家属共同分析原因，指出解决方案，促使患者按计划完成目标。通过每日组织的健康操锻炼，使该患者与其他病友关系更密切，相互鼓励，增强了战胜疾病的信心。

护理评价：通过个性化的康复训练，患者目前可自行上下楼梯。

实习生小魏：

护理诊断："焦虑"，与长期透析、等待肾移植时间久、担心疾病预后有关。

护理目标：患者焦虑症状减轻，积极配合治疗。

护理措施：做好心理护理，保持热情和真诚的态度与患者交流以及沟通，并认真解答患者提出的疑问。在实施护理操作时，护理人员应以熟练的技术为患者实施护理，以此增加患者对护理人员的信任感以及安全感，从而建立良好的护患关系。为缓解患者的不良情绪，每天下午抽出时间陪伴患者，试着运用老师教我的"叙事护理"的方法鼓励他倾诉内心的焦虑。向患者讲解疾病发生的原因、主要临床症状以及治疗的方法和效果，增加患者对疾病的认识。同时为患者讲解治疗效果较好的案例，从而增加患者对治疗的信心。做好家属沟通，支持鼓励陪伴患者，让家属也对患者的心理进行安抚。

护理评价：患者焦虑心理症状较前缓解，能积极参加科室组织的健身操锻炼，交谈中患者面部有了笑容。

##  （五）知识拓展

1. 动静脉内瘘听诊及触诊的演示

病区总带教王护士：动静脉内瘘听诊及触诊的演示如下。①视诊：观察内瘘穿刺部位有无红肿、渗血、硬结、假性动脉瘤等异常现象。②触诊：摸内瘘血管走向，检查血管搏动和震颤强度。如果震颤减弱或无震颤，可能表示内瘘存在问题。③听诊：使用听诊器沿内瘘血管听诊杂音大小、清晰度、音调。通畅的内瘘可听到典型、粗糙而持续的"隆隆"声或者吹风样杂音。

2. 思考问题

病区总带教王护士：今天查房同学们进行了汇报和演示，接下来有两道课后作业留给大家。①动静脉内瘘术后护理要点是什么？②慢性肾衰竭患者的饮食指导是什么？

（六）查房总结

护士长总结：在这次以学生为中心的教学查房中，我们围绕慢性肾衰竭血液透析患者的护理进行了深入的探讨和学习。同学们积极提出问题，主动查找相关资料，并努力寻求答案，展现出了浓烈的学习热情和求知欲望。在查房过程中，我们重点讨论了慢性肾衰竭血液透析患者的护理要点。同学们通过资料查阅和实际操作，对血液透析患者的入水量控制、饮食指导、血液透析通路等有了更深入的了解。同时，大家还关注到了患者的心理护理、作息习惯等方面，体现出了全面的护理思维。大家充分发挥了主观能动性，不仅提出了许多有深度的问题，还通过自学和团队合作找到了相应的解决方案。这种自主学习和合作探究的方式，锻炼同学们解决问题能力的同时还增强了团队协作能力，对于未来的护理工作具有重要意义。通过这次教学查房，同学们不仅提升了专业知识水平，还培养了临床思维能力和人文关怀精神。希望大家能够继续保持这种学习态度和热情，不断提高自己的综合素质，为未来的护理事业做出更大的贡献。

护理部总结：通过此次教学方法，培养了护生的逻辑思维方法、临床思维能力和临床技能等综合能力，从病历介绍到主题知识拓展，再到病房查体，临证施护，对知识进行整体梳理和再学习，切身体会，会使记忆深刻，利于护生提高知识整合能力，提升护士综合素质，也为今后正式参加护理工作打下坚实的基础。希望同学们在今后的教学查房中能积极创新，真正地将所学知识学以致用，谢谢！

## ◈ 参考文献 ◈

[1]程改平,秦伟,刘婧,等.《KDOQI 慢性肾脏病营养临床实践指南 2020 更新版》解读[J].中国全科医学,2021,24(11):1325-1332,1307.

[2]刘海迎,沈悦好,马艳秋,等.1 例肾衰竭行血液透析治疗并发心搏骤停患者的护理[J].中华护理杂志,2022,57(21):2592-2595.

[3]高萌,姬杏丹,董瑶.联动护理干预在慢性肾衰竭行血液透析患者动静脉瘘护理中的应用[J].护理实践与研究,2022,19(7):1009-1012.

[4]李婷,咸停,束丹.维持性血液透析患者动静脉内瘘闭塞因素分析及再通术后护理干预[J].齐鲁护理杂志,2022,28(2):158-160.

[5]黄秀貌.康复运动训练对慢性肾衰竭患者的临床效果观察[J].中国现代

药物应用,2023,4(17):155-157.

[6]王欣欣,孙超,黎爽,等.维持性血液透析患者内瘘侧上肢功能障碍及影响因素的研究[J].中国血液净化,2024,23(1):53-56,61.

[7]王杨,邹霜,李莉娟,等.Heider平衡理论干预对血液透析患者心理负担和健康行为的影响[J].中国健康心理学杂志,2024,32(4):525-531.

[8]李露,王丽梅,齐佳红,等.透析中关节活动度运动对维持性血液透析患者疲乏症状和运动能力的影响研究[J].中国血液净化,2024,23(7):552-556.

## 二、肾移植术后患者护理教学查房

**查房患者**：韩××,女,55岁,53床,住院号8062174,诊断为肾移植术后。

**查房形式**：PPT汇报+现场查体+情景展示。

**主持人**：护士长。

**参加人员**：护理部主任、科护士长、护士长、责任护士、病区总带教、各带教老师、实习同学等。

**查房流程**：

护士长：我们完成了第一、二周教学任务,在第三周(4 d前)确定对53床韩××肾移植术后患者进行教学查房,大家在带教老师指导下查阅文献、拓展相关知识;学生通过护理评估,确定患者护理问题及预期目标;针对护理问题由学生主导、老师为辅实施了相应护理措施。

近年来,我国年新增尿毒症患者的速度明显增加,慢性肾脏病导致的死亡率逐年上升,肾移植已经成为绝大部分终末期肾病患者的首选治疗方法。成功的肾移植可以使者免除透析治疗,更好地回归家庭和社会。肾移植患者与透析患者相比,所受的限制更少,生活的质量更高。但肾移植并非一劳永逸,术后的长期随访、患者的自我管理、医患的密切配合,都是保障移植肾长期存活的关键。下面由病区总带教田护士继续主持今天的护理教学查房。

病区总带教田护士：这次查房我们选择的是科室的常见疾病——肾移植,希望通过本次查房同学们能够完成以下各项教学目标。

知识目标：①掌握肾移植术后护理常规及健康宣教。②熟悉肾移植术后潜在并发症及护理。③了解肾移植术后预防感染的相关措施。

技能目标:掌握肾移植术后对移植肾区引流管及尿管的护理。

素质目标:①尊重并关爱肾移植患者心理情况。②增强保护患者隐私意识。

病区总带教田护士:本次查房主要从以下6个方面进行,即肾移植相关知识回顾、病历汇报、现场查体、护理程序成果汇报、知识拓展、查房总结。我提出相关问题,请同学们踊跃发言。

### (一)相关知识回顾

问题:①什么是肾移植? ②肾移植手术的适应证和禁忌证有哪些? ③肾移植手术前有哪些准备工作?

实习生小高:肾移植是将健康肾移植到出现肾功能丧失的患者身上的医疗技术,根据肾的来源不同可以分为自体肾移植(肾源来自患者自身,通常是泌尿系统其他部位出现损伤需要进行手术,为避免出现肾功能丧失将肾进行异位移植);同种异体肾移植(肾源来自同一物种不同个体,通常为患者肾功能丧失,需要移植健康人的肾恢复肾功能);异种肾移植(肾源来自不同物种,目前处于研究阶段)。

实习生小何:通过学习和临床实习,了解到肾移植手术的适应证和禁忌证。

1.适应证　肾小球肾炎;慢性肾盂肾炎、慢性间质性肾炎;遗传性疾病:遗传性肾炎、多囊肾、肾髓质囊性变;代谢性疾病:糖尿病肾病、痛风性肾病、肾淀粉样变性等;尿路梗阻性疾病;血管性肾病;中毒性肾损害;肾先天性畸形;急性不可逆性肾衰竭等。原则上任何肾疾病引起的不可逆的肾功能衰竭者均可考虑肾移植。

2.禁忌证　肝炎病毒复制期;近期心肌梗死;活动性消化性溃疡;体内有活动性慢性感染病灶;未经治疗的恶性肿瘤;各种进展期代谢性疾病;重要脏器终末期疾病如心、肺、肝衰竭等;尚未控制的精神病。

实习生小李:肾移植手术前的准备工作有以下几点。①透析治疗:患者若无明显水钠潴留和高钾血症等并发症可直接接受肾移植。否则应充分透析治疗,改善机体内环境。②纠正贫血状况。③改善全身状况、控制高血压、改善心功能。④治疗和处理其他影响肾移植并发症:解除尿路梗阻、神经源性膀胱在移植前或同期进行尿流改道、膀胱造瘘等。⑤自体肾手术切除指征:多囊肾体积巨大或伴有明显的腹痛、反复感染、出血或严重的高血压者;难以控制的慢性肾实质感染;肾性高血压,经透析及降压治疗等难以控制；肾结构异常，合并感染的梗阻性肾病，如膀胱输尿管反流、多发性或铸形结石合并感染等；怀疑有恶性病变等。⑥控制感染。⑦改变生活方式：鼓励戒烟、戒酒，过度肥胖者减肥，并发焦虑、抑郁者和心理不稳定者应进行心理咨询和必要的治疗。

**病区总带教田护士**：同学们回答得比较全面了，接下来进入今天的第二部分，病历汇报。

###  （二）病历汇报

**实习生小李**：患者韩××，53 床，女，55 岁。以"发现肾功能异常并行规律血液透析近 3 年"为主诉，于××××年××月××日平诊入院。患者入院后评估自理能力无依赖、无压疮和跌倒风险、无疼痛，既往史有高血压、左前臂动静脉内瘘吻合术，无过敏史。患者 3 年前因血肌酐 1 180 μmol/L，尿素氮38.4 mmol/L 开始规律血液透析，每周 3 次。此次为行肾移植术入住我科，完善相关检验、检查，符合肾移植手术指征及要求，在全身麻醉下行"同种异体肾移植术"，术毕 5 d 自监护室转回病区，患者右下腹术区敷料包扎固定好，右侧移植肾区（髂窝）引流管通畅在位，术后 1～2 d 引流出血性引流液 80～150 mL，后逐渐减少，转回日引流出淡红色血性液 40 mL；留置尿管通畅，术后每天引流出 2 000～5 000 mL 淡黄色澄清尿液，偶尔出现膀胱痉挛，尿道刺激症状，有阵发性强烈的尿意，并且有时尿液会从导尿管旁溢出；血肌酐由术前 976 μmol/L 逐渐下降，目前已降至 98 μmol/L，尿素氮 15.4 mmol/L，肾小球滤过率 66 mL/min，血红蛋白 89 g/L，白蛋白 32 g/L，他克莫司药物浓度在 5.6～13.9 ng/mL，术后体温波动在 36.8～38.1 ℃，移植肾区无疼痛及肿胀；右颈内静脉导管通畅，日常用于静脉输液。自由体位，扶行下可下床活动，活动时伤口处有牵拉疼痛，疼痛评分 2 分，以上是我病历汇报的内容。

### （三）现场查体

**病区总带教田护士**：由实习同学小魏和小刘共同完成查体，请各位移步至患者床旁。

**实习生小魏**：常规查体结果如下。患者术后第 6 天，神志清楚，精神好，自理能力中度依赖、跌倒高风险、压疮低风险，自主体位，贫血貌，皮肤弹性良好，无水肿，大便每日一次，留置尿管，24 h 尿量 2 450 mL，右侧移植肾区（髂窝）引流管昨日 24 h 引流出淡红色血性液 35 mL，无菌敷料覆盖切口处，敷料干燥无渗出。生命体征平稳，体温 36.5 ℃，脉搏 84 次/min，呼吸

18 次/min,血压 144/92 mmHg,卧床休息时疼痛 0 分,活动时伤口处有牵拉痛,疼痛评分 2 分。

**实习生小刘:**专科查体结果如下。①右颈内静脉置管固定好,用于静脉输液使用,导管通畅、敷料清洁干燥、无渗出,暂夹闭。②右下腹可见一长约 12 cm 手术切口,愈合良好,移植肾质中,无压痛,无红肿,局部敷料清洁干燥,无渗出。③右侧移植肾区(髂窝)引流管固定好,导管通畅,引流出淡红色引流液 35 mL,挤压引流管通畅,患者未诉疼痛。④留置尿管通畅,固定好,引流出淡黄色引流液 2 450 mL,今日未诉尿道刺激不适。⑤左前臂动静脉内瘘触诊震颤好,无压痛,听诊血管杂音好。

（四）护理程序成果汇报

**病区总带教田护士:**刚才完成了床旁查体及护理问题评估、护理措施落实情况,接下来进入今天查房汇报的第四部分。前期带领同学们进行护理评估、列出护理诊断,提出护理目标,并针对性地对患者进行各项护理措施的落实。现在,大家结合患者目前病情、查体结果及护理评估,对该患者的整体护理过程,按照护理程序逐个进行汇报。

**实习生小魏:**

护理诊断:"有感染的风险",与移植术后免疫力低及服用抗排斥药物有关。

护理目标:住院期间未发生感染。

护理措施:做好患者基础护理,病室进行空气消毒,每日两次,同时要注意开窗通风,保持环境整洁,不堆积杂物。向患者讲解消毒隔离知识,注意个人卫生,饭前便后洗手,外出应佩戴口罩,避免交叉感染;早晚刷牙,保持口腔卫生,减少口腔感染的风险;注意防寒保暖,避免感冒的发生。单间收治患者,避免感冒或其他感染性疾病的医护人员护理及家属探视,减少交叉感染。建立术后康复计划表,指导患者进行深呼吸和有效咳嗽,咳嗽时协助按压伤口部位,减轻疼痛,痰液黏稠者可给予雾化吸入,促进排痰,预防肺部并发症。定期监测患者的血药浓度及免疫功能,避免出现过度免疫抑制。保证患者摄入足够的营养,由营养科根据患者需求量提供术后营养套餐,增强身体抵抗力。注意饮食卫生,不吃剩菜剩饭,不私自订外卖,减少生冷瓜果食物的摄入。

护理评价:通过加强环境卫生及个人防护,以及加强术后康复锻炼,患者体温逐渐降至 36.5 ℃左右。

**实习生小陈：**

护理诊断："有排斥的风险"，与患者免疫抑制剂药物浓度不稳定有关。

护理目标：住院期间未发生排斥反应。

护理措施：制作术后患者康复计划表，每日监测患者生命体征变化，特别是尿量、体重、体温以及血压的变化，异常指标及特殊注意事项记录于表内，方便查看。教会患者发现排斥反应的方法，如移植肾区肿大、压痛或下肢有牵引痛，尿量明显减少或出现血尿，体重增加，不明原因的乏力、腹痛、头痛、畏寒、食欲缺乏等，如有异常及时呼叫医护人员。规律服用免疫抑制剂，必须在固定的时间点服用，服药时间变动范围不宜超过 20 min，应空腹（餐前 1 h 或餐后 2 h）服药；一旦出现漏服、呕吐或腹泻，应及时告知，以便于调整和补充相应药物。指导患者使用手机闹铃提醒按时服药。定时复查药物浓度以及肾功能，如有异常及时调整治疗方案。

护理评价：通过严密监测各项指标以及给予药物指导后，患者目前免疫抑制剂药物浓度在正常范围，未发生排斥反应。

**实习生小刘：**

护理诊断："膀胱痉挛"，与移植术前长期无尿，膀胱萎缩、导尿管刺激膀胱括约肌有关。

护理目标：膀胱痉挛症状减轻。

护理措施：术前向患者发放肾移植宣教手册、播放健康教育视频、使用导尿管模具，让患者认识尿管气囊位置以及固定原理，面对面健康宣教、请成功案例病友讲解经验等措施，让患者了解肾移植手术治疗过程，针对引发膀胱痉挛原因、预防措施、处理预案等进行详细介绍。通过以上措施排解患者术前各类焦虑情绪，使患者有充分的心理准备，保持平稳心态接受治疗。术后留置尿管是引发膀胱痉挛的根本因素，因此针对留置导尿管的观察及护理至关重要，定时观察导尿管是否引流通畅，避免导尿管受外力牵拉，保持导尿管处于完全松弛状态，避免因牵拉而刺激膀胱三角区。膀胱痉挛诊断明确后，给予口服盐酸黄酮哌酯片 0.2 g/次，3～4 次/d。如患者出现情绪紧张、刺激过度敏感时，可给予镇静、镇痛药物。在患者病情许可的情况下，尽早拔除导尿管。

护理评价：患者膀胱痉挛症状缓解，目前可正常下床进行康复锻炼。

**实习生小高：**

护理诊断："有导管滑脱、堵塞的风险"，与患者翻身及下床活动有关。

护理目标:导管顺利正常拔除,未发生相关并发症。

护理措施:班班进行床头交接,加强巡视,标识清晰,注意检查管道是否有效二次固定,每日更换引流袋、观察引流液性状变化,及时倾倒引流液;向患者及家属讲解留置管道的重要性和必要性,引流袋要放置在易看见与不影响活动的地方,通常都是放在中央床栏处。一定要嘱咐家属,患者在翻身时,要提前将引流袋提在手上,而且要低于伤口位置,经常观察,避免出现逆流的现象,床上翻身及下床活动时,要先将引流管妥善固定后再进行活动,避免牵拉及压迫;在床位悬挂防导管滑脱标识,提醒和警示我们日常交班时做好查看和交接。夜间睡眠时,将引流管固定于患者不易触摸的部位,避免无意识地拉拽。

护理评价:通过给患者的指导,带管期间没有发生导管滑脱,同时我也掌握了留置管道的重要性,知晓了带管患者的护理注意事项。

实习生小孟:

护理诊断:"营养低于机体需要量",与术前贫血、术后蛋白质消耗量大、肾内分泌功能未完全恢复有关。

护理目标:患者白蛋白指标较前升高。

护理措施:准确评估患者的营养状况。通过营养评估量表、实验室指标以及膳食调查,进行全面的营养状况评估,并通过定期监测,制订和调整营养治疗方案;加强饮食宣教,根据患者的饮食喜好以及民族信仰,进行饮食推荐,医院配备有营养餐厅,三餐送至患者床旁;肾移植术后患者常常处于严重的免疫功能低下及高分解代谢状态,移植术后 3 个月内需高蛋白饮食,蛋白质摄入量为 $1.4$ g/(kg·d),移植术后>3 个月推荐限制/低蛋白饮食,蛋白质摄入量为 $0.6 \sim 0.8$ g/(kg·d)为宜。术后早期热量摄入推荐维持在 $126 \sim 147$ kJ/(kg·d),稳定阶段推荐为 $105 \sim 126$ kJ/(kg·d)。患者目前肾功能恢复良好,尿量正常,不限制液体摄入量。

护理评价:通过准确的评估、定期检测以及饮食指导,目前患者白蛋白指标较 4 d 前上升。

### (五)知识拓展

1.移植肾区(髂窝)引流管和尿管的观察及护理

(1)移植肾区(髂窝)引流管的观察及护理:移植肾区(髂窝)引流管也就是放置在移植肾周的引流管,要保持管道通畅,并妥善二次固定,确保引流瓶呈负压状态,观察引流管的颜色、性质及量。当引流液呈淡红色或暗红色血性为正常,当引流液颜色呈鲜血色,或引流量 2 h 内大于 100 mL 或者 24 h 大于 500 mL,伴血压下降、心率加快,应立即密切观察病情变化,建立静脉通道,配合医生积极救治,必要时做好术前准备。引流液正常为淡红色,后期逐渐变成淡黄色,量少,当引流量<30 mL,遵医嘱拔除引流管。

当伤口渗出液表现为淡黄色或者引流管引流出大量黄色液体,引流量大于 100 mL/d,应考虑是否为漏尿或淋巴漏。必要时遵医嘱使用生长抑素微量注射泵静脉泵入,注意药物不良反应,并监测血糖。

（2）术后导尿管的观察及护理:术后妥善固定导尿管,保持导尿管引流通畅,观察颜色、性质、质量。术后 24 h 内关注每小时尿量并准确记录,术后 1 周内每班关注小便量,白班小便量<800 mL,应评估入量情况及移植肾恢复情况,若是入量过少,指导受者适当增加饮水量,若是移植肾功能恢复延迟,通知医生对症处理。当尿液呈红色伴有血凝块,定时挤压,勿使血凝块阻塞导尿管或尿袋;若出现阻塞引流不畅,应立即通知医生予以疏通,必要时予以膀胱冲洗。行导尿管护理一天 2 次,观察尿道口有无分泌物以及会阴部有无肿胀、淤血等。询问移植者有无尿道口疼痛及膀胱痉挛等不适,疼痛明显者予以解痉治疗。

2.思考问题

病区总带教田护士:今天查房同学们进行了汇报和演示,接下来有两道课后作业留给大家。①肾移植术后排斥反应的种类以及观察要点有哪些?②术后康复指导及注意事项有哪些?

 （六）查房总结

护士长总结:今天的查房涵盖了肾移植术后护理的各个方面,从生命体征监测到引流管护理,从药物治疗到排斥反应的观察,都体现了大家对知识的渴望和对患者护理的责任感。通过本次教学查房,我们可以看到慢性肾衰竭患者肾移植后的护理是一项复杂而细致的工作。它要求我们不仅要掌握扎实的专业知识,还要具备敏锐的观察力和判断力,能够及时发现并处理患者可能出现的问题。同时,我们还需要关注患者的心理状态,提供必要的心理支持和疏导,帮助患者树立战胜疾病的信心。希望大家能够继续保持这种主动学习的态度,不断探索新的知识和方法,提高自己的专业素养和技能水平,将所学到的知识应用到实际工作中去,为患者提供更加优质、专业的护理服务。

护理部总结:这次针对慢性肾衰竭患者肾移植后护理的教学查房,充分体现了以学生为中心的教学方法的优势和效果。这种教学方法使知识不再是孤立的,而是形成了一个完整的体系,让同学们能够在实践中不断学习和成长。不仅为护生们提供了一个实践学习的平台,也为我们护理部提供了一个观察、评估和提升教学质量的机会。

特别值得一提的是,从病历介绍到主题知识拓展,再到病房查体和临床施护,同学们对知识进行了整体梳理和再学习。这种身体力行的教学方式使记忆更加深刻,有利于同学们提高知识整合能力,提升护士综合素质。这种综合素质的提升,不仅对于同学们今后的护理工作至关重要,也为日后正式参加护理工作打下了坚实的基础。

今后,护理部会继续加强教学质量监控和评估工作,不断提高教学质量和效果。让我们共同努力,为培养更多优秀的护理人才做出更大的贡献!

◇　**参考文献**　◇

[1]孟晓云,孙珂珂.肾移植护理技术操作规范[J].实用器官移植电子杂志, 2019,7(5):334-336.

[2]毛华东,谈娟,付饶,等.肾移植术后留置尿管引起膀胱痉挛的原因及护理[J].西南国防医药,2019,29(3):389-390.

[3]中国医师协会肾脏内科医师分会,中国中西医结合学会肾脏疾病专业委员会营养治疗指南专家协作组.中国慢性肾脏病营养治疗临床实践指南(2021版)[J].中华医学杂志,2021,101(8):539-559.

[4]唐艳,李金珂,邱涛.肾移植受者营养管理的研究进展[J].中华现代护理杂志,2022,28(20):2797-2800.

[5]冼盈,段智勤,李衡,等.肾移植术后感染病原菌特点及死亡风险[J].中国感染控制杂志,2023,22(5):539-546.

[6]张江伟,丁小明.肾移植术后血管并发症的诊疗策略[J].器官移植, 2024,15(1):1-9.

# 第四章
# 重症系统患者护理教学查房

护理实习生在重症系统各病区轮转时间为四周,按照每周教学计划开展带教工作。

第一周为入科宣教、明确教学计划、了解各病区亚专业特点,常见疾病护理常规、常见疾病护理程序五大内容,熟悉基础的危重症专科技能操作。

第二周着重对各病区亚专业常见疾病病情观察进行带教指导,了解各位学生对专科基础知识的掌握情况、对教学查房的理解程度。

第三周选择查房患者,在带教老师的指导下;学生通过护理评估,确定患者护理问题及预期目标;针对护理问题由学生主导、老师为辅实施相应护理措施,学生自行评价落实效果,并在老师的带领下进行相关知识拓展及文献查阅,带教老师评价并指导护理质量持续改进,周末召开教学工作会议安排第四周教学查房工作。

第四周对选定的患者进行护理教学查房,以 PPT 形式汇报整体护理情况,并按照护理程序进行护理成果汇报,同时,鼓励学生不限形式、大胆创新;展现整体护理过程及学生知识掌握情况。

 第一节　ICU 护理教学查房

实习护生在重症医学科学习四周时间。第一周完成了入科宣教、明确了教学计划,熟悉了危重症的护理常规、常见的专科技能操作。第二周对大家进行了颅脑损伤、脓毒症患者护理的带教指导,老师们了解了各位学生对专科知识掌握情况、对教学查房的理解程度。

# 一、颅脑损伤患者护理教学查房

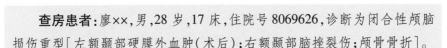

**查房患者**:廖××,男,28 岁,17 床,住院号 8069626,诊断为闭合性颅脑损伤重型[左额颞部硬膜外血肿(术后);右额颞部脑挫裂伤;颅骨骨折]。

**查房形式**:PPT 汇报+现场查体+场景展示。

**主持人**:护士长。

**参加人员**:护理部主任、科护士长、护士长、责任护士、病区总带教、各带教老师、实习同学等。

**查房流程**:

护士长:我们完成了第一、二周教学任务,在第三周确定对 17 床廖××闭合性颅脑损伤患者进行教学查房,大家在带教老师指导下查阅文献、拓展相关知识,学生通过护理评估,确定患者护理问题及预期目标,针对护理问题由学生主导、老师为辅实施了相应护理措施。

颅脑损伤是常见的外科急症,可分为头皮损伤、颅骨损伤和脑损伤,三者可单独或合并存在。发生率在全身各部位损伤中居第 2 位,仅次于四肢损伤,其死亡率和致残率高居身体各部位损伤之首。严重颅脑损伤往往伴有神经系统功能受损,甚至致残或死亡,正确的急救处理和完善的护理措施可降低此类患者的死亡率和致残率。下面由病区总带教李护士继续主持。

病区总带教李护士:这次查房我们选择的是科室的常见疾病——颅脑损伤,希望通过本次查房同学们能够完成以下各项教学目标。

知识目标:①掌握颅脑损伤的护理常规(重点)。②熟悉颅脑损伤潜在并发症及其护理措施(难点)。

技能目标:①掌握 GCS 昏迷评分的评估方法。②掌握防止颅内压增高的护理措施。

素质目标:①培养学生运用护理程序护理患者,建立临床护理思维。②培养学生团队合作能力。

病区总带教李护士:本次查房主要从以下 6 个方面进行,即颅脑损伤相关知识回顾、病历汇报、现场查体、护理程序成果汇报、知识拓展、查房总结。首先进行第一部分,主要通过互动问答的形式对上周业务学习的内容进行回顾,我提出相关问题,由同学进行回答,大家踊跃发言。

**(一)相关知识回顾**

问题:①颅脑损伤严重程度如何分级? ②颅底骨折的临床表现有哪些? ③硬膜外血肿的处理原则有哪些?

**实习生小张:**老师,颅脑损伤严重程度分级是通过 GCS 评分作为判断病情的依据,共分为 3 种类型。①轻型 GCS 评分 13~15 分,伤后昏迷时间<20 min。②中型 GCS 评分 9~12 分,伤后昏迷 20 min 至 6 h。③重型 GCS 评分 3~8 分,伤后昏迷>6 h,或在伤后 24 h 内意识恶化并昏迷>6 h。

**实习生小王:**颅底骨折的临床表现按照骨折部位的不同是不一样的。颅底骨折分为颅前窝、颅中窝和颅后窝骨折。颅前窝骨折时会有口鼻出血,脑脊液鼻漏,眶周、球结膜下的迟发性皮下瘀斑,形成"熊猫眼"。颅中窝骨折时会有脑脊液耳漏或血性脑脊液自外耳道流出。颅后窝骨折时在乳突和枕下部可见皮下淤血,或在咽后壁发现黏膜下淤血。

**实习生小丁:**老师,硬膜外血肿在治疗时分为非手术治疗和手术治疗。伤后无明显意识障碍,病情稳定,CT 所示幕上血肿量<40 mL,幕下血肿量<10 mL,中线结构移位<1.0 cm 者,可在密切观察病情的前提下,采用脱水降颅内压等非手术治疗。在治疗期间一旦出现颅内压进行性升高、局灶性脑损害、脑疝早期症状,应紧急手术,可根据 CT 所见采用骨瓣或骨窗开颅,清除血肿,妥善止血,术后可放置引流管继续引流,利于脑组织膨出和消灭无效腔。

**病区总带教李护士:**同学们的回答比较全面了,接下来进入今天的第二部分,病历汇报。

**(二)病历汇报**

**实习生小张:**廖××,男,28 岁,17 床,诊断为闭合性颅脑损伤重型。患者因不慎摔倒致头部外伤,入当地医院 CT 结果示:左额颞部硬膜外血肿,急诊行"左额颞部硬膜外血肿清除术+颅骨修补术",为进一步治疗来我院就诊。急诊以"左额颞部硬膜外血肿清除术后 1 d"为代主诉住院。无过敏史。入科后评估 Barthel 指数 0 分,重度依赖;Barden 评分 10 分,有压疮的风险;营养状态受损评分 3 分;CPOT 评分 4 分;RASS 评分+2 分。行 CT 检查结果示:右侧颞顶叶脑挫裂伤,局部血肿形成,周围脑组织水肿,右侧小脑幕切迹疝形成。入科时神志昏迷,带入气管插管,刻度 24 cm,接呼吸机辅助呼吸,模式:SIMV(V),$FiO_2$ 50%;双侧瞳孔等大等圆,直径 2.0 mm,对光反射均迟钝,心率 120 次/min,血压 79/45 mmHg,给予补液、血管活性药物应用,随后心率、血压得到改善。带入头部皮下引流管通畅,引流出血性液,第 1 天引流量 105 mL,第 2 天引流量 20 mL,于第 3 天拔除皮下引流管。入科第 2 天给予启动肠内营养,肠内营养液吸收欠佳,间断给予喂养。入科第 9 天患者出现全身抽搐,给予地西泮注射液后抽搐有所缓解,之后再次出现抽搐,给予注射用丙戊酸钠持续微量泵泵入,苯巴比妥钠注射液每 8 h 1 次,肌内注射。经过脱水降颅压、镇痛镇静、抗癫痫、促醒、促微血管循环、保护胃黏膜、止血、抗炎、营养等药物对症治疗,现患者持续镇静,气管插管,呼吸机辅助呼吸,心电监护示窦性心律。双侧瞳孔等大等圆,直径 2.5 mm,对光反射均迟钝。头部刀口干燥、清洁。留置胃管,持续肠内营养液滴入。床头抬高 30°,被动体位,早期被动活动进行肢体功能锻炼,以预防血栓。

　　在给予患者动态的各项护理评估、相应的措施实施过程中,有以下两点困惑:①颅脑损伤的患者为何要实施镇痛镇静? ②颅脑损伤的患者为什么不能使用绷带进行气管插管的二次固定?

　　**病区总带教李护士:** 根据 2019 西雅图国际性重型脑损伤专家共识里讲的,没有颅内压增高的颅脑损伤患者,使用镇痛镇静的目的是增加人机协调性,减轻患者的痛苦,提高舒适度,避免动脉高压和颅内压的激增。对于存在颅内压增高的患者,镇痛镇静可以降低脑氧代谢速率,相应地减少脑血容量,从而降低颅内压。同时可以提高患者对气管插管的耐受性,减少咳嗽反射,避免增加胸内压,从而减少颈静脉逆流导致的高颅压。第二个问题,头部静脉回流系统分深静脉和浅静脉,颅内的深部静脉与浅部静脉有广泛的交通,有很大的流量,如果我们人为地把浅静脉的血流阻碍了,那么所有的血都会涌向颅内的深静脉系统,整个静脉系统都会肿胀,就会出现绷带上下皮肤情况不一样,绷带以上皮肤偏硬、偏厚,而绷带以下的皮肤是松软的,那么颅脑损伤的患者临床表现就会更加严重,使头部肿胀伤口难以愈合。

　　我们现在去床边查体、对患者进行评估,大家关注一下患者神志、瞳孔及术区的情况。

### （三）现场查体

　　**病区总带教李护士:** 由实习同学小王和小李共同完成,请各位移步至患者床旁。

　　**实习生小王:** 常规查体结果如下。患者持续镇静,左侧卧位。体温 36.0 ℃,

心率 76 次/min，血压 134/72 mmHg，血氧饱和度 99%。口唇清洁、湿润，口腔黏膜无破溃，留置气管插管固定牢固，刻度 24 cm，持续呼吸机辅助呼吸，模式：SIMV，氧浓度 40%，测气囊压 28 cmH₂O。鼻翼无煽动，鼻中隔无偏曲，鼻腔黏膜无破损，鼻腔有少许分泌物，右侧鼻腔留置胃管通畅，刻度 65 cm，持续肠内营养液缓慢滴入。颈软无抵抗，双侧甲状腺无肿大，气管居中，颈部皮肤有散在皮疹。右锁骨下中心静脉置管通畅，刻度 15 cm，穿刺部位无红肿、渗出，敷贴完好无破损、卷边，持续液体泵入，无不良反应。右上肢静脉留置针通畅，穿刺部位无红肿、渗出，敷贴完好无卷边、破损，持续液体输入，无不良反应。胸廓对称，无畸形，胸部及双上肢皮肤有散在瘀紫。听诊心音、律齐、无杂音、心率 73 次/min。听诊肺部，呼吸音清、无湿啰音。听诊腹部，肠鸣音 1 次/min。腹软、无腹肌紧张，腹部叩诊呈鼓音。会阴部清洁干燥，留置尿管通畅，引流出淡黄色尿液。

**实习生小李**：专科查体结果如下。患者 RASS 评分+1 分，CPOT 评分 2 分，GCS 评分 7 分，头颅大小正常，无畸形，头部敷料清洁、干燥，给予头套固定，持续电子冰帽应用。左外耳道有少许分泌物，右外耳道无分泌物。双眼睑无水肿，结膜无充血，巩膜无黄染，双侧瞳孔等大等圆，直径 2.5 mm，对光反射迟钝。四肢肌张力正常，右上肢无水肿，左上肢轻度水肿，双下肢无水肿，双侧巴宾斯基征阳性。

### （四）护理程序成果汇报

**病区总带教李护士**：刚才完成了床旁查体及护理问题评估、护理措施落实情况，接下来进入今天查房的第四部分。

前期带领同学们进行护理评估、列出护理诊断；提出护理目标，并针对性地对患者进行各项护理措施的落实。现在，大家结合患者目前病情、查体结果及护理评估，对该患者的整体护理过程，按照护理程序逐个进行汇报。

**实习生小高**：

护理诊断："颅内压增高"，与颅脑损伤、脑水肿、脑疝有关。

护理目标：减轻脑水肿，降低颅内压，防止脑疝继续加重。

护理措施：气管插管及呼吸机管道通畅、无打折，床头抬高 30°，头部保持正中位，有利于颅内静脉回流，减轻脑水肿。神经功能评估，每小时观察瞳孔及 GCS 评分。如患者出现血压升高、脉搏慢而有力、呼吸浅慢、意识障碍加重等需随时观察瞳孔，必要时行 CT 检查。每日与医生共同确定镇痛镇静目标分值,每 4 h 进行一次 CPOT、RASS 评分,滴定式调节药物剂量,做好个体化用药,脱水药物、电子冰帽应用,应用抗癫痫类药物,降低脑耗氧量,保护脑组织。

护理评价:因为脑水肿有 3~5 d 的高峰期和 1 周的持续期,目前脑组织水肿还持续存在,但在逐步减轻,生命体征平稳,继续目前治疗方案,严密观察、监测各项指标变化。

### 实习生小张:

护理诊断:有再次抽搐发生的风险。

护理目标:无再次抽搐的发生。

护理措施:密切关注患者生命体征的情况,使体温控制在 36~37 ℃,心率在 100 次/min 以下,血氧饱和度在 95% 以上,血压在 130~140 mmHg。使用抑制抽搐药物,注射用丙戊酸钠持续微量泵泵入,苯巴比妥钠每 8 h 一次,肌内注射。脱水降颅压,减轻脑水肿,20% 甘露醇 125 mL 每 8 h 一次,快速静脉滴注。每日与医生共同制定镇痛镇静目标,减少刺激。按需吸痰,监测胃残余量,避免误吸,防止窒息。保持电解质在正常范围,必要时行脑电图检查明确抽搐的病因。

护理评价:患者未再发生抽搐。

### 实习生小丁:

护理诊断:有呼吸机相关性肺炎发生的风险。

护理目标:无呼吸机相关性肺炎的发生。

护理措施:床头抬高 30°;氯己定每 6 h 给予口腔护理,保持口腔清洁;吸痰时严格执行无菌操作;呼吸机螺纹管每周更换 1 次,有明显分泌物污染时及时更换;螺纹管冷凝水及时倾倒,湿化器添加水使用无菌注射用水,每 24 h 更换;每天评估撤机指征,减少插管天数;每 6 h 测量气囊压,保持气囊压在 25~30 cmH$_2$O,避免漏气,防止口腔细菌下移引起肺部感染;应用保护胃黏膜的药物,防止发生胃溃疡,增加胃液反流的风险。

护理评价:经过这些护理措施的实施,自患者入院以来至今,无呼吸机相关性肺炎的发生。

### 实习生小赵:

护理诊断:"营养失调",与脑损伤后高代谢、高热有关。

护理目标:营养状态改善。

护理措施:入科第一日血流动力不稳定时采用肠外营养支持治疗(脂肪

乳剂 250 mL/d、复方氨基酸液 500 mL/d）；由于患者不能经口进食不能满足日常营养需求，在入科第二日血流动力稳定后早期启动肠内营养（百普力 500 mL/d）来改善营养；每 4 h 监测患者的胃残余量，观察患者的吸收情况；给予乳果糖口服液、双歧杆菌三联活菌片、梭菌活菌片、枸橼酸莫沙必利片每天 3 次鼻饲，改善肠道菌群，增强胃肠蠕动，以此来增加营养物质的吸收。

护理评价：患者目前肠内营养液每日吸收情况较差。该患者体重为 67 kg，根据患者体重（kg）计算公式得出每日所需热量在 6 191～9 286 kJ，百普力 500 mL 为 2 100 kJ，根据患者体重（kg）计算得出该患者每日最少需要百普力 1 500 mL，但是由于患者目前吸收能力较差，百普力 500 mL 不能完全吸收，不足以提供患者所需热量。患者营养失衡护理问题未解决。

下一步护理措施：留置鼻空肠管，继续给予肠内营养支持；中西医结合，每日 2 次消胀贴穴位贴敷，促进肠蠕动。

（五）知识拓展

1. GCS 评分方法的演示

病区总带教李护士：感谢同学们的汇报，颅脑损伤患者有没有出现意识障碍对整个疾病的判断是非常重要的，而 GCS 评分是判断颅脑损伤程度及颅内压升高与否的重要指征，下面请实习生小丁给大家演示如何准确地进行 GCS 评分。

实习生小丁：GCS 昏迷评定量表分为 3 个方面。①睁眼反应：患者自己能够睁眼则计 4 分，在言语刺激下睁眼计 3 分，疼痛刺激睁眼计 2 分，没有睁眼反应计 1 分。②语言方面：能够正常交流计 5 分，言语错乱、词不达意计 4 分，只能说出单个词语或者不适当的言语计 3 分，只能发音而无法说出有意义的词语和句子计 2 分，完全无法言语计 1 分。③运动方面：患者能够按照嘱咐做动作计 6 分，如果不能做动作，但是对疼痛刺激有反应，并且可以准确地将医生的手拨开计 5 分，如果对疼痛刺激有反应，仅有肢体的收缩和屈曲计 4 分，如果是有去皮层状态，发生了双上肢的屈曲，双下肢伸直计 3 分，如果有脑强直状态，四肢均伸直、僵硬计 2 分，如果完全没有反应计 1 分。

国际上常用 GCS 评分来评价意识障碍的程度，最高是 15 分，最低是 3 分，分数越低，昏迷程度越深。通常 8 分以上恢复机会较大，7 分以下预后不良，3～5 分者有潜在死亡危险。

2.思考问题

病区总带教李护士:今天查房,同学们进行了汇报和演示,接下来有两道课后作业留给大家。①硬膜下血肿与硬膜外血肿有什么区别? ②亚低温治疗时的护理措施有哪些?

（六）查房总结

护士长总结:本次围绕颅脑损伤患者护理展开的教学查房,采用了以学生为中心的教学方式,组织学生进行病例讨论,分析问题的原因,并通过案例分析,引导同学们学会如何运用所学知识解决实际护理工作中的难题。在查房过程中,大家都积极交流,分享经验,共同解决问题。通过此次的教学查房,同学们已经能够运用护理程序,将患者的主要护理问题结合理论知识制订相应的护理措施,并在临床中得以实施。但还有更多、更细的护理措施以及未提出的新的护理措施需要在下一步学习中应用在临床实践,最终要把书本上的知识结合到临床,学以致用才是我们最终目的。

护理部总结:本次护理教学查房活动展示了同学们在护理操作、沟通协作以及临床判断与处理问题等方面的能力,大家在专业知识、思想观念、职业素养等方面取得了显著的进步。希望在今后的教学查房中能积极创新,将所学知识在实际工作中灵活运用,谢谢!

### ◈ 参考文献 ◈

[1]中华医学会神经外科学分会.颅脑创伤后癫痫防治中国专家共识[J].中华神经外科杂志,2017,33(7):652-654.

[2]丁文龙,刘学政.系统解剖学[M].北京:人民卫生出版社,2018.

[3]瞿介明,施毅.中国成人医院获得性肺炎与呼吸机相关性肺炎诊断和治疗指南(2018年版)的更新与解读[J].中华结核和呼吸杂志,2018,41(4):244-246.

[4]孙敏.基于CPOT及RASS评分的术后镇静镇痛调控方案在重症医学科机械通气病人中的应用[J].全科护理,2020,18(29):4013-4015.

[5]李乐之,路潜.外科护理学[M].7版.北京:人民卫生出版社,2021.

[6]亚洲急危重症协会中国腹腔重症协作组.重症病人胃肠功能障碍肠内营养专家共识[J].中华消化外科杂志,2021,20(11):1123-1136.

## 二、脓毒症患者护理教学查房

**查房患者**：余××，男，62岁，11床，住院号8127693，诊断为脓毒症、颅脑损伤、气管切开术后、继发性癫痫、急性肾损伤。

**查房形式**：PPT汇报+现场查体+场景展示。

**主持人**：护士长。

**参加人员**：护理部主任、科护士长、护士长、责任护士、病区总带教、各带教老师、实习同学等。

**查房流程**：

护士长：我们完成了第一、二周教学任务，在第三周确定对11床余××脓毒症患者进行教学查房，大家在带教老师指导下查阅文献、拓展相关知识，学生通过护理评估，确定患者护理问题及预期目标，针对护理问题由学生主导、老师为辅实施了相应护理措施。

脓毒症（sepsis）是因宿主对感染的反应失调而导致的危及生命的器官功能障碍。由各种病原体感染引起，典型临床表现有寒战高热、心率加快、呼吸急促、精神状态改变和皮疹等，病情严重程度取决于宿主炎症反应和免疫功能状态，是严重创伤、休克、感染、外科大手术等常见的并发症，病情进展后导致脓毒症休克和多器官功能障碍综合征是临床急危重患者的主要死因。我国44所医院重症监护病房的研究报告显示，ICU患者脓毒症的发病率为20.6%，90 d内病死率为35.5%，面对如此高发的脓毒症，了解该疾病的相关知识，给予患者正确的护理措施就尤其重要。下面由病区总带教李护士继续主持今天的护理教学查房。

病区总带教李护士：这次查房我们选择的是科室最常见的疾病——脓毒症，希望通过本次查房同学们能够完成以下各项教学目标。

知识目标：①掌握脓毒症的护理常规（重点）。②脓毒症的治疗原则。

技能目标：①掌握床旁接触隔离措施。②掌握气管切开护理技术。

素质目标：①提高对脓毒症的早期识别，建立临床护理思维。②培养学生团队合作能力。

病区总带教李护士：本次查房主要从以下6个方面进行，即脓毒症相关知识回顾、病历汇报、现场查体、护理程序成果汇报、知识拓展、查房总结。首先进行第一部分，主要通过互动问答的形式对上周业务学习的内容进行回顾，我提出相关问题，由同学进行回答，大家踊跃发言。

###  （一）相关知识回顾

问题：①脓毒症按照其严重程度可以分为几类？②什么是多器官功能障碍？其发病机制是什么？③脓毒症的治疗原则是什么？

实习生小赵：脓毒症按照其严重程度可分脓毒症、严重脓毒症和脓毒症休克。严重脓毒症是指脓毒症伴有器官功能障碍、组织灌注不良或低血压。脓毒障碍休克是指严重脓毒症给予足量的液体复苏后仍然伴有无法纠正的持续性低血压，也被认为是严重脓毒症的一种特殊类型。

实习生小王：老师，多器官功能障碍是指机体在经受严重损害（如严重疾病、外伤、手术、感染、休克等）后，发生2个或2个以上器官功能障碍，甚至功能障碍的综合征。发病机制总结来说就是全身炎症反应失控，细菌和内毒素移位，组织缺血再灌注损伤。

实习生小刘：老师，根据业务学习以及临床实践中学到的知识，脓毒症的治疗原则总结如下。首先处理原发感染灶是关键，然后使用抗菌药物，补充血容量，纠正低蛋白血症，对症处理高热，纠正电解质紊乱，维持酸碱平衡。

病区总带教李护士：同学们的回答都很正确，也比较全面，接下来进入今天的第二部分，病历汇报。

### （二）病历汇报

实习生小高：余××，男，62岁，11床，诊断为脓毒症、颅脑损伤、气管切开术后、继发性癫痫、急性肾损伤。既往史：3年余前因车祸造成颅脑损伤，行手术治疗，遗留四肢活动不利，伴言语不能、吞咽障碍、认知障碍、意识障碍，长期卧床，无过敏史，于××××年××月××日入住康复科治疗。入院第七日，以"呼吸困难半小时"为代主诉，于康复科转入重症医学科。入科后评估Barthel指数0分（重度依赖）；营养状态受损3分（白蛋白较低28.6 g/L）；Barden评分8分（高风险），有压疮的风险；Caprini评分4分（中危）；CPOT评分0分；RASS评分0分；GCS评分6分；SOFA评分12分。入科时神志昏迷，气管切开处接呼吸机辅助呼吸，模式：SIMV（P），$FiO_2$ 60%，血氧饱和度93%，氧合指数108 mmHg。PI值0.85，心电监护示波：窦性心律。双侧瞳孔等大等圆，直径2.0 mm，对光反射均灵敏。带入胃管、尿管均通畅。双下肢静脉血管超声结果显示：右侧大隐静脉及左侧股浅静脉附壁血栓形成。检验检查结果显示：纤维蛋白降解产物、活化部分凝血活酶时间、D-二聚体均高于正常值。肺泡灌洗液结果显示：耐碳青霉烯铜绿假单胞菌，CT 结果显示：双肺多发炎性改变，既往尿培养光滑念珠菌，体温最高 39 ℃。根据检验、检查结果调整抗生素，体温不再上升，各项感染指标均下降。营养方面：入科后给予静脉营养，复方氨基酸注射液 500 mL/d，中/长链脂肪乳 250 mL/d。入科第三日启动肠内营养混悬液 1 000 mL/d，并给予促胃肠蠕动及调节肠道菌群药物应用。经过补液、抗感染、雾化、祛痰、补充人血白蛋白、抑酸护胃、营养支持、规律纤维支气管镜检查综合对症治疗，患者在入科第六日停呼吸机应用，经气管切开处高流量吸氧 5 L/min。现患者神志昏迷，SOFA 评分 8 分，经气管切开处吸氧 4 L/min，切开处无红肿、无异常分泌物。心电监护示波：窦性心律。双侧瞳孔等大等圆，直径 2.0 mm，对光反射灵敏。被动体位，床头抬高 45°。持续肠内营养液经胃管鼻饲。在给予患者动态的各项护理评估、相应的措施实施过程中，我们有以下两点困惑：①脓毒症患者如何进行液体复苏？②脓毒症会引起深静脉血栓吗？

**病区总带教李护士**：脓毒症和脓毒症休克会引起低灌注，确诊后应立即开始液体复苏，需要在起始 3 h 内输注至少 30 mL/kg 的晶体溶液。在完成初始液体复苏后，需要反复评估血流动力学状态看有没有容量反应性，以指导进一步的液体使用。如果充分液体复苏后仍存在低血压，则给予升压药使平均动脉压（MAP）≥65 mmHg。

第二个问题，脓毒症时可导致水、电解质、酸碱平衡紊乱，以及凝血功能异常，从而导致深静脉血栓和应激性溃疡。同时炎症因子大量释放，凝血系统被激活，凝血因子大量消耗，微血栓就会形成，从而引起弥散性血管内凝血及多器官功能障碍。

### （三）现场查体

**病区总带教李护士**：由实习同学小王和小赵共同完成，请各位移步至患者床旁。

**实习生小王**：常规查体结果如下。患者神志昏迷，双侧瞳孔等大等圆，直径 2.0 mm，对光反射灵敏。半卧位，体温 37.0 ℃，心率 96 次/min，血压 139/68 mmHg，呼吸 19 次/min，血氧饱和度 97%。鼻中隔无偏曲，左侧鼻腔留置胃管通畅，刻度 55 cm，持续肠内营养液缓慢滴入。口唇湿润，无破损。颈强直，甲状腺无肿大。颈部气管切开，持续气管切开处吸氧 5 L/min，持续气道湿化液泵入，测气囊压为 27 cmH$_2$O。左锁骨下中心静脉置管通畅，无红肿、渗出,敷料清洁干燥。胸廓对称无畸形,听诊:双肺少量湿啰音,心率97 次/min,节律齐,未闻及杂音及心包摩擦音;腹部柔软,听诊腹部肠鸣音2 次/min。左肱动脉置管通畅,敷料清洁干燥无卷边,穿刺部位无红肿硬结,持续有创动脉血压监测。会阴部清洁,留置尿管通畅,引流出淡黄色尿液。

实习生小赵:专科查体结果如下。患者 GCS 评分 5 分,PI 1.14,CVP 10 cmH$_2$O。双耳郭无畸形,外耳道无异常分泌物,双侧眼睑无水肿、巩膜无黄染,双侧瞳孔等大等圆,直径 2.0 mm,对光反射灵敏。测双下肢腿围:左髌骨中点上 15 cm 周径 52 cm,左髌骨中点下 10 cm 周径 22 cm,左足踝处周径 19 cm,右髌骨中点上 15 cm 周径 51 cm,右髌骨中点下 10 cm 周径 21 cm,右足踝处周径 19 cm。双下肢皮肤暖,足背动脉搏动可触及。双侧巴宾斯基征均阳性,四肢无强直。

### (四)护理程序成果汇报

病区总带教李护士:刚才完成了床旁查体及护理问题评估、护理措施落实情况,接下来进入今天查房的第四部分。

前期带领同学们进行护理评估、列出护理诊断;提出护理目标,并针对性地对患者进行各项护理措施的落实。现在,大家结合患者目前病情、查体结果及护理评估,对该患者的整体护理过程,按照护理程序逐个进行汇报。

实习生小刘:

护理诊断:"气体交换受损",与痰液黏稠,无自主咳痰能力,肺氧合功能障碍有关。

护理目标:脱离呼吸机辅助呼吸,氧合指数>200 mmHg。

护理措施:床头抬高 45°,防止误吸、反流;保持病房温度 18～22 ℃,湿度 50%～60%,持续气道湿化应用,随患者痰液黏稠度调节湿化量;给予机械通气治疗,每日监测血气分析,调节合适的呼吸机参数,每 6 h 测量 1 次气囊压,保持气囊压在 25～30 cmH$_2$O;听诊双肺呼吸音及痰鸣音,观察每班痰液情况,必要时行雾化吸入;保持呼吸道通畅,按需吸痰。机械深部排痰每日两次,每 2 h 翻身、叩背 1 次,间断给予纤维支气管镜检查,预防呼吸道感染和呼吸机相关性肺炎。

护理评价:患者现血氧饱和波动在 98%～100%,氧分压波动在 102～278 mmHg,氧合指数 248～380 mmHg。

**实习生小高:**

护理诊断:"体温过高",与肺部感染、泌尿系统感染有关。

护理目标:体温正常,肺部感染减轻,炎症指标下降或正常。

护理措施:早期液体复苏,复苏过程中严密观察、监测患者尿量、心率、血压、CVP、ScvO$_2$、血乳酸、PI 指标,及时评估患者容量,预防发生肺水肿;每班评估 SOFA 评分,发现变化及时通知医师并协助处理;床旁接触隔离、专人看护;每班两次消毒湿巾擦拭消毒床单位,操作时最大无菌屏障,严格执行手卫生规范;每 6 h 行口腔护理 1 次,擦洗棉球不宜过湿,以防患者将溶液吸入呼吸道,观察口腔黏膜是否有真菌感染;呼吸机管路 7 d 更换 1 次,积水杯放置最低位;吸痰时严格执行无菌操作,气管切开护理每 6 h 1 次,观察气管切开处有无红肿、渗液。

护理评价:现体温正常,炎症指标较前下降。

**实习生小王:**

护理诊断:周围静脉血栓有脱落的风险。

护理目标:右侧大隐静脉血栓及左侧股浅静脉附壁血栓未脱落。

护理措施:患者血小板较低,无法给予药物抗凝,给予双下肢抬高制动,避免按摩;定时复查彩超,观察患者血栓有无增多或移位;每班定时测量大腿腿围,观察双下肢有无不对称肿大。(测量部位:髌骨中点上 15 cm、下 10 cm 及足踝处周径。第一次测量时标出皮尺上、下缘,减少测量误差。每次均同时测量双下肢周径进行对比);每班定时观察皮肤的温度、颜色、感觉,足背动脉搏动情况(在动脉搏动明显处划圈做标记);观察患者有无突发性发绀、血氧饱和度下降、呛咳,警惕患者肺栓塞的发生。

护理评价:患者双下肢腿围无明显增加,未出现血栓脱落。

**实习生小赵:**

护理诊断:"营养失调",与机体消耗增加、摄入低于机体需要量有关。

护理目标:胃肠蠕动正常,肠鸣音正常,鼻饲肠内营养液后无腹胀、腹泻等并发症的发生,白蛋白升至 35 g/L 以上。

护理措施:给予梭菌活菌片+双歧杆菌四联活菌片+枸橼酸莫沙必利片+乳果糖口服液促进胃肠道蠕动,改善肠道菌群失调;根据患者病情、体重,选择合适的营养制剂肠内营养 1 000 mL/d(伊力佳+百普力);每 6 h 监测患者的胃残余量,观察患者的吸收情况。

护理评价:无腹胀、腹泻等并发症的发生,白蛋白 36.2 g/L。

**（五）知识拓展**

**1.气管切开护理技术的演示**

**病区总带教李护士：**感谢同学们的汇报,气管切开的护理对于今天我们查房的患者在恢复呼吸功能,减少肺部感染的风险有着非常重要的作用,下面请实习生小刘给大家演示气管切开护理技术的操作要点。

**实习生小刘：**①操作前先准备用物评估患者一般情况。②协助患者取合适体位(头、颈、肩呈一直线)。③取下敷料,局部清洁消毒,按照上侧—对侧—近侧—下侧顺序消毒。④更换敷料,调节系带松紧度,以容纳1指为宜,不可松动。⑤观察患者换药后反应。

**2.思考问题**

**病区总带教李护士：**今天查房同学们进行了汇报和演示,接下有两道课后作业留给大家。①如何计算平均动脉压? ②为什么我们要观察平均动脉压? 有什么临床意义?

**（六）查房总结**

**护士长总结：**本次围绕患者脓毒症护理展开的教学查房,在查房过程中,同学们相互协作,熟悉患者的病情和治疗方案,仔细观察患者的生命体征和病情变化,同时也不断地向带教老师请教和学习,老师也引导着同学们学会发现问题、讨论问题并找出解决问题的方法,提高了同学们的临床思维能力。通过此次的教学查房,同学们已经能够运用护理程序,将患者的主要护理问题结合理论知识制定相应的护理措施,并在临床中得以实施,但患者的疾病还未痊愈,在治疗过程中还会出现不一样的问题,这就需要我们连续性、全面的整体护理,在出现新的护理问题后,我们就需要重新评估及时修正新的护理目标。

**护理部总结：**通过这次的教学查房,同学们既学习了专业知识,也提高了临床思维能力,能够对案例进行分析,发现问题并解决问题,为患者提供了更加安全、优质、高效的护理服务。希望大家能够应用所学知识,不断成长和进步,谢谢!

### ◇　**参考文献**　◇

[1]孙啸宇,陆宗庆,张金,等.《拯救脓毒症运动:脓毒症与脓毒性休克治疗国际指南(2021)》摘译与解读[J].中国中西医结合急救杂志,2021,28

　　（6）：645-652.

［2］李庆印，陈永强.重症专科护理［M］.北京：人民卫生出版社，2021.

［3］吴洲鹏，赵纪春，马玉奎.《欧洲血管外科学会2021年静脉血栓形成指南》解读［J］.中国普外基础与临床杂志，2021，28（2）：1-7.

［4］尤黎明，吴瑛.内科护理学［M］.7版.北京：人民卫生出版社，2022.

［5］王晨，张跃新.脓毒血症的研究进展［J］.临床医学进展，2023，13（2）：2588-2593.

## 第二节　神经内科重症监护室护理教学查房

　　实习生在神经内科重症监护室（NCU）学习共4周时间。根据每周教学计划开展教学带教工作，第一周完成了入科宣教，明确教学计划，了解神经内科重症收治标准、掌握基础的护理技能操作，掌握护理程序五大内容。第二周着重对专科疾病护理进行带教指导，访谈了解各位学生对专科知识掌握情况、对教学查房的理解。

### 一、急性脑梗死静脉溶栓患者护理教学查房

　　**查房患者：**赵××，8床，住院号8195106，诊断为脑梗死。

　　**查房形式：**PPT汇报+现场查体+情景展示。

　　**主持人：**护士长。

　　**参加人员：**护理部主任、科护士长、护士长、责任护士、病区总带教、各带教老师、实习同学等。

　　**查房流程：**

　　护士长：我们完成了第一、二周教学任务，在3 d前确定对8床赵××急性脑梗死患者进行教学查房，大家在带教老师指导下查阅文献、拓展相关知识，学生通过护理评估，确定患者护理问题及预期目标，针对护理问题由学生主导、老师为辅实施了相应护理措施。

　　脑梗死又称缺血性脑卒中，是指各种原因所致脑部血液供应障碍，导致局部脑组织缺血、缺氧性坏死，而迅速出现相应神经功能缺损的一类临床综合征，面对如此高发病率、高致残率、高复发率、高死亡率的疾病。

下面由科室总带教李护士继续主持今天的护理教学查房。

病区总带教李护士:这次查房我选择的是科室的典型疾病——急性脑梗死,希望通过本次查房同学们能够完成以下各项教学目标。

知识目标:①了解急性脑梗死静脉溶栓护理常规。②掌握急性脑梗死的临床表现、治疗原则、并发症观察(难点)。

技能目标:①掌握吞咽功能评估(重点)。②掌握指导患者语言功能恢复技术。

素质目标:①提高学生发现、分析和解决问题的临床思维能力。②提升科室和带教老师教学质量和综合素质。

病区总带教李护士:本次查房主要从以下6个方面进行。脑梗死相关知识回顾、病历汇报、现场查体、护理程序成果汇报、知识拓展、查房总结。

首先进行第一部分,主要通过互动问答的形式对上周业务学习的内容进行回顾,我提出相关问题,由同学进行回答,大家踊跃发言。

### ◀ (一)相关知识回顾

问题:①脑梗死危险因素有哪些? ②急性脑梗死临床表现有哪些? ③一旦疑似脑卒中,需立即进行哪些相关检查?

实习生小孙:脑梗死的危险因素分为可干预因素和不可干预因素。可干预因素包括高血压、吸烟、糖尿病、心房颤动、颈动脉斑块和狭窄、腔隙性脑梗死、高脂血症、饮食和营养、缺乏身体活动、超重与肥胖、饮酒、高同型半胱氨酸血症、睡眠呼吸暂停、偏头痛等;不可干预因素包括性别、年龄、种族、遗传因素和出生体重。

实习生小黄:通过老师的讲解查看疾病常规,我了解到急性脑梗死主要分为颈内动脉系统脑梗死、椎-基底动脉系统脑梗死。

颈内动脉系统脑梗死临床表现:对侧肢体偏瘫、对侧感觉减退、对侧同向偏盲、对侧下肢无力、人格情感障碍、一侧视力下降。

椎-基底动脉系统脑梗死临床主要表现:眩晕、呕吐、共济失调、眼球运动障碍、交叉瘫或感觉异常、双眼视力障碍发作。

一旦疑似脑卒中,需立即进行心电图、血常规、血糖和头部CT检查。

病区总带教李老师:接下来进入今天的第二部分,病历汇报。

### ◀ (二)病历汇报

实习生小黄:赵××,男,66岁,8床,诊断为脑梗死。有高血压病史2年,糖尿病病史 2 年,吸烟史 40 年,偶有饮酒。无过敏史。患者于××××年××月××日以"突发言语不利、左侧肢体无力 3 h"为主诉急诊入院,卒中绿道给予阿替普酶 rt-PA 静脉溶栓,入科时患者神志清,精神差,GCS 评分:E4V5M6 = 15 分,双侧瞳孔等大等圆,直径 3 mm,对光反射灵敏;右侧肢体肌力 5 级,左侧上肢肢体肌力 3 级,左侧下肢肢体肌力 4 级,四肢肌张力均正常。全身皮肤完整,自排小便;NIHSS 评分 5 分(构音 1 分,左侧面瘫 1 分,左侧上肢 2 分,左侧下肢 1 分);洼田饮水试验 1 分。静脉血栓栓塞风险因素评估(Caprini)2 分。溶栓后即刻 NIHSS 评分 1 分(构音:1 分)。4 月 12 日 CT 示:①右侧基底节区-侧脑室旁新近梗死灶(FLAIR 序列高信号,DWI 序列高信号,ADC 序列低信号)。②双侧额叶皮层下散在缺血灶。Barthel 指数评定量表 60 分(轻度依赖);Barden 量表 18 分(压疮低风险);营养状态受损评分 3 分;疼痛评分 0 分;洼田饮水试验 1 分;静脉血栓栓塞风险因素评估(Caprini)2 分。

主要治疗:抗血小板聚集、强化他汀、调脂稳斑块、改善循环、护胃预防应激性溃疡、抗感染、化痰、维持水和电解质平衡等对症支持治疗。患者目前意识清,精神可,言语清楚,双侧瞳孔等大等圆,直径约 3 mm,对光反射灵敏。四肢肢体肌力正常,四肢肌张力正常。NIHSS 评分 0 分。

在对患者动态的各项护理评估、相应的措施实施过程中,有以下 2 点困惑:①脑梗死急性期患者血糖控制范围是什么？②发病 4.5 h 内和发病 6 h 内使用 rt-PA 静脉溶栓使用方法有何不同？

病区总带教李护士:脑梗死急性期患者血糖控制在 7.7 ~ 10.0 mmol/L,发病 4.5 h 内,遵医嘱给予 rt-PA 静脉溶栓。使用方法:rt-PA 0.9 mg/kg(最大剂量为 90 mg)静脉滴注,其中 10% 在最初 1 min 内静脉推注,其余 90% 药物持续微泵静脉滴注 1 h。发病 6 h 内,若患者不适合 rt-PA 治疗,遵医嘱给予尿激酶静脉溶栓。使用方法:尿激酶 100 万 ~ 150 万 IU,溶解加入生理盐水 100 ~ 200 mL,持续微泵静脉滴注 30 min。

我们现在去床边查体、对患者进行评估,你们关注一下患者的疼痛感受以及现在的引流情况。

### ◀ (三)现场查体

病区总带教李护士:由实习同学小孙和小李完成查体,请各位移步至患者床旁。

**实习生小孙:**常规查体结果如下。患者心电监护:窦性心律,节律齐,体温 36.5 ℃,心率 65 次/min,呼吸平稳,呼吸频率 18 次/min,血压 136/72 mmHg,血氧饱和度 99%,疼痛评分 0 分,绝对卧床,给予床头抬高 30°。

**实习生小李:**专科查体结果如下。神志清,精神可;GCS 评分:E4V5M6 = 15 分;双侧瞳孔等大等圆,直径 3 mm,对光反射灵敏,言语清楚,情绪平稳。听诊:双肺呼吸音清,肠鸣音 4 次/min,四肢肢体肌力正常,四肢肌张力正常,NIHSS 评分 0 分。全身皮肤完整,口腔、鼻黏膜及皮肤无出血。

### （四）护理程序成果汇报

**病区总带教李护士:**刚才完成了床旁查体及护理问题评估、护理措施落实情况,接下来进入今天查房的第四部分。

前期带领同学们进行护理评估、列出护理诊断;提出护理目标,并针对性地对患者进行各项护理措施的落实。现在,大家结合患者目前病情、查体结果及护理评估,对该患者的整体护理过程,按照护理程序逐个进行汇报。

**实习生小张:**

护理诊断:"躯体移动障碍",与肌力下降有关。

护理目标:患者掌握移动躯体的正确方法,在帮助下可进行活动。

护理措施:保持患者舒适体位,翻身叩背 2 h/次。保持肢体功能位置,指导康复训练。帮助患者进行关节的主动活动与被动活动。卧床期间协助患者生活护理。

护理评价:患者 NIHSS 评分 0 分,查体四肢肌力、肌张力均正常。

**实习生小王:**

护理诊断:"语言沟通障碍",与大脑语言中枢功能受损有关。

护理目标:患者语言功能恢复。

护理措施:提问简单的问题,借助卡片、笔、本、图片、表情或手势沟通。安静的语言交流环境,与患者沟通要关心、体贴、缓慢、耐心等。鼓励患者积极参加语言康复训练,耐心纠正其发音,反复练习坚持不懈。建立和谐的护患关系,与患者家属密切配合。

护理评价:患者言语流利。

**实习生小孙:**

护理诊断:"潜在并发症",有出血的风险。

护理目标：未发生出血。

护理措施：每小时观察1次患者的神志瞳孔、心率、呼吸，血压的变化，有无高颅压的表现（如头痛、喷射性呕吐、烦躁等）。观察患者有无黏膜、牙龈出血，皮肤有无散在出血点及瘀斑。保持病房环境安静。保持每日大便通畅，避免诱发脑疝。监测24 h出入量是否平衡。密切监测患者凝血功能的变化。

护理评价：患者溶栓过程中出现牙龈出血，给予棉球压迫止血后未再出血。

**实习生小黄：**

护理诊断："知识缺乏"，缺乏疾病、药物及护理等相关知识。

护理目标：患者及家属了解疾病、药物及护理等相关知识，能配合采取相关康复措施。

护理措施：方法如下。①饮食指导：指导患者坚持低盐低脂饮食，多食蔬菜、水果，少食含脂肪及胆固醇高的食物；戒烟戒酒。②用药指导：遵医嘱用药，不可随意停药，若服用期间出现大便出血、牙龈出血等，立即停用，定期复查肝功能、血常规、电解质及血糖。③生活指导：要规律作息，适当康复锻炼，避免过度劳累，定期监测血压情况，避免情绪激动，起床不宜过快过猛，以防直立性低血压。

护理评价：患者了解了脑梗死疾病的相关知识。

### （五）知识拓展

**1. 吞咽功能筛查的演示**

**病区总带教李护士：**感谢同学们的汇报，意识清楚、轻度意识障碍、能主动配合的患者，应在脑卒中发病后初次经口进食、水或服药之前采用改良洼田饮水试验进行吞咽功能筛查，改良洼田饮水试验筛查结果为正常者，应给予正常经口进食。下面请实习生小王给大家演示吞咽功能筛查。

**实习生小王：**吞咽功能筛查前应采用格拉斯哥评分判断患者的意识状态，针对意识清楚、轻度意识障碍、能主动配合的患者实施相关操作。嘱患者取端坐位或半坐卧位，先让患者分别单次喝下1 mL、3 mL、5 mL水，如无问题，再让患者像平常一样自行饮下30 mL温水，观察和记录饮水时间、有无呛咳、饮水状态。结果判定：①正常。Ⅰ级：Ⅰa（5 s内能顺利地一次将水咽下）。②可疑。Ⅰb（5 s以上一次喝完无呛咳）；Ⅱ级：分两次喝完，无呛咳;③异常。Ⅲ级:一次喝完,有呛咳;Ⅳ级:两次以上喝完,有呛咳;Ⅴ级:多次发生呛咳,不能将水喝完。

2.思考问题

病区总带教李护士:今天查房同学们进行了汇报和演示,接下有两道课后作业留给大家。①改良洼田饮水试验筛查结果为可疑或异常者,应该怎么办呢? ②患者出现哪些症状时应考虑颅内出血可能,应立即停止静脉溶栓,急诊行头颅 CT?

### （六）查房总结

护士长总结:大家汇报得很好,我们做这个教学查房的目的是要学生在这个科室能够掌握基本的专科操作,教学查房的目标是需要入科就制定目标,教学查房很简单,但是学生能够通过教学查房学到很多东西,尤其是能够将书本上的知识转化到临床上。我们针对患者制定护理措施,要分出主次,不能想到哪个就是哪个,首先要把主要的护理措施说出来,还有就是我们临床现在都在说健康宣教,要知道我们面对的是人,人都是有差异性的,我们要制定个性化的宣教,不要对所有人说你要低盐、低脂饮食,你可以和他沟通,给他说具体可以吃的食物。

护理部总结:这次的查房大家准备很充分,效果很好,授人以鱼不如授人以渔,此次教学查房让同学们由参与者变成了主导者,活跃了教学气氛,增强了教学效果,提高了实习生的认知力、理解力、分析力、动手能力,最后我们要坚持"以患者为中心"的初衷,以患者的需求为导向,深入发现患者的隐性需求,通过与患者的全方位沟通、协调与统筹,为患者提供整体性、连续性、协调性、个体化的护理服务,要采取多种形式的查房模式,不断提高护理人员整体服务能力,切实提高患者满意度。

◇　**参考文献**　◇

[1]刘鸣,谢鹏.神经内科学[M].北京:人民卫生出版社,2008.

[2]中华护理学会内科专业委员会,首都医科大学宣武医院.急性缺血性脑卒中静脉溶栓护理指南[J].中华护理杂志,2023,58(1):10-15.

[3]朱洁,张华,李淑琴.因时护理模式联合早期康复训练在脑卒中后吞咽功能障碍患者中的应用[J].国际护理学杂志,2023,42(2):269-272.

[4]中华医学会神经病学分会,中华医学会神经病学分会脑血管病学组.中

国急性缺血性卒中诊治指南2023［J］.中华神经科杂志,2024,57（6）：523-559.

## 二、脑出血患者护理教学查房

**查房患者**:李××,女,47岁,5床,住院号8187524,诊断为脑出血。

**查房形式**:PPT汇报+现场查体+场景展示。

**主持人**:护士长。

**参加人员**:护理部主任、科护士长、护士长、责任护士、病区总带教、各带教老师、实习同学等。

**查房流程**:

护士长:我们完成了第一、二周教学任务,在3d前确定对5床李××脑出血患者进行教学查房,大家在带教老师指导下查阅文献、拓展相关知识,学生通过护理评估,确定患者护理问题及预期目标,针对护理问题由学生主导、老师为辅实施了相应护理措施。

脑出血是指非外伤性脑实质内血管破裂引起的出血,也称自发性脑出血,是急性脑血管病中死亡率最高的。在中国卒中患者中占23.4%,以急性发病、病情迅速变化,以及高致死和致残率为显著特点。脑出血发病凶险,给社会和家庭都带来了沉重的负担。面对高致死和致残率的脑出血,今天我们主要通过5床患者的教学查房一起来讨论学习脑出血的相关基础知识。下面由病区总带教李护士继续主持今天的护理教学查房。

病区总带教李护士:这次查房选择的是科室的典型疾病——脑出血,希望通过本次查房同学们能够完成以下各项教学目标。

知识目标:①掌握脑出血临床表现。②掌握脑出血患者治疗原则(难点)。

技能目标:①能够掌握意识评估(重点)。②能够熟练掌握口咽通气管置入技术。

素质目标:①培养护生急救意识,提高护生发现、分析和解决问题的重症临床思维能力。②提升科室和带教老师教学质量和综合素质。

病区总带教李护士:本次查房主要从以下6个方面进行。脑出血疾病相关知识回顾、病历汇报、现场查体、护理程序成果汇报、知识拓展、查房总结。首先进行第一部分,主要通过互动问答的形式对上周业务学习的内容进行回顾,我提出相关问题,由同学进行回答,大家踊跃发言。

### (一)相关知识回顾

问题:①脑出血的发病因素有哪些? ②脑出血的临床表现有哪些? ③日常生活中如何预防脑出血?

实习生小高:老师,我回答第一个问题。入科第二周带教老师给我讲解:①高血压是脑出血最重要的病因及危险因素。在长期高血压的影响下,脑内小血管管壁发生破裂而导致脑出血。②情绪激动是脑出血的又一重要诱因。因生气、情绪激动导致交感神经系统兴奋、肾上腺素分泌增多,心跳加快,血管急剧收缩,诱发血管破裂。③过度劳累。由于精神极度紧张或长期过于疲劳,极易诱发脑出血。④不良的生活习惯。吸烟、饮酒是引起脑出血的另一危险因素。酗酒,可引起高血压增高或凝血机制和脑血流加速导致脑出血;长期吸烟可促进动脉硬化,使得血管脆性增加。⑤气候变化。冬秋季好发,这是因为冬天天气冷,使血管收缩、血压上升,而夏季天气转热,血管扩张、血压下降的缘故。但是夏季中暑、出汗增多也会促发脑出血。

实习生小庄:老师,脑出血患者常见症状是呕吐,出血后血压明显升高,临床症状因出血部位及出血量不同而异,基底核、丘脑与内囊出血引起轻偏瘫是常见的早期症状;少数病例可出现痫性发作,常为局灶性;重症者迅速转入意识模糊或昏迷。头痛是脑出血的首发症状,常常位于出血一侧的头部;有颅内压增高时,疼痛可以发展到整个头部。头晕常与头痛伴发,特别是在小脑和脑干出血时;约一半的患者发生呕吐,可能与脑出血时颅内压增高、眩晕发作、脑膜受到血液刺激有关。在脑较深部位的短时间内大量出血,大多会出现意识障碍。表现为嗜睡或昏迷,程度与脑出血的部位、出血量和速度有关。

实习生总带教李护士:其他同学有没有补充的?

实习生小王:我通过查找脑出血临床管理指南文献了解到,脑出血临床症状还包括运动障碍以偏瘫为多见;言语障碍主要表现为失语和言语含糊不清;瞳孔不等大常发生于颅内压增高出现脑疝的患者,还可以有偏盲和眼球活动障碍;脑出血患者在急性期常常两眼凝视。

**实习生总带教李护士:** 大家知识很扎实,知识掌握得很全面,回答得特别好,大家掌握了脑出血的病因及临床表现,那么我们日常生活中如何预防脑出血呢?

**实习生小杨:** 老师,我认为预防脑出血首先要养成健康的生活方式。①戒烟戒酒,避免熬夜,保持良好的精神状态,劳逸结合,避免体力和脑力的过度劳累。②控制血压患者要按时服药,定期检查,将血压控制在平稳范围内。③要保持良好乐观心态,避免情绪激动,减少烦恼,知足常乐。④平时饮食要低盐、低脂、低糖,少吃动物内脏,多吃蔬菜、水果、豆制品。⑤保持大便通畅,预防便秘,多吃富含纤维的食物,如青菜、水果等。⑥要注意天气变化,防寒避暑,使身体适应气候变化,根据自身健康情况,进行一些适宜的体育锻炼,如跳广播体操、打太极拳等,以促进血液循环。

**实习生总带教李护士:** 接下来进入今天的第二部分,病历汇报。

### ▶ (二)病历汇报

**实习生小杨:** 患者李××,女,47 岁,5 床,诊断为脑出血。患高血压 1 年,无药物及过敏史。患者于 2023 年 2 月 18 日急诊入院,1 h 余前吃饭时被人发现逐渐出现意识不清,呼之不应、无法对答,伴恶心、呕吐,呕吐物为咖啡色胃内容物,右侧肢体无力,无肢体抽搐、大小便失禁,为进一步治疗急诊至医院。头颅 CT 提示考虑左侧丘脑-基底节区脑出血,量约 50 mL。中线结构右移,考虑局部脑疝形成。急诊以"脑出血"收住本科,入科患者呈昏迷状,双侧瞳孔不等大,左侧瞳孔直径约 4 mm,右侧瞳孔直径约 2 mm,对光反射均消失,患者呕吐出褐色胃内容物,给予甲氧氯普胺 10 mg 肌内注射。给予留置胃管,给予胃肠减压,患者心率快、呼吸频率快、血氧饱和度低,紧急给予气管插管,呼吸机辅助呼吸;右侧肢体疼痛刺激下未见明显收缩,左侧肢体疼痛刺激下偶见屈曲动作。右侧肢体肌张力降低,左侧肢体肌张力正常;患者入科血压高,给予药物调控血压。行术前准备。患者至手术室行"立体定向颅内血肿穿刺引流术+颅骨修补术+侧脑室钻孔穿刺置管术"。术后返回××科,患者麻醉未醒,双侧瞳孔不等大,左侧瞳孔直径约 2.5 mm,右侧瞳孔直径约 2 mm,对光反射均消失,带入右侧脑室引流管通畅,固定好,外露刻度 12 cm,引流出血性液,左侧血肿腔引流管通畅,固定好,外露刻度 9 cm,引流出血性液。带入气管插管,刻度 23 cm,接呼吸机辅助呼吸,带入右锁骨下中心静脉导管通畅,刻度 13 cm,给予镇静镇痛、调控血压药物应用。留置胃管通畅,持续胃肠减压,带入左足背动脉留置针,持续动脉压监测。留置尿管通畅,引流出黄色尿液。

2月18日CT示:①考虑左侧丘脑-基底节区脑出血进入脑室。较往日前片对比脑实质出血变化不明显,脑室内积血增多。②中线结构右移,考虑局部脑疝形成,请结合临床。③双侧副鼻窦炎。④双肺多发炎性/渗出性改变。⑤考虑双侧胸腔少量积液。

2月18日心电图结果:窦性心动过速(心率113次/min,参考值60~100次/min)。

2月19日患者胃内容物较多,给予留置鼻肠管,在位。护理评估:Barthel指数评定量表0分(重度依赖);Barden量表10分(压疮高风险);营养状态受损评分3分;疼痛评分0分;静脉血栓栓塞风险因素评估(Caprini)3分。

主要治疗:改善脑代谢、营养神经、调控血压、抑酸护胃、促醒、抗感染、化痰类、镇静镇痛药物应用。

患者现呈镇静状,双侧瞳孔不等大,左侧瞳孔直径约2.5 mm,右侧瞳孔直径约2 mm,对光反射均消失,RASS评分-4分,CPOT评分0分。右侧脑室引流管通畅,固定好,外露刻度12 cm,引流出血性液,左侧血肿腔引流管通畅,固定好,外露刻度9 cm,引流出血性液。气管插管,刻度23 cm,持续呼吸机辅助呼吸。右锁骨下中心静脉导管通畅,刻度13 cm,给予镇静镇痛、降压药物应用,心电监护示窦性心律、节律齐。留置胃管通畅,置入深度55 cm,固定好,持续胃肠减压,引流出褐色胃内容物。留置鼻肠管通畅,置入刻度120 cm。右桡动脉留置针通畅,持续动脉压监测。留置尿管通畅,引流出黄色尿液。全身皮肤完整。

### （三）现场查体

病区总带教李护士:由实习同学小杨和小李共同完成查体,请各位移步至患者床旁。

实习生小杨:常规查体结果如下。患者呈镇静状,RASS -3分,双侧瞳孔不等大,左侧瞳孔直径约2.5 mm,右侧瞳孔直径约2 mm,对光反射均消失。右锁骨下中心静脉导管通畅,刻度13 cm,听诊双肺呼吸音清,心电监护示:窦性心律、节律齐。心率76次/min,体温36.5 ℃,血压138/78 mmHg,血氧饱和度99%,CPOT评分0分,留置胃管通畅,置入深度55 cm,固定好,持续胃肠减压，引流出褐色胃内容物。留置鼻肠管通畅，置入刻度 120 cm。触诊腹部，腹软，叩诊无鼓音，听诊肠鸣音 3 次/min，留置尿管通畅，引流出黄色尿液。全身皮肤完整，床头抬高 30°，左侧卧位。

实习生小李：专科查体结果如下。①右侧脑室引流管通畅，固定好，外露刻度 12 cm，引流出血性液，左侧血肿腔引流管通畅，固定好，外露刻度 9 cm，引流出血性液。②气管插管，刻度 23 cm，持续呼吸机辅助呼吸。③右桡动脉留置针通畅，持续动脉压监测，波形正常。

 **（四）护理程序成果汇报**

病区总带教李护士：刚才完成了床旁查体及护理问题评估、护理措施落实情况，接下来进入今天查房的第四部分。前期带领同学们进行护理评估、列出护理诊断；提出护理目标，并针对性地对患者进行各项护理措施的落实。现在，大家结合患者目前病情、查体结果及护理评估，对该患者的整体护理过程，按照护理程序逐个进行汇报。

实习生小王：

护理诊断："脑组织灌注改变，脑水肿"，与血肿压迫脑组织有关。

护理目标：患者平稳度过脑水肿期，病情未进一步加重。

护理措施：密切观察患者血压、呼吸、神志、瞳孔的变化，并做好记录；抬高床头 15°～30°，可以改善头部静脉回流，降低颅内压；及时、正确应用脱水剂；避免用力咳嗽、排大便等动作；为患者吸痰时动作应轻柔，吸痰管不宜插入过深，以免诱发剧烈咳嗽反射导致颅内压急剧升高进而发生意外。

护理评价：脑水肿逐渐减轻。

实习生小李：

护理诊断："意识障碍"，与脑组织受损、功能障碍有关。

护理目标：意识障碍程度减轻或意识清。

护理措施：方法如下。①生活护理：给予气垫床应用，保持床单位清洁、干燥，减少对皮肤的机械性刺激，定时给予翻身、拍背，预防压力性损伤；做好大小便的护理，保持外阴部皮肤清洁，预防尿路感染；注意口腔卫生，不能经口进食者应每天口腔护理 2～3 次，防止口腔感染；谵妄躁动者加床档，必要时做适当的约束，防止坠床和自伤。②饮食护理：补充足够的水分；遵医嘱鼻饲流质者应定时喂食，保证足够的营养供给；进食时及进食后 30 min 内抬高床头防止食物反流。③保持呼吸道通畅：平卧头侧位或侧卧位，开放气道,及时清除口鼻分泌物和吸痰,防止舌根后坠、窒息、误吸或肺部感染。④病情监测:严密监测并记录生命体征及意识、瞳孔变化,观察呕吐物的性状与量,准确记录出入水量,预防营养失调和水、电解质平衡紊乱,长期卧床者每天定时进行肢体被动运动,预防下肢深静脉血栓形成。

护理评价:患者镇静状。

**实习生小刘:**

护理诊断:"有脑疝形成的风险",与原发病脑出血致脑组织水肿压迫脑组织有关。

护理目标:患者住院期间未发生脑疝。

护理措施:方法如下。①病情评估:颅内疾病(脑水肿、血肿)引起颅内压增高,部分脑组织从压力较高处向压力低处移动,通过正常生理孔道疝出的病理过程称为脑疝,是脑出血患者最常见的直接死亡原因,应密切观察瞳孔、意识、体温、脉搏、呼吸、血压等生命体征,如患者出现剧烈头痛、喷射性呕吐、烦躁不安、血压升高、脉搏减慢、意识障碍进行性加重、双侧瞳孔不等大、呼吸不规则等脑疝的先兆表现时,应立即报告医生。②急救配合与护理:立即为患者吸氧并迅速建立静脉通道,遵医嘱快速静脉滴注甘露醇或静脉注射呋塞米,甘露醇应在 15～30 min 内滴完,避免药物外渗。注意甘露醇的致肾衰竭作用,观察尿量和尿液颜色、定期复查电解质。备好气管切开包、脑室穿刺引流包、呼吸机、监护仪和抢救药品。

护理评价:患者未发生脑疝。

**实习生小冯:**

护理诊断:有呼吸机相关性肺炎发生的风险。

护理目标:患者未发生呼吸机相关性肺炎。

护理措施:提高手卫生依从性、严格执行手卫生,可以降低呼吸机相关性肺炎的发生率;床头抬高 30°～45°;管理好呼吸机气囊压力是降低呼吸机相关性肺炎发生率的重要环节之一。气囊充气后应使压力维持在 25～30 cmH$_2$O;加强口腔护理,口腔护理前后均应评估气管插管的深度;对于镇静镇痛患者,执行每日唤醒,并评估脱机、拔管指征。

护理评价:患者目前未发生呼吸机相关性肺炎。

**实习生小庄:**

护理诊断:有导管血流感染的危险。

护理目标:患者未发生导管血流感染。

护理措施:置管前严格执行手卫生操作;采用最大化的无菌防护屏障;优先选择锁骨下静脉,避免选择股静脉,超声引导下中心静脉置管能降低感染风险;穿刺前进行导管接口消毒;每日评估导管继续留置的必要性;正确的冲管与封管技术;妥善固定并及时更换敷料;每天对保留导管的必要性进行评估,不需要时应当尽早拔除导管。

护理评价:患者无导管血流感染。

实习生小杨:

护理诊断:皮肤完整性受损的危险。

护理目标:患者未发生压力性损伤。

护理措施:2 h 翻身并记录;加用气垫床,保持床单位平整;增加营养摄入。

护理评价:患者皮肤完整。

实习生小马:

护理诊断:"有肌肉失用萎缩的危险",与脑出血所致意识障碍、运动障碍或长期卧床有关。

护理目标:患者肌肉未发生萎缩及关节无异常运动模式。

护理措施:告知家属早期康复的重要性、训练内容与开始的时间。早期康复有助于抑制和减轻肢体痉挛姿势的出现与发展,能预防并发症、促进康复、减轻致残程度和提高生活质量。只要不妨碍治疗,康复训练开展得越早,功能康复的可能性就越大,预后也就越好。

护理评价:患者住院期间,肢体处于功能位,肌肉未萎缩。

 (五)知识拓展

1.口咽通气管置入技术的演示

病区总带教李护士:感谢同学们的汇报,维持气道通畅是处理脑卒中急症的首要措施,应细致观察患者的呼吸速度、深度和节律,昏迷患者置于侧卧位或平卧头偏向一侧的体位,以防止呕吐物误吸。对有舌根后坠者,可安置口咽通气管。下面请实习生小刘给大家演示口咽通气管置入技术。

实习生小刘:首先让患者去枕平卧,头偏向一侧,清洁口腔内分泌物,头移正后仰,打开气道,保持上呼吸道(口、咽、喉)三轴线尽量在同一直线上。评估口腔有无破损,牙齿有无松动,有活动义齿者取出。确定口咽通气管长度适宜。打开压舌板、开口器、口咽通气管,准备胶布,戴手套。一手打开上、下颌,另一手持压舌板从患者左侧臼齿撬开上、下齿,左手持开口器放于右侧臼齿,打开开口器并固定。持口咽通气管牙垫部分,选择适当的置管方法。①直接插入法:将口咽通气管咽弯曲部分凹面沿舌面顺势快速送至上咽部,使舌根和咽后壁分开。②反向插入法:把口咽通气管的咽弯曲部分凹面朝向腭部插入口腔,当其内口接近口咽后壁时,旋转180°,顺势向下推送,弯曲部分凹面下面压住舌根,上面抵住口咽后壁。③横线插入法:将口咽通气管咽弯曲部分凹面朝向一侧的脸颊内部插入,然后在插入过程中朝着咽后壁旋转90°向下翻转口咽通气管,使口咽通气管咽弯曲部分凹面向下压住舌根进入。检查置管效果是否通畅。检查口腔,防止舌/唇夹置于牙和口咽通气管之间,放置适宜。清洁口腔周围皮肤,去手套,胶布妥善固定在面部,防止脱落。

2.思考问题

病区总带教李护士:今天查房同学们进行了汇报和演示,接下有两道课后作业留给大家。①有创颅内压如何监测? ②胃管置入位置判定"金标准"是什么?

### ◀ (六)查房总结

护士长总结:通过本次护理教学查房,加深了同学们对理论知识的进一步理解,强化了记忆,达到了学以致用、活学活用的目的。同时,此次教学查房展示了科室护理团队的业务教学能力,达到以查促学、以查促技、以查促教、以查促改的目的,为科室护理教学查房规范化、标准化、常态化夯实了基础。

护理部总结:这次的查房大家准备很充分,整个查房过程流畅完整,知识扩展精彩简练,实习护生能主动发现问题、解决问题,希望在今后的教学查房中不断提高实习生的专业能力,结合临床实际培养实习生的临床思维和专业技能,通过查房提高同学们知识的整合能力,使同学们更好地理解和掌握疾病的相关知识,掌握病情的评估和制定专业化、标准化的护理措施,为今后正式参加工作打下坚实的基础,本次查房到此结束。

◇ **参考文献** ◇

[1]游潮,刘鸣,于学忠,等.高血压性脑出血中国多学科诊治指南[J].中国急救医学,2020,40(8):689-702.

[2]丁芸,陈艳,王莲英,等.基于循证的集束化护理措施预防呼吸机相关性肺炎的效果研究[J].中国医学装备,2020,17(7):114-117.

[3]邵小平,彭飞,邢唯杰,等.ICU成人危重患者中心静脉导管维护技术的最佳证据总结及应用[J].中华急危重症护理杂志,2020,1(1):77-82.

[4]桂莉,金静芬.急危重症护理学[M].5版.北京:人民卫生出版社,2022.

[5]李小寒,尚少梅.基础护理学[M].7版.北京:人民卫生出版社,2022.

## 第三节　呼吸重症监护病房护理教学查房

　　实习生在呼吸重症监护病房学习共4周时间。根据每周教学计划开展教学带教工作,第一周完成了入科宣教,明确教学计划,熟悉呼吸科常见疾病护理常规、掌握基础的病情观察及常见的专科操作;第二周着重对护理进行带教指导,访谈了解各位学生对专科知识掌握情况、对教学查房的理解程度。

### 一、呼吸衰竭患者护理教学查房

　　**查房患者:**房××,男,93岁,住院号8066481,诊断为呼吸衰竭。

　　**查房形式:**PPT汇报+现场查体+情景展示。

　　**主持人:**护士长。

　　**参加人员:**护理部主任、科护士长、护士长、责任护士、病区总带教、各带教老师、实习同学等。

　　**查房流程:**

　　护士长:我们完成了第一、二周教学任务,在第三周确定对11床房××呼吸衰竭患者进行护理查房,各位同学在带教老师指导下查阅文献、拓展相关知识;学生通过护理评估,确定患者护理问题及预期目标,针对护理问题由学生主导、老师为辅的方法展开实施相应的护理措施。

　　呼吸衰竭简称呼衰,是指各种原因引起的肺通气和(或)换气功能严重损害以致在静息状态下亦不能维持足够的气体交换,导致缺氧伴或不伴二氧化碳潴留,从而引起一系列生理功能和代谢紊乱的临床综合征。呼吸衰竭是临床上经常遇到的一种危重病症,实际上许多重症疾病均可发生呼吸衰竭,故呼吸衰竭实际上是一个综合征,而不是一种疾病。其临床表现缺乏特异性,明确诊断有赖于动脉血气分析:在海平面、静息状态、呼吸空气条件下,动脉血氧分压($PaO_2$)<60 mmHg,伴或不伴有二氧化碳分压($PaCO_2$)>50 mmHg,可诊断为呼吸衰竭。今天我们主要通过11床患者房××的教学查房一起来讨论学习呼吸衰竭的相关基础知识。下面由病区总带教李护士继续主持。

病区总带教李护士:这次查房是科室的常见疾病——呼吸衰竭,希望通过本次查房同学们能够完成以下各项教学目标。

知识目标:了解呼吸衰竭患者的护理常规(重点)。

技能目标:掌握气囊压力的检测。

素质目标:①培养学生理论知识联系实践,运用护理程序解决护理问题。②提升呼吸衰竭患者的救治质量,减轻患者痛苦,促进早日康复。

病区总带教李护士:本次查房主要从以下6个方面进行。呼吸衰竭相关知识回顾、病历汇报、现场查体、护理程序成果汇报、知识拓展、查房总结。

### ◀ (一)相关知识回顾

问题:①呼吸衰竭的病因有哪些?②呼吸衰竭的主要临床表现有哪些?③呼吸衰竭如何分类?④呼吸衰竭主要护理措施?

实习生小王:老师我来回答呼吸衰竭的病因有哪些。呼吸过程由外呼吸、气体运输和内呼吸3个环节组成,当参与外呼吸(肺通气和肺换气)的任何一个环节发生严重病变,都可导致呼吸衰竭,包括以下内容。①气道阻塞性病变:如慢性阻塞性肺疾病(COPD)、重症哮喘等,引起肺通气不足,导致缺氧和二氧化碳潴留,发生呼吸衰竭。②肺组织病变:如严重肺炎、肺气肿、肺水肿等,均可导致有效弥散面积减少、肺顺应性减低、通气/血流比值失调,造成缺氧或合并二氧化碳潴留。③肺血管疾病:如肺栓塞可引起通气/血流比值失调,导致呼吸衰竭。④心脏疾病:如缺血性心脏病、严重心脏瓣膜病等可导致通气和换气功能障碍,从而导致缺氧和(或)二氧化碳潴留。⑤胸廓与胸膜病变:如胸外伤造成的连枷胸、胸廓畸形、广泛胸膜增厚、气胸等,造成通气减少和吸入气体分布不均,导致呼吸衰竭。⑥神经肌肉病变:如脑血管疾病、脊髓颈段或高位胸段损伤、重症肌无力等均可累及呼吸肌,造成呼吸肌无力或麻痹,导致呼吸衰竭。

实习生小张:学到的知识结合临床护理实践,呼吸衰竭的主要临床表现除呼衰原发疾病的症状、体征外,主要为缺氧和二氧化碳潴留所致的呼吸困难和多脏器功能障碍。①呼吸困难:多数患者有明显的呼吸困难,急性呼吸衰竭早期表现为呼吸频率增加,病情严重时出现呼吸困难,辅助呼吸肌活动增加,可出现"三凹征"。②发绀是缺氧的典型表现。口唇、指甲和舌发绀。③神经精神症状:急性呼衰可迅速出现精神紊乱、躁狂、昏迷、抽搐等症状。二氧化碳潴留加重时导致肺性脑病,出现抑制症状,表现为表情淡漠、肌肉震颤、间歇抽搐、嗜睡甚至昏迷等。④循环系统表现:多数患者出现心动过速,严重缺氧和酸中毒时,可引起周围循环衰竭、血压下降、心肌损害、心律失常甚至心搏骤停。二氧化碳潴留者出现体表静脉充盈、皮肤潮红、温暖多汗、血压升高;慢性呼衰并发肺心病时可出现体循环淤血等右心衰竭表现。因脑血管扩张,患者常有搏动性头痛。⑤消化和泌尿系统表现:急性严重呼衰时可损害肝、肾功能,并发肺心病时出现尿量减少。部分患者可引起应激性溃疡而发生上消化道出血。

实习生小李:我来回答问题"呼吸衰竭分类"。

1. 按动脉血气分析分类　可分为Ⅰ型呼吸衰竭和Ⅱ型呼吸衰竭。①Ⅰ型呼吸衰竭:主要是由于气体弥散障碍或通气/血流比值失调而引起,主要表现为$PaO_2$降低,$PaCO_2$降低或不变。②Ⅱ型呼吸衰竭:通常是由于肺泡扩张受阻或气道阻塞引起,主要表现为$PaO_2$降低,$PaCO_2$升高。

2. 按发病急缓分类　①急性呼吸衰竭:由于多种突发致病因素使通气或换气功能迅速出现严重障碍,在短时间内发展为呼吸衰竭。因机体不能很快代偿,如不及时抢救,将危及患者生命。②慢性呼吸衰竭:由于呼吸和神经肌肉系统的慢性疾病,导致呼吸功能损害逐渐加重,经过较长时间发展为呼吸衰竭。

3. 按发病机制分类　①泵衰竭:由呼吸泵(驱动或制约呼吸运动的神经、肌肉和胸廓)功能障碍引起,以Ⅱ型呼吸衰竭表现为主。②肺衰竭:由肺组织及肺血管病变或气道阻塞引起,可表现Ⅰ型或Ⅱ型呼吸衰竭。

实习生小黄:对呼吸衰竭患者的护理措施如下。①保持呼吸道通畅。②氧疗。③增加通气量、减少二氧化碳潴留。④病因治疗。⑤一般支持疗法,包括纠正酸碱平衡失调和电解质紊乱、加强液体管理、维持血细胞比容、保证充足的营养及能量供给等。⑥重要脏器功能的监测与支持等。

病区总带教李护士：同学们的回答都很正确，也比较全面，相信对上次业务学习的相关内容都有了一定的掌握，请实习生小高做病历汇报。

（二）病历汇报

实习生小高：患者房××，11 床，男，93 岁，患者以"呼吸困难 2 d，加重 3 h"为代主诉入院，心电监护示 HR 105 次/min，R 30 次/min，BP 85/56 mmHg，SpO$_2$ 86%，体温 38.6 ℃，会阴及阴囊处皮肤破损失禁性皮炎。双下肢无水肿，双下肢散在蜕皮，压疮风险评分 9 分（高危风险）。血气分析结果示：Ⅱ型呼吸衰竭。立即给予气管插管术，接有创呼吸机辅助呼吸，模式 VCV，VT 420 mL，F 12 次/min，PEEP 4 cmH$_2$O，FiO$_2$ 100%。RASS 评分+2 分，遵医嘱给予瑞芬太尼镇痛，咪达唑仑、丙泊酚镇静。患者检验结果提示患者 C 反应蛋白、白细胞升高，降钙素原升高，提示炎症反应。遵医嘱给予抗感染、化痰、舒张气道的药物应用。患者现持续镇静状，双侧瞳孔等大等圆，直径约 3 mm，对光反射灵敏，压眶反射存在，持续气管插管接有创呼吸机辅助呼吸，模式：VCV，VT 400 mL/次，PEEP 4 cmH$_2$O，F 12 次/min，FiO$_2$ 35%，F 12 次/min。留置胃管通畅，刻度 70 cm，留置鼻肠管通畅，刻度 126 cm，持续肠内营养液泵入。留置尿管通畅，引流出淡黄色尿液。右上肢经外周贵要静脉 PICC 导管通畅，左侧臂围 29 cm，右侧臂围 31 cm，刻度 41 cm，无渗出，固定完好。患者 CPOT 评分：0 分，现盐酸瑞芬针组液以 2 mL/h 持续泵入。患者 RASS 评分-1 分，现右美托咪定针组液以 2 mL/h 持续泵入。CT 检查所见：两肺纹理增粗，双肺感染。痰培养结果示：耐碳青霉烯铜绿假单胞菌、耐碳青霉烯黏质沙雷菌。在给予患者动态的各项护理评估中、相应的措施实施过程中，我有以下两点的困惑：①呼吸衰竭气管插管的患者为何要实施镇痛镇静？ ②什么是多重耐药菌？多重耐药菌感染主要防控措施有哪些？

病区总带教李护士：

1.镇痛镇静治疗　可以减轻器官应激负荷，保护器官储备功能，维持机体内环境稳定。镇痛镇静治疗可降低患者的代谢率，减少氧耗和氧需，从而使机体组织对于氧的需求尽可能地适应受到损害的氧输送状态，并减轻各器官的代谢负担及强烈的病理因素所造成的器官损伤，为器官功能的恢复赢得时间、创造条件，但要注意恰当使用。浅镇静状态还有助于尽早恢复患者思维能力。

2.多重耐药菌防控　多重耐药菌是对通常敏感的常用的 3 类或 3 类以上抗菌药物同时呈现耐药的细菌,多重耐药也包括泛耐药和全耐药。常见的耐药菌有耐碳青霉烯铜绿假单胞菌、耐碳青霉烯鲍曼不动杆菌、肺炎克雷伯菌。主要防控措施如下。①安置:尽量选择单间隔离或同种病原体感染患者安排一室,床间距大于 1.1 m,不能与免疫力低下、开放性伤口、侵入性导管的患者同住一室。②隔离:落实接触隔离措施,适当限制患者活动预防与控制措施。③操作:遵守无菌技术原则,规范执行手卫生,进行续贯诊疗和护理。④仪器用品:诊疗器械专人专用,不能专用每次使用后清洁消毒。⑤环境:进行强化清洁消毒。⑥合理使用抗菌药物。⑦外出进行检查或转科时应告知相关科室。

（三）现场查体

**病区总带教李护士:**接下来进行床旁现场查体,由实习同学小王来完成,请各位移步至患者床旁。

**实习生小王:**常规查体结果如下。患者神志呈镇静状,双侧瞳孔等大等圆,直径约 3 mm,对光反射灵敏,压眶反射存在。患者生命体征:体温36.2 ℃,心率100 次/min,呼吸 25 次/min,血压 133/62 mmHg,血氧饱和度95%。检查患者头颅无外伤,无畸形,双侧耳郭无畸形,外耳道通畅,无异常分泌物,双侧鼻孔通畅,鼻黏膜无破损,鼻中隔无偏曲,左侧鼻孔留置鼻肠管通畅,刻度 126 cm,持续肠内营养液泵入,右侧鼻孔可见一胃管,刻度 70 cm,固定好;患者口唇皮肤完好,口腔黏膜无破损,经口气管插管固定好,距门齿刻度:23 cm,测量气囊压 28 cmH$_2$O;颈软无抵抗,观察患者气管居中,无偏曲;右上肢经外周贵要静脉 PICC 导管通畅,刻度 41 cm,穿刺点无红肿,敷贴固定好,无卷边及潮湿,测量左侧臂围 29 cm,右侧臂围 31 cm。连接有两路液体:盐酸瑞芬针组液以 2 mL/h 持续泵入。右美托咪定针组液以 2 mL/h持续泵入。

专科查体结果如下。①视诊:观察患者胸廓对称,无畸形,呼吸稍促。②触诊:触诊双肺呼吸运动度相等,双肺语音震颤一致,未触及胸膜摩擦感,无皮下气肿握雪感。③叩诊:双肺叩诊清音,双肺上界位于锁骨下 2 cm,双肺下界在肩胛下角线第 10 肋间,呼吸移动度 3 cm。④听诊:双肺呼吸音粗,可闻及湿啰音。⑤触诊:患者腹软,听诊肠鸣音 4 次/min。观察患者会阴部及阴囊处皮肤破损失禁性皮炎,留置尿管通畅,引流出淡黄色尿液;双下肢无水肿,双下肢散在蜕皮。检查四肢无自主活动,肌力1级。

（四）护理程序成果汇报

病区总带教李护士:刚才完成了床旁查体及护理问题评估、护理措施落实情况,接下来进入今天查房汇报的第四部分。

前期带领同学们与患者进行沟通交流,进行护理评估、列出护理诊断,提出护理目标,并针对性地对患者进行各项护理措施的落实。现在大家结合患者目前情况、查体结果及护理评估,对该患者的整体护理过程按照护理程序逐个进行汇报。

实习生小高:

护理诊断:"体温升高",与肺部感染、多重耐药菌感染有关。

护理目标:体温正常,肺部感染减轻,炎症指标下降。

护理措施:遵医嘱给予床旁单间隔离,专人护理;诊疗器械专人专用,每天2次消毒湿巾擦拭床单位,严格执行手卫生;做好气道管理,定时检查气管导管的固定是否牢固,定时监测气囊压力,呼吸机管路每周更换,污染时及时更换,冷凝水杯保持直立最低位;按需吸痰,严格无菌操作;口腔护理每日6次,机械排痰每日3次。

护理评价:体温正常,炎症指标较前下降。

实习生小李:

护理诊断:"失禁性皮炎",与长期卧床大小便失禁有关。

护理目标:失禁性皮炎得到改善。

护理措施:方法如下。①清洗:患者排便后用温水清洗皮肤。采用一次性棉柔巾用温水浸湿,动作轻柔,轻拍式清洁。②涂抹药物、隔离保护:清洗干净皮肤后,在有破损的地方涂抹派瑞松软膏对皮肤起到保护作用,利于恢复。③保持床单位清洁干燥,翻身时动作轻柔,严格交接班,密切关注破损皮肤情况。④针对患者腹泻,遵医嘱用药,积极采取整改措施。

护理评价:失禁性皮炎较前好转。

实习生小王:

护理诊断:"有压疮和皮肤完整性受损的危险",与患者长期卧床有关。

护理目标:降低皮肤完整性受损及压疮的风险,无压疮发生。

护理措施:①持续气垫床应用,每2 h翻身叩背1次观察患者皮肤情况。翻身时动作轻柔,避免推、拉、拖等动作产生的摩擦力。②保持床单位清洁。

③促进局部血液循环，给予中药涂擦，每天2次（9：00、16：00）。④及时清理大小便，防止失禁性皮炎。⑤改善机体营养，给予肠内营养乳液加强营养支持。

护理评价：通过对患者实施的护理措施，该患者皮肤完整未发生压疮，我也掌握了预防压疮的具体护理措施。

**实习生小陈：**

护理诊断：管道堵塞、脱出及相关导管血流感染的风险。

护理目标：管道通畅，无意外脱管和感染。

护理措施：①严格执行无菌操作，在患者使用静脉输液或给药后，尤其是输注血液、血制品或全胃肠外营养（TPN）后更需要对 PICC 导管进行冲洗，以保持其通畅和清洁。②无菌透明敷贴应每7 d 更换一次，标注好日期，若有潮湿卷边或污染时随时更换。③正确合理更换正压接头，应在治疗期间每7 d 更换一次。④妥善固定管道，定时观察穿刺皮肤有无红肿、渗液，贴膜有无潮湿、卷边、脱落。⑤每班测量臂围，观察置管刻度有无改变。⑥评估留置导管的必要性，尽早拔除导管。

护理评价：PICC 管道无堵塞、无脱出、无感染等情况。

**实习生小高：**

护理诊断："有呼吸机相关性肺炎（VAP）发生的风险"，与肺部感染，机械通气有关。

护理目标：未发生 VAP 等。

护理措施：床头抬高30°～45°，减少误吸的风险；口腔护理，每日6次；定时监测气囊的压力保持在20～30 $cmH_2O$；采用鼻肠管进行营养支持，减少误吸，降低 VAP 发生率；加强手卫生，严格执行无菌操作；呼吸机管路每周更换，污染时及时更换，冷凝水杯保持直立最低位；尽早撤机和拔管。

护理评价：无 VAP 的发生。

### （五）知识拓展

1. 气囊压力监测的演示

病区总带教李护士：大家都知道机械通气中重要的设备是气管导管，而气管导管中的气囊压力的维持又是临床护理工作的重点。目前多数指南推荐的气囊内压力范围为20～30 $cmH_2O$，气囊内压力如果小于20 $cmH_2O$ 可能会延长住院时间、增加住院费用甚至增加患者死亡率；如果气囊内压力大于 30 cmH$_2$O 则开始影响气管黏膜内的毛细灌注,当气囊内压力大于 50 cmH$_2$O 时,则显著影响气管黏膜的血液供应。由此可见气囊的压力至关重要。下面请实习生小高给大家讲解演示一下气囊压力的监测方法。

**实习生小高:**首先我们了解一下气囊的位置,距导管远端开口 1～2 cm 处。主要作用:固定导管,防止漏气及喉部分泌物和呕吐物反流,减少 VAP 的发生。操作流程:①检查气囊测压表,用手按住鲁尔连接口,捏充气球茎,使压力值达到 120 cmH$_2$O,保持 2～3 s,如果压力值下降,需送修。②接测压管,连接气囊充气口。上旋连接,下旋断开。③测定气囊压力。给气囊充气至 60～90 cmH$_2$O,确保气囊和气管壁密切接触,减少气囊与气管壁之间的皱褶,然后按住释放阀缓慢释放压力,直到指针到达理想值+2 cmH$_2$O。注意事项:①定时监测气囊压力,禁忌在患者咳嗽时测量。②避免过多过快地抽出和充入气囊气体。③患者出现烦躁不安、心率加快、SpO$_2$ 下降、呼吸机气道低压报警或低潮气量报警时,应重新检查气囊压力。④呼吸机持续低压报警,在气管插管处听到漏气声或用注射器从气囊内无限抽出气体时,可能为气囊破裂,立即通知医生处理。⑤分离测压管时会有 2～3 cmH$_2$O 的气体泄漏,因此需在理想压力值上+2 cmH$_2$O,以补偿漏气。

2. 思考问题

**病区总带教李护士:**感谢小高同学的演示,气囊压力除了与充气量有关,还受多种因素的影响。气囊材质、形状;患者气道直径、形状;患者的体位变化、吞咽反射、咳嗽;翻身、吸痰、口腔护理、机械通气模式及参数改变等均可使气囊压力发生变化。因此,当患者气道压力发生变化或体位改变后均需重新测量并调节气囊压力至理想范围。以上就是我们今天查房的全部内容,接下有两道课后作业留给大家。①呼吸衰竭患者机械通气撤离指征?②留置鼻肠管的护理要点?

### ◀(六)查房总结

**护士长总结:**通过相关知识介绍、病史回顾、知识拓展、相关知识提问充分调动同学们的积极性,培养学生独立思考问题、分析问题、解决问题的能力。运用护理程序模式,帮助我们提供高质量、安全规范的护理服务,确保患者获得最佳的护理结果,希望通过今天的查房同学们在以后工作中能够熟练运用护理程序模式。

**护理部总结:**这次查房气氛活跃,同学们积极性、主动性都比较高,善于发现问题,能够运用所学的知识追根溯源查找原因,帮助患者解决问题,做到了理论与实际相结合。谢谢!

◇　**参考文献**　◇

[1]许惠芬,高扬,吴娟.舒适化浅镇静策略在ICU机械通气患者镇静镇痛管理中的应用[J].交通医学,2021,35(6):640-643.

[2]尤黎明,吴瑛.内科护理学[M].7版.北京:人民卫生出版社,2022.

[3]邵欣,王霞,刘晨霞,等.194所三级医院ICU呼吸机相关性肺炎护理实践现状与对策[J].中华护理杂志,2023,58(21):2617-2623.

[4]中华护理学会.T/CNAS 35-2023成人失禁性皮炎的预防及护理[S].北京:中华护理学会,2023.

## 二、慢性阻塞性肺疾病患者护理教学查房

**查房患者:**李××,男,72岁,住院号8029561,诊断为慢性阻塞性肺疾病。

**查房形式:**PPT汇报+现场查体+情景展示。

**主持人:**护士长。

**参加人员:**护理部主任、科护士长、护士长、责任护士、病区总带教、各带教老师、实习同学等。

**查房流程:**

护士长:我们完成了第一、二周教学任务,在第三周确定对1床李××慢性阻塞性肺疾病患者进行教学查房。

慢性阻塞性肺疾病(COPD,简称慢阻肺)是一种具有气流阻塞特征的慢性支气管炎和(或)肺气肿,可进一步发展为肺心病和呼吸衰竭的常见慢性疾病。与有害气体及有害颗粒的异常炎症反应有关,致残率和病死率很高,全球40岁以上发病率已高达9%~10%。慢性阻塞性肺疾病是呼吸科常见病、多发病,也是一种严重危害人类健康的常见病、多发病,严重影响患者的生命质量,病死率较高,并给患者及其家庭以及社会带来沉重的经济负担。那我们作为一名护士怎么才能更好地护理此类患者,做好健康指导,减轻患者痛苦?通过今天教学查房,我们一起来讨论学习慢阻肺的相关基础知识。下面由病区总带教李护士继续主持。

病区总带教李护士：这次查房选择的是科室的常见疾病——慢性阻塞性肺疾病，希望通过本次查房同学们能够完成以下各项教学目标。

知识目标：①掌握慢性阻塞性肺疾病的护理常规（重点）。②学会运用护理程序的五大步骤解决护理问题（难点）。

技能目标：掌握呼吸功能锻炼的方法。

素质目标：①培养学生理论知识结合实践，增强人文关怀意识与沟通能力。②提高带教老师教学水平。

病区总带教李护士：本次查房主要从以下6个方面进行，即慢性阻塞性肺疾病相关知识回顾、病历汇报、现场查体、护理程序成果汇报、知识拓展、查房总结。首先进行第一部分。

### （一）相关知识回顾

问题：①慢阻肺的病因有哪些？②慢阻肺的主要临床表现和体征有哪些？③确诊慢阻肺的辅助检查有哪些？

实习生小王：慢阻肺主要由多种环境因素与机体自身因素长期相互作用引发。其中吸烟是最重要的环境发病因素，其次是职业粉尘和化学物质的接触，还有空气污染、年龄增大、气候、环境等因素。

实习生小张：在业务学习中学到的知识"慢阻肺的临床表现"。①主要有慢性咳嗽（常晨间咳嗽明显）、咳痰，一般为白色黏液或浆液性泡沫痰，偶可带血丝，清晨排痰较多。急性发作期痰量增多，可有脓性痰。②气短或呼吸困难也是COPD的标志性症状。③喘息和胸闷。急性加重期支气管分泌物增多，胸闷和气促加剧；部分患者特别是重度患者或急性加重时可出现喘息。④晚期患者有体重下降、食欲减退和营养不良等。

实习生小方：老师，我来回答"慢阻肺的主要体征有哪些"。早期可无异常体征，视诊有桶状胸，部分患者呼吸变浅、频率增快等；触诊双侧语音震颤减弱；叩诊呈过清音，心浊音界缩小，肺下界和肝浊音界下降；听诊两肺呼吸音减弱、呼气期延长，部分患者可闻及湿啰音或干啰音。

实习生小李：我来回答"确诊慢阻肺的辅助检查有哪些"。①肺功能检查，也是诊断COPD的"金标准"。②影像学检查。COPD早期胸片可无异常变化，随病情变化出现肺纹理增粗、紊乱和肺气肿等改变。③动脉血气分析对判断COPD晚期患者有无发生低氧血症、高碳酸血症、酸碱平衡失调以及呼吸衰竭有重要价值。④其他。COPD合并细菌感染时，出现外周血白细胞增高、核左移,血 C 反应蛋白浓度升高。⑤痰培养可能检测出病原菌。

病区总带教李护士:同学们对慢性阻塞性肺疾病的相关内容都有了一定的掌握,接下来进入今天的第二部分,病历汇报。

### (二)病历汇报

实习生小高:患者李××,男,72 岁。患者以"呼吸困难 2 d,加重 3 h"为代主诉入院,患者神志清,精神差,咳嗽、咳痰和气喘,痰多黏稠,活动后气短加重。心电监护示 HR 98 次/min,R 28 次/min,BP 95/56 mmHg,$SpO_2$ 82%。立即给予无创呼吸机辅助呼吸,模式 S/T,IPAP 12 $cmH_2O$,EPAP 4 $cmH_2O$,$FiO_2$ 50%,F 12 次/min。抗感染、舒张气道、止咳化痰、营养等药物对症治疗。患者反复咳嗽、咳痰 20 余年,每天晨起咳嗽,以白色黏痰为主。近 5 年来出现活动后胸闷、气促,休息后缓解。在给予患者动态的各项护理评估及实施相应的护理措施过程中,我有以下 2 点的困惑:①如何鉴别患者是因肺部疾病导致的呼吸困难还是心功能异常导致的呼吸困难? ②在日常生活中此类患者如何预防复发和病情加重?

病区总带教李护士:①肺部疾病导致呼吸困难的患者会存在每年咳嗽、咳痰 3 个月以上,并连续 2 年以上的规律,且肺功能检查在吸入支气管舒张剂后,会提示 $FEV_1/FVC<70\%$,表明存在持续气流受限。若是心功能异常导致呼吸困难的患者则会存在双下肢水肿,心脏彩超提示心功能异常。②此类患者尽量戒烟,告诉患者及家属应避免烟尘吸入,气候骤变时注意预防感冒,避免受凉以及与上呼吸道感染者接触。加强体育锻炼,要根据每个人的病情、体质及年龄等情况量力而行,循序渐进,天气良好时到户外活动,如散步、慢跑、打太极拳、练气功等,以不感到疲劳为主。教会患者学会自我监测病情变化,尽早治疗呼吸道感染,可在家中配备常用药物及掌握其使用方法。重视营养的摄入,改善全身营养状况,提高机体免疫力。

### (三)现场查体

病区总带教李护士:接下来进行床旁现场查体,由实习同学小李和小方共同完成,查体主要从两个方面进行,请各位移步至患者床旁。

实习生小李:常规查体结果如下。患者神志清,精神差患者生命体征:体温 37.2 ℃,脉搏 80 次/min,呼吸 20 次/min,血压 133/62 mmHg,血氧饱和度 97%。持续无创呼吸机辅助呼吸,模式 S/T,IPAP 12 $cmH_2O$,EPAP 4 $cmH_2O$,$FiO_2$ 50%,F 12 次/min。患者面部有轻微压红,已给予减压贴应用,患者间断咳嗽,自主咳痰能力差。检查患者头颅无外伤,无畸形,双侧耳郭无畸形,外耳道通畅,无异常分泌物;双侧鼻孔通畅,鼻黏膜无破损,鼻中隔无偏曲,口腔黏膜无溃疡,口腔清洁卫生。颈软无抵抗,观察患者气管居中,无偏曲;触诊患者腹部软,听诊可闻及肠鸣音 4 次/min。检查四肢肌力4 级。神经系统:巴宾斯基征病理反射未引出。

实习生小方:专科查体结果如下。①视诊:桶状胸,双肺以腹式呼吸为主,频率 20 次/min,双肺呼吸运动对称,呼吸节律规整,肋间隙增宽。②触诊:双肺呼吸运动度相等,双肺语音震颤一致,未触及胸膜摩擦感,无皮下气肿握雪感。③叩诊:双肺叩诊过清音,双肺上界位于锁骨下 1 cm,双肺下界在肩胛下角线第 11 肋间,呼吸移动度 3 cm。④听诊:双肺呼吸音低,双肺未闻及哮鸣音,双肺下叶可闻及湿啰音,无胸膜摩擦音。

### （四）护理程序成果汇报

病区总带教李护士:完成了床旁查体及护理问题评估、护理措施落实情况的检查,接下来进入今天查房汇报的第四部分。

前期带领同学们与患者进行沟通交流,进行护理评估、列出护理诊断,提出护理目标,并针对性地对患者进行各项护理措施的落实。现在大家结合患者目前情况、查体结果及护理评估,对该患者的整体护理过程,按照护理程序逐个进行汇报。

实习生小高:

护理诊断:"气体交换受损",与气道阻塞、通气不足、呼吸肌疲劳、分泌物过多和肺泡呼吸面积减少有关。

护理目标:患者血氧饱和度不低于 90%,缺氧症状改善。

护理措施:嘱卧床休息,协助患者采取舒适体位;患者出现胸闷喘息时采取身体前倾位,使辅助呼吸肌参与呼吸;室内保持合适的温、湿度,避免直接吸入冷空气;日常工作中观察患者咳嗽、咳痰及呼吸困难的程度;遵医嘱持续给予无创呼吸机辅助呼吸,减轻患者呼吸困难症状;遵医嘱应用抗生素、支气管扩张药和祛痰药,观察疗效及不良反应;呼吸功能锻炼,患者病情稳定时指导患者进行缩唇呼吸、膈式或腹式呼吸等呼吸训练,以加强胸、膈呼吸肌的肌力和耐力,改善呼吸功能。

护理评价:患者胸闷喘息较前好转,呼吸频率减慢、活动耐力增加。

**实习生小李：**

护理诊断："无创通气颜面部受压破损"，与使用无创呼吸机面罩有关。

护理目标：颜面受压部位皮肤完整。

护理措施：使用面部减压贴保护受压部位的皮肤；在病情许可的情况下定时取下面罩减压；妥善固定面罩避免过紧；定时观察患者的面部皮肤情况，严格交接班。

护理评价：经过使用减压贴，患者面部皮肤得到有效保护，无破损。

**实习生小陈：**

护理诊断："清理呼吸道无效"，与患者气道分泌物增多，不能有效咳痰有关。

护理目标：患者有效咳嗽，及时排出气道分泌物。

护理措施：方法如下。①湿化气道：协助患者适量多饮水，呼吸机湿化档位适当调高，以达到稀释痰液的目的。②指导教会患者有效咳嗽咳痰。③遵医嘱给予每日 3 次机械深度排痰有利于分泌物的排出。④遵医嘱给予雾化吸入，雾化完毕后协助患者漱口。⑤病情观察：密切观察咳嗽、咳痰的情况，包括痰液的颜色、量及性状，以及咳痰是否顺畅，必要时给予吸引器吸痰。

护理评价：患者能够进行有效排痰并保持呼吸道通畅。

### （五）知识拓展

**1. 缩唇呼吸和腹式呼吸的演示**

**病区总带教李护士：**感谢同学们的汇报，今天我们对慢阻肺这个疾病进行了查房，这个患者非常典型，同学们把重点难点及护理也讲得很到位，经过这个患者我相信大家也学习到了很多。COPD 患者需要增加呼吸频率来代偿呼吸，这种代偿多数依赖于辅助呼吸肌参与呼吸，即胸式呼吸。然而胸式呼吸的效能低于腹式呼吸，患者容易疲劳，因此，护士应指导患者进行缩唇呼吸、腹式呼吸、吸气阻力器的使用等呼吸训练，以加强胸、膈呼吸肌的肌力和耐力，改善呼吸功能。下面请实习生小张给大家普及缩唇呼吸和腹式呼吸的知识并进行演示。

**实习生小张：**①缩唇呼吸。缩唇呼吸的技巧是通过缩唇形成的微弱阻力来延长呼气时间，增加气道压力，延缓气道塌陷。患者闭嘴经鼻吸气，然后通过缩唇（吹口哨样）缓慢呼气，同时收缩腹部。吸气与呼气时间比为

1∶2或1∶3。②腹式呼吸。患者可取立位、平卧位或半卧位,两手分别放于前胸部和上腹部。用鼻缓慢吸气时,膈肌最大程度下降、腹肌松弛、腹部凸出、手感到腹部向上抬起。呼气时经口呼出,腹肌收缩、膈肌松弛、膈肌随腹腔内压增加而上抬,推动肺部气体排出,手感到腹部下降。

2.思考问题

病区总带教李护士:感谢两位同学的演示,演示得很到位,通过演示大家可以很直观地看到呼吸功能锻炼的具体方法,希望大家在课余时间自身体验、感受一下,熟练掌握呼吸功能锻炼的方法,能更好地应用到临床工作中。以上就是我们今天查房的全部内容,接下有两道课后作业留给大家。①预防慢阻肺急性加重的方法有哪些? ②患者出院健康教育有哪些?

### （六）查房总结

护士长总结:本次围绕慢阻肺疾病护理展开教学查房,首先感谢各位同学在查房过程中的努力和付出,通过这次护理查房,我们不仅了解了患者的身体状况和疾病表现,也发现了许多潜在的问题,这些问题都需要及时解决,以保证患者的安全。同时通过这次护理查房,同学们已经能够应用护理程序将患者的主要护理问题结合所学理论知识制定出相应的护理措施并在临床工作中开展实施。

护理部总结:通过这次的教学查房实习护生能应用自己所学理论知识主动发现问题、解决问题,并能学以致用。需要强调的是,护理工作不仅仅是为患者提供治疗和护理,更需要关注患者的心理和社会需求。这就需要我们不断地学习以提高自己的护理技能水平及理论知识,能更好地为患者解决问题。谢谢!

◇　**参考文献**　◇

[1]中华医学会呼吸病学分会慢性阻塞性肺疾病学组,中国医师协会呼吸医师分会慢性阻塞性肺疾病工作委员会.慢性阻塞性肺疾病诊治指南(2021年修订版)[J].中华结核和呼吸杂志,2021,44(3):170-205.

[2]尤黎明,吴瑛.内科护理学[M].7版.北京:人民卫生出版社,2022.

[3]李小寒,尚少梅.基础护理学[M].7版.北京:人民卫生出版社,2022.

[4]中华护理学会.T/CNAS 34-2023成人呼吸支持治疗器械相关压力性损伤的预防[S].北京:中华护理学会,2023.